伤寒论
方证证治准绳

主 编 关庆增 谷 松 景 浩

中国中医药出版社
·北京·

图书在版编目(CIP)数据

伤寒论方证证治准绳 / 关庆增,谷松,景浩主编.
—北京:中国中医药出版社,2012.8
ISBN 978-7-5132-1126-0

Ⅰ.①伤… Ⅱ.①关… ②谷… ③景… Ⅲ.①《伤寒论》–研究 Ⅳ.①R222.29

中国版本图书馆 CIP 数据核字(2012)第 200106 号

中国中医药出版社出版
北京市朝阳区北三环东路 28 号易亨大厦 16 层
邮政编码 100013
传真 010 64405750
三河鑫金马印刷有限公司印刷
各地新华书店经销

*

开本 787×1092 1/16 印张 30.25 字数 521 千字
2012 年 8 月第 1 版 2012 年 8 月第 1 次印刷
书号 ISBN 978-7-5132-1126-0

*

定价 65.00 元
网址 www.cptcm.com

《伤寒论方证证治准绳》

编委会

主　编　关庆增　谷　松　景　浩

副主编　王树鹏　关天宇　李　斌

编　委　(以下按姓氏笔画排序)

王树鹏　王凌志　艾　华　刘　洋

关天宇　关庆增　孙广全　李　铁

李　斌　谷　松　初　杰　张　艳

张有民　尚弘光　祝黎明　曹　征

潘　平

前言

众所周知,《伤寒论》是中医学的经典文献,在中医学的发展过程中一直起着决定性作用。无论在中医理论的完善方面,还是在指导临床辨证立法、处方用药方面,都有巨大的意义。因此该书被后世医家称为"医方之祖",其作者张仲景被尊为"医圣"。

由于《伤寒论》在中医学中的独特地位,故千百年来研究、学习、运用《伤寒论》为历代医家所注重,论著浩如烟海。但是,我们在继承前人研究成果的同时发现:到目前为止,《伤寒论》的诊断指标、证治规律等,都是从《伤寒论》原著着手进行的。这样的研究方法,虽然在历史上曾取得过辉煌的成就,但不能不看到这种方法受研究者主观影响较大。尽管有临床实践的积累,却多囿于个人经验,难以从整体范围认识《伤寒论》的证治规律。为了改变这种状况,笔者以古往今来的临床验案为依据,采用系统分析古今医案的回顾性研究方法。这种方法不仅能较为准确地认识《伤寒论》的证治规律,更好地继承《伤寒论》,而且通过对近两千年实践的总结,可使《伤寒论》的理论研究上升到一个新高度,使其能更加有效地指导临床。

本书以方证名称为前提条件,最大限度地收集了 1988 年 4 月以前公开出版的国内外医案专辑、专著 1080 部,以及报刊中的个案共 10000 余例,其中部分常用方方证医案截至 2009 年 12 月。对所收集的医案运用统计学方法进行回顾性分析,通过对各病案性别、年龄、发病季节的统计分析,找出各方证的发病规律;通过对各种症状的统计分析,得出各方证适应证的主要症状、次要症状、偶见症状;通过对舌、脉的统计分析,找出各方证适应证的主要舌脉变化,从而确立《伤寒论》方证的诊断指标、辨证要点及六经病提纲的实际意义,通过各诊次、各方中每种药物的出现频次及味数,找出各方证的用药规律及方证与药物间的内在联系,进而研究药物配伍的科学性、灵活性及其规律。

本书根据《伤寒论》所载汤方以方名证,独立成篇,共收 105 方。书中引用《伤寒论》原文及序号,均按明·赵开美复刻本《伤寒论》为准。每方证阐述内容分为发病规律、病程及病史、症状舌脉统计结果、用药规律、在中医及现代医学疾病中的分布、小结等六项。书中各项内容,是对古今中外医案统计分析的结果,若医案数量少或记载不全,会出现缺项情况。各项内容统计结果多以表格列出,医案数少或结果离散度大者以文字叙述为主。方证排列顺序以其在《伤寒论》中出现先后为准。

本书的出版对初学者更好地了解《伤寒论》精神实质,对临床工作者更加准确有效地运用《伤寒论》方,以及中医证候规范化研究和中医药院校相关教材的补充将有所裨益。由于笔者学识水平所限,不足之处在所难免,恳请同道提出宝贵意见,以便再版时修订提高。

编者

2012 年 4 月 1 日于沈阳

目录

桂枝汤证

桂枝汤证是《伤寒论》六经病的第一证，为感受外邪，营卫失调之太阳中风证。论述本证的原文共 19 条，居 113 方之首，表明本证在六经辨证中占有重要地位。桂枝汤的组成是桂枝、芍药、甘草(炙)、生姜、大枣。本文以"桂枝汤"的提法为依据，收集了古今医案 1463 例，对其进行了全面统计、系统分析，初步认识到桂枝汤证的证治规律如下。

一、发病规律

(一)性别

在 1463 例病案中，有性别记载者 1391 例，占 95.08%。其中男性 598 例，占42.99%；女性 793 例，占 57.01%。男女之比为 1:1.33，女性显著高于男性，分析其原因，在全部医案中与妇女经带胎产疾病密切相关者高达 234 例，占 15.99%，若这类疾病除外，则男女发病之比近于 1:1，这表明桂枝汤在妇科应用的广泛性。由于妇女受妊娠、月经、生产的影响，常易导致营卫失调、气血不和，或遇外邪自太阳而入，或因内伤气血而成本证。《金匮要略》把桂枝汤作为妊娠篇之首方，也为后人积累大量妇科病案奠定了理论基础。由于桂枝汤具有调和营卫气血的功效，且累累验之临床，故而成为古今医家用治妇科疾病不可缺少的方剂之一。

(二)年龄

在 1463 例病案中，有年龄记载者 1312 例，占 89.68%，最小者 7 天，最大者 75岁。各年龄组发病情况如下表：

年龄	16岁以下	16~30岁	31~45岁	46~60岁	60岁以上	合计
例数	194	411	424	196	87	1312
百分比	14.79%	31.33%	32.31%	14.94%	6.63%	100%

统计结果表明,本证在各个年龄组均可发病,以 60 岁以上发病最少,16 岁以下次之,发病高峰在 16~45 岁两组。由此,可以认为高年龄组发病例数少,是由于这一组人群体质较弱,正气渐虚,故而缺少邪盛正实的典型的病例。因其气血内亏,津液不充,所以无典型的发热、头痛、自汗诸症。这一组 87 例病案,年龄最大者 75 岁,最小者 65 岁,其中有外感 57 例,痹证 8 例,奔豚证 6 例,肩凝证 5 例,眼睑下垂 5 例,头汗、遗尿、偏瘫各 2 例。本组病案病程亦长,除 1 例偏瘫案发病 1 天即就诊外,病程均在 2 个月以上,最长者达 3 年之久。16 岁以下和 46~60 岁两组发病率相近,表明人体在逐渐成熟或逐渐衰老阶段,都面临着气血失于平衡、营卫失于调和的生理演变。若顺应自然,适应这种演变,则病无所生。若遇外界刺激或内伤七情饮食,极易导致营卫气血失和而发生病理变化。桂枝汤可辅助人体增强调和营卫气血的机制,以适应生理上的变化,祛除疾病。例如在 46~60 岁组在 14 例绝经前后诸症,表现为发热恶寒、自汗、五心烦热、眩晕、少寐、腰酸等症状,医家用桂枝汤全方加入滋养肾阴之品收到满意的疗效,服药 3~6 剂症状消失。本证的发病高峰在 16~45 岁之间,其主要原因之一是青壮年病人多体质壮实,正气旺盛,感受外邪常不易入里,体表卫气与邪抗争,正盛邪实则出现发热恶风或恶寒,形盛体壮、津液内充、邪伤营卫则津液外泄而自汗出,表现一系列典型的桂枝汤证,其原因之二是妇科病例多数集中于这两组,共 216 例。而 16 岁以下及 60 岁以上两组则无 1 例经带胎产疾病,出现这样的结果是可以理解的,因为妇女的月经、妊娠、生育活动几乎在这两个年龄组内。

(三)季节

在 1463 例病案中,记载发病季节者 955 例,占 65.28%。各个季节发病情况如下表:

季节	春(2~4 月)	夏(5~7 月)	秋(8~10 月)	冬(11~1 月)	合计
例数	276	244	246	189	955
百分比	28.9%	25.55%	25.76%	19.79%	100%

统计结果表明,本证四季均可发病,冬季发病最少,春季发病最多。这可以认为是人与自然相关联,冬主收藏,人体正气内守,卫阳不易外泄,即使感受外邪,多从阳化热或从阴化寒。若直中脏腑,常表现为阳明、少阳及三阴经证。春季发病最多,尤以仲春三月为多,达 132 例,这与春主升发、阳气易于宣泄肌表有关。无论外邪侵袭或伏邪引发,常常交争于表,伤及营卫,表现为营卫不和之证。

二、病程及病史

在 1463 例病案中,有病程记载者 951 例,占 65%,发病时间半天到 25 年不等。其中,1 周以内者 179 例,1 月以内者 367 例,半年以内者 581 例,1 年以内者 678 例,超过 1 年者 273 例。表明本证不仅限于外感初起,还可在病程较长的疾病中出现。桂枝汤不仅用于邪犯太阳、营卫不和之表证,也可用于表邪入里及内伤杂病。无论病程长短,邪在表里,只要符合营卫失调的病理机制,就可投予桂枝汤。

在 1463 例病案中,有病史记载者 727 例,属外感者 217 例(包括经期、产后外感 25 例),内伤杂病 150 例,妊娠、产后病、月经病共 130 例,其他疾病失治误治 57 例,伏邪内发、素体不足者 80 例。在分析病史时发现,本证与经带胎产关系极为密切,除《金匮要略》中提到的妊娠病外,尚有产后病、月经病等共 208 例,占有病史记载病案的 28.61%,与外感病所占比例相当,由于外感风邪或风寒所引起本证,仲景在《伤寒论》中作了较为精辟的论述,也成为后世伤寒学者众所周知之事,本文不加赘述。但是由于经带胎产而引起本证,尚未受到人们重视,从实际案例统计分析中证实,前人对此虽有认识,但尚属零散的病案报告性结论,未形成理性认识。可以认为仲景为桂枝汤应用于妇科疾病奠定了一定的理论与实践基础,如本文 1463 例中有妊娠病医案 58 例,就是后人尊崇《金匮要略》而实践的。更多的学者发展了仲景的学术思想,广泛用于月经、妊娠、产后疾病的治疗,并在众多的医疗实践中佐证了桂枝汤是妇科必不可少的方剂之一。由于女性生理上的特殊性,形成了体内气血、阴阳、营卫周期性的变化。这种变化体现在"和"字上,气血和则月事以时下,阴阳和则有子,营卫和则产后无恙。若感受外邪或内伤七情饮食劳倦,必然破坏营卫气血阴阳之间的平衡,使之失和,出现经带胎产诸疾,此时以体内失和为主,并非全部具备发热恶风恶寒、头项强痛、脉浮等表证。而桂枝汤主要的功能是调和,可以预防妇科疾病的发生,阻断其发展,达到防治目的。

把病程与病史结合起来分析,一般外感病案例病程均较短,平均在 15 天以下,超过半年者仅 12 例;内伤案例病程偏长,平均两年以上,在半月内者仅 3 例;妊娠病多为早期妊娠,平均在 2 个月,发病时间为 20 天左右;产后病多在产后两年发生,发病时间不尽相同,多与产后虚弱有关,且临床表现以内伤症状多见,如产后自汗、腰痛、腹痛等,产后受风寒者仅 23 例,且无或少有典型的外感症状,发热者较少,且无一例高热寒战,而自汗者较多。

三、症状、舌、脉统计结果

(一)症状及症状诊断指标

在1463例病案中,共出现症状238个,6146症次,平均每例4.2个症状。按平均每例4个症状统计,出现频率较高的症状依次为下表所列:

症状	恶风寒	自汗	发热	头痛
例数	625	578	458	399
占样本例数百分比	42.72%	39.51%	31.31%	27.27%

根据上述统计结果,可以归纳桂枝汤的主要症状为:恶风寒、自汗、发热、头痛,这与《伤寒论》原文所述本证症状存在一定的吻合性。纵观《伤寒论》全文涉及桂枝汤主证的12条原文,列举了11个症状、22症次,依次为自汗6次、发热5次、恶风寒3次、头痛2次、烦2次、鼻鸣干呕、腹气上冲、衄血、小便清各1次。这些症状的统计除上述4项外,其他6个症状结果如下:

症状	干呕	烦	鼻鸣	腹气上冲	衄血
例数	92	84	31	16	5
占样本例数百分比	6.29%	5.74%	2.12%	1.09%	0.34%

对于《伤寒论》中提到小便清,可理解为太阳病辨证时的一种鉴别方法,即以此鉴别阳明病之小便黄赤。彼乃阳明热盛伤津,而太阳病邪在肌表,伤及营卫,尚未形成津液耗伤,故小便清提示津液正常,在统计中未把小便清列为一个症状。

《伤寒论》在第12条提出了"啬啬恶寒",亦为本证的主症之一。统计结果也提示了恶寒确为本证的多见症状,表明桂枝汤证虽为"太阳中风证",但不仅仅表现为恶风(194例),而多数病例表现为恶寒(268例),统计中尚有恶风寒163例。恶风、恶寒或恶风寒三者均为病人的自觉症状,且与季节、气候、医者的判定及描述关系极大。所以说恶风、恶寒或恶风寒均可视作外邪袭表的表现,只是表现程度不同,不可断然分割,故将恶风寒作为一个症状统计。经统计,鼻鸣、干呕、烦、腹气上冲、衄血等症状没有代表性,不能作为本证的主要症状。对这几个症状得出以下几点认识:

1.第24条及第57条提出的"烦",均为服用桂枝汤、麻黄汤等解表剂之后,表邪不解,出现一系列新的表现或原有表现复现,此为余邪烦扰或表虚复感外邪。此外之"烦"可理解为病邪烦扰不解,不应作为"烦躁"、"烦闷"等症状看待。在统计中把"烦躁"、"烦闷"作为一个症状进行统计的结果仅为 84 例,占 5.74%,可表明不是本证的主要症状。

2.第 15 条提出:"太阳病,下之后,其气上冲者,可与桂枝汤,如前法,若不上冲者,不得与之"。对于"气上冲"有几种认识:成氏认为是正气上冲与邪气相争,表明邪仍在表;张锡驹、陈修园等认为是太阳之气从肌腠而上冲,病仍在表;尤氏认为是阳邪被抑而复扬。以上都是以症代证,借气上冲与否,说明表证仍在,表邪内陷。唯有黄氏认为"气上冲"即奔豚发作,把它作为一个症状。依据本文统计结果,腹气上冲这一症状仅出现 16 次,占总体的 1.09%,属整体中的个别现象,故不应作为本证的主要症状,甚至不能作为兼症,只能是一种偶发症状,这样是否可了结前人的争论。

3.鼻鸣、干呕作为两个症状,分别出现 31 次、92 次,而衄血也仅仅 5 例。这三个症状可作为本证可出现的少见症状,随着桂枝汤应用范围的扩大,这三个症状也相对缩小。但凡具备营卫不和的病理机制,尽可放手使用本方,辨证中亦无须主症俱全。

在统计中,尚有食少纳呆 298 例(20.37%)、头晕 146 例(9.98%)、乏力 133 例(9.09%)、腹痛 126 例(8.61%)、心悸 121 例(8.27%),肢冷 117 例(8%),精神委靡 108 例(7.38%)。这些症状都表现出机体功能低下的虚证,反映了体内阴阳不足,失于温养,也反证了桂枝汤除调和营卫外,还具有补益阴阳的功能。这几个症状可作为本证的参考指标。其余 221 个症状出现次数过低,离散度较大,失去典型意义。

(二)舌象及其诊断指标

1.舌质

在 1463 例病案中,记载舌质者 856 例,其中以舌质淡为最多(包括淡、淡红、淡白、淡润、淡嫩),计 597 例,占 69.74%;舌质红 108 例,占 12.62%;舌质暗(暗淡、暗红、紫暗)70 例,占 8.18%;还有瘀点、绛舌、齿痕、胖舌共 81 例。统计结果表明,舌质淡是本证舌质的主要变化,可作为舌诊的主要指标。

2.舌苔

在 1463 例病案中,记载舌苔者 1217 例,占 83.19%。苔质以薄为主,共 781 例(64.17%);苔色以白为主,共 897 例(73.71%);苔质苔色相兼而现,以薄白苔为最多,526 例(43.22%),也最具代表意义。它表明了本证病变在表,病变性质既无从阳化热,也无从阴化寒,无有形之邪阻滞及胃气衰败的病理演变,仅限于营卫不和。此外,有厚苔 30 例(2.47%)、腻苔 111 例(9.12%)、润苔 62 例(5.09%)、燥苔 10 例(0.82%)、苔色黄者 79 例(6.49%)。

由于桂枝汤应用范围的不断扩大,舌苔表现也会出现一些特殊情况,如5例舌苔黄腻者,均为桂枝汤治疗热痹的案例,都表现了发热恶寒之外证。虽寒热发作2个月之外,且出现黄腻苔,脉象濡数,但医家抓住了调和营卫、祛风除湿的原则,在桂枝汤证治疗原则指导下,舍舌从证,酌加秦艽、牛膝、忍冬藤、络石藤等祛风除湿之品,分别在服药2剂及6剂后热退身凉,并续以适当加减,服药30剂及40剂而获愈。有2例花剥苔为儿科温病,1例为营卫已耗,而邪热未祛之久热不退证;1例为阴阳不和,营热伤络之眩晕鼻衄证,辨治中以调和营卫为基点,灵活加入青蒿、白薇以领邪外出,加入竹茹、茅根以除眩止衄,分服4剂、5剂而愈。以上两种情况,仅用来说明虽然桂枝汤证所主舌苔变化应为薄白苔,但随着应用范围的扩大,出现了与之相反的黄腻苔、花剥苔等。这些少见病例的发病机理仍还在于营卫失和。

(三)脉象及其诊断指标

在1463例病案中,有脉象记载者1247例,占85.24%。脉象变化以浮、缓、细、弱为多见。为了便于统计分析,把兼脉加以分解,共有26种脉象,2120脉次,除记录"六脉正常"者18例未予统计之外,有2102次。统计后主要脉象情况如下表:

脉象	浮	缓	细	弱
脉次	436	394	373	286
百分比	20.74%	18.74%	17.75%	13.61%

以上4种脉象出现次数较多,而且分别代表着本证脉象变化的幅度、速度、形态、强度,可以作为桂枝汤证脉象诊断指标。尚有6种脉象出现的次数也稍多,但所占比例均在10%以下,故不列为本证典型的脉象变化。

脉象	沉	弦	数	滑	濡	虚
脉次	196	150	123	62	48	34
百分比	9.32%	7.14%	5.85%	2.95%	2.28%	1.62%

上表所列这几种脉象可作为参考指标,且应注意,几种脉象常相兼出现,而以浮、缓、细、弱为主,沉、弦、数、滑、濡、虚等为次,兼脉中以浮缓、浮弱为多。

《伤寒论》在脉象研究上论述较少,但对太阳中风证的脉象,却做了较详尽的描述,涉及本证脉象的条文有5条,提出浮、浮弱、浮数三种脉象。经过统计之后,可以总结本证的脉象特点为浮、缓、细、弱,有时单一出现,有时相互兼见或与沉、弦、数、滑、濡、虚等相兼。

四、用药规律

在 1463 例病案中,共用药 224 味,9129 味次,平均每例用药 6.24 味。桂枝汤原方用药情况如下表:

药物	出现次数(次)	有药量记载(次)	最大量(g)	最小量(g)	常用量(g)
桂枝	1428	1209	250	2	10~15
芍药	1396	1153	60	3	10~15
甘草	1354	1143	24	1.2	6~9
生姜	1302	1057	30	1	6~9
大枣	1294	1038	30(枚)	1(枚)	6~12(枚)

用药中尚包括以肉桂代桂枝者 1 例;赤芍代白芍者 25 例;甘草炙用者 606 例,生用者 31 例,未记载是否炮制者 686 例;用炮姜代生姜者 15 例;黑枣易大枣者 2 例。给药途径全部为水煎液口服,五味药同煎,无久暂之别。服药后啜热粥者 77 例,覆被取汗者 18 例。最多者服用 179 剂,最少者服一服(半剂),平均(按 1276 例有记载者)6.46 剂。

统计结果表明,桂枝在本证用药次数最多,体现了桂枝的主要地位,仅 1 例以肉桂替代桂枝的医案,然芍、草、姜、枣俱备,该案为产后腰痛,病程 1 年,表现腰痛、尿少、月经量少、舌暗淡、脉濡缓,用方侧重调补肝肾,故用肉桂配狗脊、川断、牛膝等;芍药多用白芍,在 25 例以赤芍代白芍医案中,仅有 5 例为外感病,其余为内伤杂病,有产后病 5 例,外科病 4 例,胸痹 4 例,多形红斑 3 例,面瘫、筋瘫、疟疾、淋证各 1 例;用生甘草者无明确规律可循,31 例中有 3 例表现呕吐者;以炮姜易生姜多为妇科疾病,有妊娠病 3 例,产后病 6 例,另有 1 例尿床证;2 例以黑枣代替红枣医案,1 例为宫外孕高热,1 例为产后高热,2 例发热都是妇科病,且热势较高,体温 40℃以上,用黑枣以补肾,在调和营卫的同时,加入红参或太子参等,用药 2 剂收效。

服热粥在治疗外感病煎服桂枝汤后具有较大意义。本文 1463 例医案中,420 例属外感,而服热粥者 77 例,其中多为外感病见有发热者,服法多为第一剂服粥,第二剂以后无服粥者。覆被时间多按仲景本法令一时许,达到遍身絷絷汗出。至于内伤杂病及妇科诸病,用药以达调和营卫目的者,未有服热粥及覆被之病例。

在方剂配伍方面,绝大多数病例以桂、芍、草、姜、枣共同组方,共 1044 例。其中无生姜者 90 例,无大枣者 83 例,姜、枣均无者 60 例,无甘草者 40 例,无芍药者 16 例,草、姜、枣同缺者 12 例,草、枣同缺者 12 例,草、芍同缺者 6 例。

药物加减变化情况是加药 219 味,2355 味次,平均每例加药 1.61 味。依各类药物划分主要加味的规律是:解表药最多,补气药次之,活血、清热药再次之,涉及 23 味药物。

药物	解表	补气	活血	清热
次数	786	642	337	318
味数	18	6	16	26

各类药中以黄芪(322 例)、当归(232 例)、白术(187 例)、防风(184 例)、半夏(90 例)加入较多,如自汗较重者多加入黄芪、白术、防风、龙骨、牡蛎以益气固表止汗;妊娠产后病多加入当归、半夏、黄芪、红参等。

五、本证在中医和现代医学疾病中的分布

在 1463 例病案中,有中医诊断者 1229 例,涉及病名 90 个,包括外感病、内伤杂病、外、妇、儿、皮肤、五官科疾病等。其中以外感病为多,共 432 例,包括太阳中风、自汗、发热、风寒湿痹、头身疼痛等;妇科病次之,共 234 例,有妊娠恶阻、妊娠腹痛、产后发热、产后腹痛、产后漏汗、经行感冒、经痛、绝经前后诸证等;内伤 196 例,有遗精、癫、心悸等;外科 78 例,有肩肿、股肿、直疝等;儿科 74 例,包括小儿腹泻、痢疾、麻疹等;皮肤科 154 例,有风疹、丹毒、痒证等;五官科 61 例,有鼻塞不通、流涕不止、眼睑下垂等。

本证在现代医学中分布广泛,有西医诊断的 206 例,包括了内、外、妇、儿、五官、皮肤等科疾病,如上呼吸道病毒感染、功能性低热、妊娠呕吐、更年期综合征、产后病、荨麻疹、过敏性皮炎、多形红斑、植物神经功能失调等。

小 结

通过对《伤寒论》桂枝汤证古今医案 1463 例统计分析,初步得桂枝汤证的证治规律:

1.桂枝汤证男女均可发病,发病率女性明显高于男性;各个年龄组均可发病,从 7 天到 75 岁均有病例,60 岁以上发病最少,青壮年发病最多;发病季节以春季最多,冬季最少,四季均可发病。

2.主要诊断指标:自汗,发热,恶风、恶寒或恶风寒,头痛,舌质淡,舌苔薄白,脉

浮、缓、细、弱。

3.桂枝汤证的病理机理为营卫不和,既可见于外感风寒,又可因内伤而致。

4.桂枝汤以桂枝为君;芍药为臣,多以白芍入药,若欲活血通经者可用赤芍代之;甘草以炙用为佳,配方中为佐;姜枣为使,用治妇科疾病时,可配用或易用炮姜。治疗外感病以温覆、啜粥为宜。

5.桂枝汤主要用于外感病及妇科疾病的治疗,也广泛用于内伤杂病的治疗。

桂枝加葛根汤证

桂枝加葛根汤见于《伤寒论》第 14 条,由桂枝、芍药、葛根、甘草、生姜、大枣六味药组成。本方证共收集病案 35 例,通过对其统计分析总结其证治规律如下。

一、发病规律

(一)性别

在 35 例病案中,有性别记载者 18 例,其中男 10 例,女 8 例,两者无显著差别。

(二)年龄

全部病案中有年龄记载者 20 例,最小者 5 岁,最大者 63 岁,青少年较为多见,儿童及老年病案不多。

二、病程及病史

全部病案中,有病史记载者 21 例,除 4 例头眩(动脉硬化)属慢性病变外,其余均为新感风寒湿邪所致。有的冒雨涉水,有的汗后感寒,有的睡时受风,其病程均较短。

三、症状、舌、脉统计结果

(一)症状及症状诊断指标

35 例病案中共记载症状 26 个,179 症次,平均每例 5.1 个症状,按平均 5 个症状,把出现次数占前 5 位的症状列表如下:

症状	项背强痛	发热	头痛	汗出	恶风寒
例数	27	18	14	12	15
占样本例数百分比	77.1%	51.4%	40%	34.2%	42.9%

由上表可见项背强痛、发热、恶风寒、头痛、汗出是桂枝加葛根汤临床应用的多见症状，因此具有症状诊断指标的意义。其他症状，由于例次较少，失去典型意义。

在《伤寒论》原著中，桂枝加葛根汤证为太阳表虚兼项背强几几证，是由太阳中风，邪阻经脉，经输不利所致。统计出的症状中，发热、恶风寒、头痛、汗出是由外感风寒之邪侵袭太阳，营卫失调所引起，为太阳表虚证；项背强痛为邪客太阳、筋脉失养所致，这与《伤寒论》经义完全一致。

分析统计资料发现，35 例病案均与筋脉肌肉拘急症状有关，如高血压、动脉硬化出现的头晕项强，风湿肩背拘急疼痛，肩周炎的肩关节功能障碍及各种原因所致的抽搐等。其中，尤为重要的是项背拘急疼痛。临床医家一般认为，桂枝加葛根汤中的葛根，对项背强痛有特殊疗效。特别是受近年来对本方及单味药现代药理研究的影响，认为本方能改善全身周围血管的血液循环功能，其中葛根可改善动脉硬化患者的脑循环，增加脑血流量，从而改善脑动脉供血不足，调整血压，还有轻度的促进细胞代谢的作用。故医家在辨证的基础上，用桂枝加葛根汤治疗动脉硬化、冠心病及一些疑难杂症，取得了很好的疗效。如：丘载新用本方（《广东中医》1962(2):24）治疗 1 例破伤风危重患者；李嘉明（《四川中医》1985(10):24）用本方治疗迟发性运动障碍；关建（《新中医》1985(1):45）用本方加味治疗原发性震颤。虽然以上病例不多，但提示对本方证进行深入研究有重要意义。

（二）舌象及其诊断指标

全部病案中有舌象记载者较少，有舌质记载者 11 例，淡舌 6 例，淡红舌 5 例。有舌苔记载者 15 例，薄白苔 9 例，白苔 3 例，滑润、少苔、黄苔各 1 例。舌淡或淡红、苔薄白或白例次相对较多，可作为桂枝加葛根汤的舌象诊断指标，亦反映了桂枝加葛根汤证的病理变化。

（三）脉象及其诊断指标

35 例病案中，有脉象记载者共 19 例，单脉 11 种，41 脉次。其中浮缓为 10 例，占 52.6%，沉迟 5 例，占 26.3%，以上两种脉象占绝大多数。桂枝加葛根汤证为邪入太阳，经输不利所致，脉可见浮缓，亦可见沉迟，这主要由邪阻经脉的轻重而决定。邪阻经脉轻，脉见浮缓；相反，邪阻经脉重，病症表现为经输不利，经脉受阻，则脉沉迟。因此，脉浮缓或沉迟，可作为桂枝加葛根汤证的脉象诊断指标。

四、用药规律

在35个病案中，用药29味，224味次。桂枝加葛根汤单方药物应用情况如下表：

药物	出现次数(次)	有药量记载(次)	最大量(g)	最小量(g)	常用量(g)
桂枝	35	22	18	3	9~12
芍药	35	22	30	3	9~12
葛根	35	22	50	9	15~18
甘草	34	21	10	3	6~9
生姜	33	20	18	4	6~9
大枣	33	20	20(枚)	4(枚)	6~9(枚)

注：方中甘草均为炙甘草。在全部病案中，本方均为水煎口服。

在药物加减运用上，头晕项强者加龙骨、天麻、牛膝；表证重者加防风、羌活；头痛甚者加白芷、菊花、藁本、川芎；大便秘结者加大黄、枳实、厚朴；抽搐、震颤者加地龙、全蝎、钩藤、天麻；咳喘者加半夏、陈皮、杏仁；呕恶者重用生姜，加半夏、旋覆花；有血瘀者加丹参、桃仁、红花。

五、本证在中医和现代医学疾病中的分布

35例病案中，有中医诊断者22例，含10个病名，主要有柔痉、肩凝证、落枕、头痛、项背痛、感冒等病证，病变与筋脉肌肉的拘急有关。

在现代医学领域中，桂枝加葛根汤主要应用于神经系统、精神系统、循环系统、传染病等疾病的治疗，主要有流感、颈椎病、多发性肌炎、脑动脉硬化、破伤风等，这说明桂枝加葛根汤应用范围已扩大。

小结

通过对桂枝加葛根汤证古今医案35例统计分析，其证治规律如下：

1.男女皆可发病，男女比例无显著差异；各个年龄组均发病，年龄跨度为5~83岁。

2.主要诊断指标：项背强痛，发热，恶风寒，头痛，汗出，舌淡或淡红，苔薄白或

白,脉浮缓或沉迟。

3.基本病机为营卫不和,经输不利。

4.煎服法为水煎口服。

5.桂枝加葛根汤应用于中西医多科疾病的治疗,已见有项背强痛等筋脉肌肉拘急症状者为多用。

桂枝加厚朴杏子汤证

桂枝加厚朴杏子汤出自《伤寒论》第 18 条,由桂枝、炙甘草、生姜、芍药、大枣、厚朴、杏仁七味药组成,具有祛风解肌、降气平喘、化痰除满之效。主要用于外感及呼吸系统疾病的治疗。现将古今 51 例医案的统计结果分述如下。

一、发病规律

(一)性别

51 例医案中,有性别记载者 48 例,男女各 24 例,男女之比为 1:1。

(二)年龄

在 51 例医案中,有年龄记载者 46 例,最小者 3 个月,最大者 70 岁。各年龄组发病情况如下表:

年龄	16 岁以下	16~30 岁	31~45 岁	46~60 岁	60 岁以上	合计
例数	10	10	8	9	9	46
百分比	21.7%	21.7%	17.4%	19.6%	19.6%	100%

表中所示,桂枝加厚朴杏子汤证可发生于任何年龄,各年龄组发病率没有明显差别。如果按现代疾病分类分布,儿童多见于支气管肺炎,成年人多见于上呼吸道感染,老年人多见于慢性支气管炎。

(三)季节

在 51 例病案中,有发病时间记载者 35 例。各季节发病情况如下表:

季节	春(2~4月)	夏(5~7月)	秋(8~10月)	冬(11~1月)	合计
例数	12	1	18	4	35
百分比	34.3%	2.9%	51.4%	11.4%	100%

表中所示,四季皆可发病,但以春秋两季为最。春为厥阴风木当令,秋为阳明燥金当令,风升燥动,则易致营卫不和,肺失宣肃。可见桂枝加厚朴杏子汤证具有一定的季节性。

（四）病因病机

在 51 例病案中,有病因病机记载者 36 例,全部由感受外邪,或感受外邪后失治、误治所致。基本病机为营卫不和,肺失肃降。具体机理如下:

1.卫气不固,腠理疏松,感受风邪,营卫不调,风邪内陷,肺气不宣。

2.感受风寒,因失治、误治,外邪客肺,肺失宣肃。

3.素有痰饮,复感风寒,风痰交争,新感引动宿疾,肺失肃降,甚者饮凌心肺。

二、病程及病史

在全部病案中,有病程、病史记载者 42 例,病程 4 天至 20 年不等。其中发病 1 年以上者 24 例,占有病程、病史记载者的 57.1%;其余病例,发病均在 1 个月以内。慢性病例多有慢性支气管炎、支气管哮喘、肺气肿等病史,急性病例多见于上呼吸道感染。

三、症状、舌、脉统计结果

（一）症状及症状诊断指标

51 例病案中记载症状 42 个,321 症次,每个病例平均出现 6 个症状,每种症状平均出现 8 症次。出现次数最多的前 6 个症状为桂枝加厚朴杏子汤证的多见症状,具有诊断指标的意义。其余症状,凡超过 8 症次以上具有辨证意义的症状,可作为诊断参考指标。

1.主要诊断指标

按症状出现次数的多少,列表如下:

症状	咳嗽	喘促	咳痰	自汗	发热	恶风
例数	51	37	33	27	21	20
占样本例数百分比	100%	72.6%	64.7%	52.9%	41.2%	39.2%

2.参考诊断指标

头痛 15 症次,胸胁胀满 13 症次,喉中痰鸣 13 症次,夜难平卧 12 症次,神疲乏力11症次,大便不调9症次,纳呆食少8症次,腹满痛8症次。肺主气司呼吸,主宣发肃降,通调水道。外邪袭表,营卫失和,则发热、汗出、恶风;卫阳被遏,经气不利,则头痛;肺失宣肃,气逆不降,则咳嗽、气喘、夜难平卧;脾失健运,水湿不化,聚湿生痰,上渍于肺,则咳嗽痰多,甚者喉中痰鸣;气机阻滞,则胸胁胀满、纳呆食少;肺与大肠相表里,大肠的传导功能,有赖于肺气的肃降,肺气不降则腹满痛,甚者大便秘结;久病气虚,则神疲乏力。

《伤寒论》中有两条记载桂枝加厚朴杏子汤证,一条为新感引动宿疾,一条为太阳病误下所致肺气上逆,两者均以喘为主症。以方测症,当有发热、汗出、恶风、脉浮缓。根据统计结果,喘促、发热、汗出、恶风均被纳入主要诊断指标。现代应用桂枝加厚朴杏子汤,以咳嗽为主要适应证,51例病案中均有咳嗽,可见咳嗽是临床必见之症。咳嗽与喘促,临床表现虽不同,但病机却相同,均为肺气上逆所致。此外,还增加了神疲乏力、纳呆食少、腹满疼痛、大便不调等脾胃症状。

(二)舌象及其诊断指标

1.舌质

在51例病案中,有舌质记载者35例,共4种变化。其中淡舌(淡暗、淡红、淡胖)34例,占有舌质记载的97.1%;红舌1例。根据统计结果,可以认定舌质淡为桂枝加厚朴杏子汤证舌质诊断指标。

2.舌苔

51例病案中,有舌苔记载者41例,全部是白苔(白腻、白滑、白润、薄白),其中薄白苔33例,占有舌苔记载的80.5%,这说明桂枝加厚朴杏子汤证当以表证为主。由于有痰饮内停,故有白腻、白滑、白润之苔。白苔反映出桂枝加厚朴杏子汤证的病机特点,故可作为舌苔的诊断指标。

(三)脉象及其诊断指标

51例病案中有脉象记载者45例,共9种变化,84脉次。取其出现次数最多的4种脉象列表如下:

脉象	浮	滑	缓	细
脉次	32	17	16	8
百分比	71.1%	37.8%	35.6%	17.8%

从表中可以看出浮脉的出现次数最多。浮为表,主病变部位在皮毛、腠理;滑主痰湿;缓主脾虚;细主血少。浮、滑、缓、细四种脉象,反映了桂枝加厚朴杏子汤证的

病机特点,故可作为脉象诊断指标。

四、用药规律

根据统计结果,将桂枝加厚朴杏子汤原方各药物使用情况列表如下:

药物	出现次数(次)	有药量记载(次)	最大量(g)	最小量(g)	常用量(g)	备注
桂枝	51	32	15	1.5	6~10	
白芍	47	28	15	1.5	5~10	赤芍易白芍1例
生姜	46	27	10	1	5~10	
炙甘草	51	32	15	1.5	5~10	生甘草8例
大枣	46	27	12(枚)	4(枚)	6~10(枚)	
厚朴	51	32	10	1.5	4~6	
杏仁	51	32	15	5	9~12	

全部医案根据不同病情加减用药18味,56味次。平均每味药出现3次,凡超过3味次者作为常用加减药,其规律是:喘甚者加苏子、前胡;咳嗽痰多者加紫菀、陈皮、半夏;脾虚湿盛加白术、茯苓。

给药途径皆为口服,剂型以汤剂为主,每日1剂,分2次温服。《伤寒论》方后曰:"温服一升,覆取微似汗。"可见古今服法基本一致。有用药剂数记载者41例,少者只服1剂,多者10剂,一般2~3剂。服药后有热退身轻,咳减喘平,大小便通畅等记载。

五、本证在中医和现代医学疾病中的分布

在全部病案中,有中医诊断者34例,含6个病名;有西医诊断者36例,含7个病名。其中主要是感冒,共23例;余者为急慢性支气管炎,支气管哮喘,病毒性肺炎等。中医属感冒、咳嗽、喘证、痰饮等范畴。临床表现为咳嗽痰多,气急喘息,喉中痰鸣,夜不能卧,头痛,发热,汗出,恶风,纳呆食少,大便不调,舌质淡,苔白,脉浮滑或浮缓。

小结

根据上述统计结果,桂枝加厚朴杏子汤证证治规律如下:

1.四季皆可发病,但以春秋两季为多。

2.男女老幼皆可发病,但儿童多为麻疹、病毒性肺炎,成年人多为感冒,老年人多为慢性支气管炎。

3.主要病因为感受风寒之邪,基本病机为营卫不和,肺失肃降。

4.主要诊断指标:咳嗽,喘息,痰多而白,发热,汗出,恶风,舌质淡、苔白,脉浮、滑、缓、细。

5.对于不完全符合上述诊断标准,只要符合桂枝汤证而兼有咳喘者,即可确诊。

6.具体应用时要以原方为主,采用水煎口服给药,每日1剂,分2次温服,一般2~3剂即愈。

7.桂枝加厚朴杏子汤主要用于感冒及呼吸系统疾病的治疗。

桂枝加附子汤证

桂枝加附子汤出自《伤寒论》第 20 条,由桂枝、芍药、甘草、生姜、大枣、附子组成。本方具有调和营卫、补阳敛汗之功。本文以"桂枝加附子汤"的提法为依据,收集古今医案 45 例,进行统计分析,现总结桂枝加附子汤证的证治规律如下。

一、发病规律

（一）性别

全部医案中有性别记载者 45 例,其中男 22 例,女 23 例,男女发病率无差异。

（二）年龄

全部医案中有年龄记载者 45 例,其中最小者 7 个月,最大者 67 岁。各年龄组发病情况如下表:

年龄	16 岁以下	16~30 岁	31~45 岁	46~60 岁	60 岁以上	合计
例数	3	12	18	6	6	45
百分比	6.7%	26.7%	40%	13.3%	13.3%	100%

16~30 岁、31~45 岁发病率较高,这与独立参加户外劳动、社会活动而易感外邪之病因相关。统计资料表明,有 10 个案例因劳伤体虚感寒,2 个案例因外出冒雨而发病,说明户外活动与病因关系密切。

（三）季节

45 例医案中有发病季节记载者 37 例。各季节发病情况如下表:

季节	春（2~4 月）	夏（5~7 月）	秋（8~10 月）	冬（11~1 月）	合计
例数	12	8	5	12	37
百分比	32.4%	21.6%	13.5%	32.4%	100%

上表表明,本方证一年四季均可发病,以春、冬两季居多,这与春主风木,天气变化多端和冬季天气寒冷而易感风寒有关。

二、病程及病史

全部医案中有病史记载者13例,其中伤寒4例,风寒痹痛8例,月经不调1例。有病程记载者30例,少则3天,多则半年。

三、症状、舌、脉统计结果

（一）症状及症状诊断指标

45例医案中共记载症状60个,203症次,平均每例出现4.5个症状。按平均每例出现5个症状计算,把出现次数占前5位的症状列表如下:

症状	恶风寒	汗出不止	头身痛	神疲乏力	手足不温	面色苍白少华
例数	35	32	20	13	11	11
占样本例数百分比	78%	71%	44%	29%	24%	24%

表中所示症状是医案中出现最多的症状,为桂枝加附子汤证多见症状。恶风寒、汗出不止、头身痛揭示出阳虚、营卫失和、表邪不解的病理特征;神疲乏力、手足不温、面色苍白少华揭示出气血不足,特别是阳虚的本质。上述症状恰如其分地反映出桂枝加附子汤证阳虚失于固外、表邪不解的病理特征,故将其作为该证的症状诊断指标。此外,还有微汗出、动则尤甚8例,四肢微急6例,小便难4例,也是桂枝加附子汤证的病理反应,可作为诊断参考指标。

（二）舌象及其诊断指标。

1.舌质

45例医案中,有舌质记载者22例,4种变化。其中舌质红3例、淡红4例、舌质淡14例、舌质淡胖1例。

2.舌苔

45例医案中,有舌苔记载者30例,8种变化。其中苔色白者5例,薄白者16例,白腻者2例,白滑者1例,水滑和滑润各1例,少苔3例,无苔1例。舌象的变化,一般而言当与其证的病理变化一致。原始资料表明,虽舌质红,但与白苔和薄白苔伴见,非为邪热而致。舌质淡、苔白、苔薄白皆能反映出阳虚生寒之理或病在肌表,故可作为桂枝加附子汤证的舌象诊断指标。

(三)脉象及其诊断指标

全部医案中均有脉象记载,共11种变化,其中复合脉7种,单纯脉4种。如复合脉有浮缓、浮紧乏力、沉弱、浮滑而数、浮大、浮虚、虚弱和沉细无力等;单纯脉有迟、弱、弦、滑等。把复合脉出现次数和复合脉变成单纯脉出现次数最多的脉象列表如下:

1.复合脉

脉象	沉细无力	浮缓	沉弱	浮紧无力	迟弱无力
例数	9	8	8	5	5
百分比	20%	17%	17%	11%	11%

2.单纯脉

脉象	沉(无力)	浮	细	缓	弱
脉次	1	16	14	8	8
百分比	37.7%	5.5%	31.1%	7.7%	7.7%

脉沉而无力为气血不足,难以鼓动之象。浮主表证,若与缓脉并见为营卫不和的表虚证,缓脉亦为脾胃虚弱之征。紧主寒、主痛,若浮紧并见无力,为寒邪在表。细主血虚,脉若沉细无力,则是气血两虚的凭证。迟主寒,无力属阳虚,迟弱无力并见为阳虚有寒。综合上述诸脉主病,概言之是主正气不足、阳气虚衰或表邪不解诸证,恰合阳虚失于固外或表邪不解的病理,故上述诸脉皆可作为本证脉象的诊断指标。

四、用药规律

45例医案中,用桂枝加附子汤原方者15例,在原方基础上加减药味应用的30例。共用药40味,302味次。桂枝加附子汤单方用药情况如下表:

药物	出现次数(次)	有药量记载(次)	最大量(g)	最小量(g)	常用量(g)
桂枝	45	40	12	3	3~10
芍药	45	40	20	9	3~10
甘草(炙)	35	20	12	3	2~10
生姜	34	21	10	3	6~9
大枣	33	20	18(枚)	4(枚)	6~9(枚)
附子(炮)	45	40	60(久煎)	8(枚)	3~10(枚)

上表表明,原方去甘草 10 例,去生姜 12 例,去大枣 10 例,共减药 3 味,用原方无药量记载者 5 例。

30 例治用桂枝加附子汤时加药34味,64味次,平均每味药出现约2次。若每味药出现4次以上为常用药物,常用加味药依次为黄芪 6 次,白术 6 次,党参 4 次,当归 4 次,牡蛎 4 次。就药物的功能而言,加味药依次为补气药,如黄芪、人参、党参、白术等;补血药,如当归、白芍、熟地等;温里药,如干姜、煨姜等;活血祛瘀药,如川芎;安神药,如龙骨、牡蛎;止咳化痰平喘药,如杏仁、半夏;利水渗湿药,如茯苓、薏米;辛温解表药,如麻黄、防风、细辛;辛凉解表药,如升麻、柴胡;祛风湿药,如防己、木瓜、独活、秦艽;芳香化湿药,如苍术、砂仁、藿香;还有收涩药五味子、固表止汗药浮小麦和消食药麦芽等。

桂枝加附子汤均由水煎,除 1 例有水煎 1 剂,日 2 次服记载外,余者均未论及(从仲景法)。应用本方 3 剂治愈者 5 例,9~15 剂治愈者 34 例,27 剂治愈者 1 例,尚有 5 例病情稳定或好转。

五、本证在中医和现代医学疾病中的分布

全部医案中有中医病名、病证记载者31例。其中滑汗证5例,阳虚自汗证4例,太少两感漏汗证、太少两感证、阳虚浮肿证各2例,半身多汗、半身闭汗、过汗伤阳、阳虚致痉、产后漏汗、产后恶风乳漏,经少带多、盗汗、冬季腰痛证、太阳风湿、四肢微急、十指疼痛、风寒咳嗽、半身不遂、痿证和发热各 1 例。

有西医诊断者 14 例,7 个病名,分属于内、儿两科。内科病有流行感冒 2 例,风湿性关节炎 5 例,周期性发热 2 例,坐骨神经痛和脑出血各 1 例。儿科病有麻疹 2 例,小儿虚脱 1 例。

小结

通过对桂枝加附子汤证古今医案 45 例统计分析,总结出其证治规律如下:

1.桂枝加附子汤证,男女均可发病,其发病率无明显差异;各年龄组均可发病,青壮年组发病率较高;一年四季均可发病,以春、冬两季居多。

2.桂枝加附子汤证多属阴阳两虚之体,特别是阳虚较甚者,易复感风寒而诱发,亦可见于营卫失和而复感风寒者,常见于现代医学风湿病的并发症。本方证的病程一般较短,惟罹患风寒湿痹而并发此证者病程较长。

3.主要诊断指标:发热,恶风寒,汗出不止,头身疼痛,手足不温,神疲乏力,面色苍白少华,舌质淡,苔白或苔薄白,脉沉、浮、细、缓、弱等。

4.桂枝加附子汤,或使用原方,或在原方基础上加减应用。常随具体病情加入补气药、补血药、安神药、温化寒饮药、止咳平喘药、解表药、祛风湿药、芳香化湿药等。关于煎服法,除1例有水煎服外,余者均未具体说明其服法。其疗效,服3剂治愈者5例,服27剂治愈者1例,服9~12剂临床治愈者34例。

5.桂枝加附子汤应用于中医、现代医学所诊断的多种疾病。中医主要用于阳虚失于固外、表邪不解诸证。现代医学适用于周期性发热、流行性感冒、风湿性关节炎和麻疹等。

桂枝去芍药汤证

桂枝去芍药汤见于《伤寒论》第 21 条,原方由桂枝、甘草、生姜、大枣四味药组成。现将所收集到的使用桂枝去芍药汤治疗的古今医案 14 例进行统计分析,情况如下。

一、发病规律

（一）性别

14 例医案中,有性别记载者 10 例,男 5 例,女 5 例。男女之比为 1:1,可见男女均可发病。

（二）年龄

14 例医案中,有年龄记载者 14 例,最小者 15 岁,最大者 67 岁。其中 16 岁以下 1 例,占 7%;16~30 岁 0 例;31~45 岁 7 例,占 50%;46~60 岁 1 例,占 7%;60 岁以上者 5 例,占 35.7%。可见,中老年组发病率较高。

（三）季节

14 例医案中,有发病季节记载者 3 例,均为夏季发病,3 例数少,故无统计学意义。

二、病程及病史

14 例医案中,有病程记载者 5 例,发病时间 2 天~20 年不等。有病史记载者 8 例,分布不集中,分别为水肿、喘、胸闷、呃逆、痹证、心悸。

三、症状、舌、脉统计结果

（一）症状及症状诊断指标

14例医案中记载症状35个,80症次,平均每例病案出现5.7个症状。按平均每例6个症状计算,出现次数最多的前6个症状为桂枝去芍药汤证临床应用的多见症状,具有症状诊断指标的意义。现将这些症状列表如下：

症状	胸满	心下痞	水肿	纳呆	恶寒	面色无华
例数	6	6	6	6	6	5
占样本例数百分比	43%	43%	43%	43%	43%	35.7%

《伤寒论》第 21 条原方只记载"胸满"一症，而本统计结果中出现 6 个主要症状，这与 14 例医案中有 9 例使用"桂枝去芍药加麻黄细辛附子汤"有关。该方为《金匮要略·水气病脉证并治第十四》所载，治疗阳虚阴凝、水饮不消之证，故本统计结果中除胸满一症外，其他五症均与阳虚饮停有关。

（二）舌象及其诊断指标

1.舌质

14 例医案中有舌质记载者 11 例，记载 5 种舌质变化，其中淡舌出现 6 次，胖舌 3 次，紫舌 2 次，红舌、边有齿痕舌各 1 次。可见淡舌出现次数量多，可作为本证舌质诊断指标。

2.舌苔

14 例医案中有舌苔记载者 8 例，记载 6 种舌苔变化，其中白苔出现 6 次，滑苔 4 次，腻苔 2 次，黄、厚、薄苔各 1 次。可见，白苔出现次数量多，可作为舌苔诊断指标。

（三）脉象及其诊断指标

14 例医案中记载脉象者共 10 例，记载 9 种脉象，21 脉次，其中沉脉出现 7 次，细脉出现 4 次，弦、迟、虚脉各出现 2 次，浮、紧、缓、结代脉各出现 1 次。可见，脉沉出现次数最多，反映出阳气内郁而不伸的病机，故可作为诊断指标。

四、用药规律

根据统计结果，现将桂枝去芍药汤原方各药物使用情况列表如下：

药物	出现次数(次)	有药量记载(次)	最大量(g)	最小量(g)	常用量(g)
桂枝	10	10	15	1.5	3~15
生姜	10	10	12	3	3~12
大枣	11	11	10(枚)	2(枚)	6~10(枚)
甘草	9	9	10	1	3~6

本统计中,有 1 例易生姜为干姜,用量为 3g。

五、本证在中医和现代医学疾病中的分布

14 例医案中有中医诊断者 12 例,病名分布不集中,分别为呃逆、水肿、咳嗽、呕吐、哮喘、痞证、痹证、心悸、鼓胀、心痹、胁痛。有现代医学诊断者 2 例,分别为胃下垂与支气哮喘伴发肺心病。可见,本证与多种内伤杂病有关,不过,这与本统计中有 9 例为桂枝去芍药加麻黄细辛附子汤关系密切。

小结

根据上述统计结果,桂枝去芍药汤证证治规律如下:

1.男女均可发病,中老年组发病率较高。

2.病因为外感风寒、阳气素虚、情志不畅,基本病理为阳气内郁、气机阻滞。

3.主要诊断指标:胸满,舌淡,苔白,脉沉。

4.桂枝去芍药汤治疗原则为发越郁阳。临床可随症加减,若阳虚停饮较明显者,与麻黄细辛附子汤合桂枝去芍药加麻黄细辛附子汤方,治疗效果亦佳。

5.桂枝去芍药汤证可见于多种内伤疾患。

桂枝去芍药加附子汤证

桂枝去芍药加附子汤见于《伤寒论》原文第22条,原方由桂枝、炙甘草、生姜、大枣、附子(炮)五味药组成。现将所收集到的使用桂枝去芍药加附子汤治疗的古今医案4例进行统计分析,情况如下。

一、发病规律

(一)性别

全部医案均有性别记载,男3例,女1例,可见男女均可发病。

(二)年龄

全部医案均有年龄记载,年龄在26~36岁之间。

(三)季节

4例医案均有季节记载,其中春、秋各1例,冬2例。

二、病程及病史

4例病案无病程及病史记载。

三、症状、舌、脉统计结果

(一)症状及症状诊断指标

4例病案中共记载21种症状,24症次,其中超过2症次的症状有3种,统计情况如下表:

症状	胸满	恶寒	汗出
例数	2	2	2
占样本例数百分比	50%	50%	50%

《伤寒论》22条记载本证症状为微寒及胸满,本统计结果与之基本相等。因此,可将此三症作为本证症状诊断指标。

（二）舌象及其诊断指标

1.舌质

全部医案记载舌质者仅为1例,为淡舌。

2.舌苔

全部医案记载舌苔者为3例,记载5种舌苔,其中白苔出现3次,黄、腻、滑润、薄苔各出现1次。3例医案均出现白苔,反映出风寒外袭、胸阳不足之病机,故可作为舌苔的诊断指标。

（三）脉象及其诊断指标

4例医案均记载了脉象,共记载脉象6种,8脉次,其中浮、弦脉各出现2次,沉、缓、迟、数脉各出现1次。由于样本较少,且脉象分布不呈集中趋势,故本统计中脉象诊断指标难以确定。

四、用药规律

根据统计结果,将桂枝去芍药加附子汤原方各药物使用情况列表如下:

药物	出现次数（次）	有药量记载(次)	最大量(g)	最小量(g)	常用量(g)
桂枝	4	4	12	5	6~9
甘草	3	3	9	3	6~9
生姜	4	4	10	9	9~10
大枣	4	4	7(枚)	4(枚)	4~7(枚)
附子	4	4	15	5	9~12

五、本证在中医和现代医学疾病中的分布

4例医案中,只有2例有中医诊断,分别为产后痹痛及伤寒漏汗。

小结

根据上述统计结果,桂枝去芍药加附子汤证的证治规律如下:

1.男女均可发病。

2.发病年龄以青壮年居多。

3.主要病因病机为风寒外袭,胸阳不足。

4.主要诊断指标:胸满,恶寒,汗出,舌苔白。

5.桂枝去芍药加附子汤治疗原则为解肌祛风,温经复阳。

桂枝麻黄各半汤证

桂麻各半汤见于《伤寒论》第 23 条,由桂枝、芍药、生姜、甘草、麻黄、大枣、杏仁组成,用于治疗表郁轻证。收集古今应用桂麻各半汤医案 33 例进行统计分析,探讨其证治规律,总结如下。

一、发病规律

(一)性别

33 例病案中,有性别记载者 24 例,其中男 10 例,女 14 例,男女之比为 0.7:1,女性发病率高于男性。由于桂麻各半汤应用于太阳表郁证,邪轻小发其汗,女性体质偏虚,又由于有经、带、胎、产,往往易感外邪,正邪斗争不甚激烈,因此用本方小发其汗以和营卫。

(二)年龄

33 例医案有年龄记载者 23 例,最小者 10 岁,最大者 68 岁。分布情况如下表,

年龄	16岁以下	16~30岁	31~45岁	46~60岁	60岁以上	合计
例数	1	9	8	2	3	23
百分比	4.3%	39.1%	34.8%	8.7%	13%	100%

由此表可以看出,16~30 岁、31~45 岁两年龄组发病率最高。这两年龄组的人多属青壮年,正气比较充盛,感邪也不重,往往症状较轻,稍一用药就会祛邪外出,药到病除。

(三)季节

33 例病案中有发病时间记载者 21 例。各个季节发病情况如下表:

季节	春(2~4月)	夏(5~7月)	秋(6~10月)	冬(11~1月)	合计
例数	1	6	10	4	21
百分比	4.8%	28.6%	47.6%	19%	100%

从上表统计来看,本证四季均可发病。相对来说,以夏、秋季病例偏多。夏、秋季往往热邪当令,腠理开张,易于出汗,稍被风吹,极易入里,正邪相争,而致太阳表郁证。

二、病程及病史

33 例病案中有病程记载者 21 例,病程 1 天至半月不等。有伤寒史者 5 例,有感冒史者 5 例,冒雨史者 1 例,汗出受寒冷及误食蘑菇者各 1 例,病程都较短。在治疗用药上时间也短,最多 6 剂治愈,一般 2~3 剂即愈。说明本证病情轻,邪气不太重,邪气在太阳卫分阶段,用药 2~3 剂即可祛邪而出。

三、症状、舌、脉统计结果

(一)症状及症状诊断指标

33 例病案中记载症状 27 种,112 症次,平均每例 3.4 个症状。按平均每例 4 个症状,把出现次数占前 6 位的症状列出如下表:

症状	瘙痒	发热	恶寒	丘疹	头痛	无汗
例数	18	14	14	9	7	7
占样本例数百分比	54.5%	42.4%	42.4%	27.3%	21.2%	21.2%

如上表所示瘙痒、发热、恶寒、丘疹是桂枝麻黄各半汤临床应用的多见症状,因此具有症状诊断指标的意义,体现了桂枝麻黄各半汤证表郁轻证,邪微在肌表的基本病机。

《伤寒论》中第 23 条"太阳病,得之八九日,如疟状,发热恶寒,热多寒少,其人不呕,清便欲自可,一日二三度发。脉微缓者,为欲愈也;脉微而恶寒者,此阴阳俱虚,不可更发汗、更下、更吐也。面色反有热色者,未欲解也,以其不能得小汗出,身必痒,宜桂枝麻黄各半汤。"从原文可知,本证是太阳病的一种转归情况,为太阳之邪日久不解,又不得汗出,阳气怫郁在表,不能发泄,而见上证。在统计 4 种症状中可以看出主要是皮肤病的表现,即瘙痒、丘疹再加上表证的恶寒、发热。在统计中我们发现有的单纯是皮肤病见瘙痒的也用本方而不必拘泥于有无表证，而瘙痒和丘疹是邪不解、怫郁在表，不能发泄的表现。所以统计出上四症体现了本证的基本病机。正如尤在泾所说"身痒者……邪微而游行皮肤则痒也。"因为邪微不得小汗出郁于表，所以使用辛温轻剂小发其汗的桂枝麻黄各半汤。

（二）舌象及其诊断指标

1.舌质

33 例病案中，有舌质记载者 12 例，共有 3 种变化，其中舌质淡 7 例占 58.3%，舌淡红 4 例占 33.2%，舌紫 1 例占 8.3%。根据舌质变化情况，我们认为舌淡是桂枝麻黄各半汤的舌质诊断指标，邪微郁表是其病理改变依据。舌淡红为邪入太阳之征，也有诊断意义。

2.舌苔

33 例医案中，有舌苔记载者 18 例，以薄白为多，且较集中，详见下表：

舌苔	薄白	薄黄	白苔	少苔
例数	15	1	1	1
百分比	83.3%	5.6%	5.6%	5.6%

由上表所示，薄白苔是表邪未入里的表现。反映了本证的病机，所以薄白苔是桂枝麻黄各半汤证的舌苔诊断指标，薄黄、白、少苔均为 1 例，诊断意义不大。

（三）脉象及其诊断指标

33 例病案中，有脉象记载者 24 例，其中以浮缓、浮紧、浮数为多见，请见下表：

脉象	浮缓	浮数	浮紧
例数	5	4	3
百分比	20.8%	16.7%	12.5%

为了便于分析，我们把兼脉变成单脉作了统计，共有脉象 10 种，36 脉次，出现次数较多者如下表：

脉象	浮	缓	紧	数
脉次	15	7	6	6
百分比	62.5%	29.2%	25%	25%

从上表可以看出,浮脉居诸脉之首,说明邪在表,正邪相争浮于表,缓为表虚邪微之征,浮缓脉为其主要脉象,而紧、数为邪在表偏寒、偏热之不同罢了。

四、用药规律

33 例病案中,用药 31 味,186 味次,桂枝麻黄各半汤单方应用情况如下表:

药物	出现次数(次)	有药量记载(次)	最大量(g)	最小量(g)	常用量(g)
桂枝	33	22	15	4.5	6~9
麻黄	31	22	10	3	5~9
甘草	30	22	10	3	5~9
杏仁	28	20	15	3	6~9
白芍	26	19	20	3	9~12
生姜	26	19	10	2	6~9
大枣	25	18	12(枚)	2(枚)	6~9(枚)

用药途径多为口服,一般七味药同煎。

本组病案中根据不同病情加药 24 味,47 味次,其主要加减变化规律是:祛风解表药最多,为 18 味次,依次是清热解毒药 12 味次,活血化瘀药 8 味次,健脾祛湿药 6 味次,滋阴药 3 味次。在用药变化中,周身瘙痒表证明显的加防风、荆芥、浮萍、蝉衣、地肤子、苍耳等;咽喉肿痛风热盛的加双花、连翘、石膏、芦根等;血瘀明显、气血运行不利的加红花、川芎、当归、赤芍等;脾虚的加黄芪、党参、白术等。

五、本证在中医和现代医学疾病中的分布

33 例病案中,有中医诊断者 17 例,含 6 个病名,多属外感病范畴,其中皮肤瘙痒 7 例,感冒 5 例,风疹 2 例,而产后发热、疟疾、水痘各 1 例。在现代医学领域中,有诊断者 7 例,桂麻各半汤主要用于皮肤疾病的治疗,其中荨麻疹 5 例,湿疹和急性扁桃体炎各 1 例。

小结

通过对桂枝麻黄各半汤证古今医案 45 例统计分析,总结出其证治规律如下:

1.桂枝麻黄各半汤证男女均可发病,女性发病率高于男性;16~30 岁、31~45 岁两年龄组发病率高;发病季节夏秋季为多。

2.主要诊断指标:瘙痒,发热,恶寒,丘疹,舌淡,苔薄白,脉浮缓。

3.用药多为原方七味药同煎口服,以白芍用量最大,生姜用量最小。

4.桂枝麻黄各半汤主要用于皮肤疾病的治疗,以荨麻疹为多。

白虎加人参汤证

白虎加人参汤证是《伤寒论》阳明热盛、气阴两伤证,仲景把本证分述于太阳、阳明两篇。第 26 条论述了太阳病服桂枝汤后的变证,第 168、169、170、222 四条原文则论述了阳明病热盛津伤证。其方剂组成是知母、石膏、甘草(炙)、粳米、人参。以"白虎加人参汤"的提法为依据,收集了古今医案 145 例进行统计分析,初步认识了白虎加人参汤证的证治规律。

一、发病规律

(一)性别

在 145 例古今医案中, 有性别记载者 111 例, 占 76.55%。其中男性 65 例,占 58.55%,女性 46 例,占 41.45%。男女之比为 1.41:1,男性发病率高于女性。分析男性发病率较高的原因,似与男性属阳,体质偏实,感受外邪易从太阳传至阳明,或邪热易于阳气相合形成阳明热证有关。

(二)年龄

在 145 例医案中,有年龄记载者 100 例,占 68.97%,发病从 11 个月~85 岁不等,各年龄组发病情况如下表:

年龄	16 岁以下	16~30 岁	31~45 岁	46~60 岁	60 岁以上	合计
例数	20	28	20	20	12	100
百分比	20%	28%	20%	20%	12%	100%

上表所示各个年龄组均有发病,60 岁以下(包含 60 岁)各组发病无显著差异,60 岁以上组发病较少。这与老年人阳气渐衰,脏腑之气不足,外邪多易从阴化寒或邪气多直中脏腑,以损伤阳气,表现三阴经证候为主有关。本文所收集到的 12 例高龄病案,多数表现为热势不甚或无发热,多暑夏季节感受温热病邪,表现以气阴两伤为著,

治疗上都着重益气养阴,加用了较多补气养阴的药物如麦冬、玄参、花粉、党参等。

（三）季节

在 145 例古今医案中,记载发病时间者 86 例,占 59.31%,四季均有发病,各季节发病情况如下表:

季节	春(2~4月)	夏(5~7月)	秋(8~10月)	冬(11~1月)	合计
例数	11	39	18	18	86
百分比	12.79%	45.35%	20.93%	20.93%	100%

依表可知,本证发病高峰季节是夏季,这与阳明经所主暑令相一致。夏季为六气中暑气所主,六淫致病,以暑热伤津为甚,白虎加人参汤证是为热盛津伤证,通过古今医案的分析进一步得到证实。

二、病程及病史

在 145 例医案中,记载病史者 81 例,病程从 1 天~10 年不等。3 天以内者 14 例,1 周以内者 34 例,10 天以内者 47 例,而 1 年以上者仅为 13 例。虽然本证病程较短,但亦非三阳经大多数汤证那样起病较急骤。本证多为暑热内陷阳明,热炽津伤,或表证发汗太过,劫灼津液,邪热内传阳明所致;亦有因暑热内伏,新感而发及正气本虚邪热内传者;少有产后外感,饮酒积热或表证误下者。其病因多因外感风寒而传,或因外感暑热加入,以暑热邪气致病最多。

三、症状、舌、脉统计结果

（一）症状及症状诊断指标

145 例医案共出现症状 129 个,620 症次,平均每例 4.27 个症状。按平均每例 4 个症状统计,则出现频率较高者如下表:

症状	发热	口渴	汗出	烦躁
例数	92	91	56	28
占样本例数百分比	63.45%	62.76%	38.62%	19.31%

由表可见,发热、口渴、汗出、烦躁四个症状是白虎加人参汤证的多见症状,可视为本证的症状诊断指标。

在进行统计的同时,把《伤寒论》原著论述本证的五条原文加以整理,发现原文中提出了 5 个症状,11 症次,其中口渴(口干)5 次,发热、烦躁各 2 次,恶风、背微恶寒各 1 次。将其与统计结果相比较,发热、口渴、烦躁三个症状得到证实。而第 168 条所示"恶风"和第 169 条所示"背微恶寒"两个症状未能在统计中出现多数,背微恶寒仅出现 2 例,而无 1 例恶风者,所以这两个症状不能作为主要诊断指标,甚至不能作为诊断参考指标。此外在统计中还有头痛 16 例、呕吐 16 例、小便短赤 17 例、四肢逆冷 14 例、神昏谵语 12 例、失眠 9 例、食少纳呆 6 例、腹满 4 例。

发热、口渴、汗出、烦躁是阳明热盛、气阴两伤而表现出的必然结果。阳明病外证是身热、汗自出、不恶寒、反恶热,邪入阳明,正气与之抗争,必然引起发热;邪热内迫,津液外泄则自汗出;热灼津伤则口渴;热扰神明故烦躁。在五条原文中虽未明喻汗出,但相关的阳明病第 192 条则提出了此症状,在医案统计中又得以证实。汗出一症,是阳明病特别是阳明热证的必见症状。但白虎加人参汤证病理演变过程多为大汗出后,津气大伤,此时汗出亦不像白虎汤证大汗出,更不似阳明实证手足濈然汗出,且在统计中汗出一症不似发热口渴所占比例较高,但医家注重病机的演变过程,不待津液外泄殆尽便加人参以益气敛汗养阴,体现出既病防变的预防思想。

.(二)舌象及其诊断指标

1.舌质

在 145 例医案中有 54 例记载了舌质变化。舌质以燥为主,包括燥 10 例、干 4 例、生芒刺 3 例、少津 2 例。舌色以红为主 36 例。舌质燥色红恰恰反映了本证热盛津伤的本质,与第 168、222 两条所示"舌上干燥"、"口干舌燥"完全吻合,也可以说这是唯一能够准确反应本证的舌质指标。

2.舌苔

在 145 例医案中,记载舌苔变化者 70 例,有 36 种舌苔变化。舌苔的改变虽不集中,但总的倾向是津伤表现,其中以黄燥最多。两种以上变化相兼舌苔占大多数是形成不集中现象的根本原因。为此我们把各种舌苔变化分解为单一舌苔变化进行了统计,出现较多的是苔黄(33 例,占 47.14%)、燥(25 例,占 35.71%)、白(15 例,占 21.43%)。舌苔黄主热,燥为津伤,舌苔黄燥是本证阳明热盛、灼伤津液的本质反映。

(三)脉象及其诊断指标

在 145 例医案中,有脉象记载者 115 例,记载脉象 53 种,其中以洪大有力和洪数两种脉象为多。较为集中的脉象如下表:

脉象	洪大有力	洪数	数
例数	18	15	12
百分比	15.65%	13.04%	10.43%

由于在医案中记载的复合脉象较多,占全部病例的94.27%,所以形成了脉象表现不够集中的现象。为了揭示白虎加人参汤证脉象变化的规律,我们把复合脉象分解为单一脉象进行了统计,结果115例有脉象记载的医案共出现了19种脉象,183脉次。出现频率较高的脉象依次为:数脉62次,占115例的53.91%;洪脉42例,占36.52%;此外尚有细脉18例,占15.65%;弦、滑、沉各13例,占11.3%。表明了本证脉象变化是以数、洪为主。这些变化的机制,都可以用邪入阳明、阳明热盛、津气大伤加以概括。

四、用药规律

145例古今医案中,共用药121味,1036味次,平均每例用药7.15味。白虎加人参汤原方的用药规律如下表:

药物	出现次数(次)	有药量记载(次)	最大量(g)	最小量(g)	常用量(g)
石膏	145	57	300	15	30~60
知母	141	51	60	6	9~15
粳米	121	36	200	9	12~15
甘草	133	44	15	2.5	9~12
人参	130	47	50	3	9~12

其中有以党参易人参者10例,纳入人参项进行统计。

在145例医案中有101例酌加了不同药物,共加药116味,366味次。按类别划分以清热药物加之最多,共31味,122味次;养阴药次之,计19味,93味次;补气药再次之,共6味,35味次;尚有化痰、解表、利水、祛风类药物等。用药中以麦冬、天花粉、山药、生地、玄参为多。一般以清热为主者多加生地、玄参、连翘、双花、淡竹叶等;以养阴为主者多加麦冬、天花粉、白芍;意在补气者多加山药、党参。在用药剂数方面,多为2~4剂,最少者用药1剂,最多者用药45剂,平均用药6.72剂。

五、本证在现代医学疾病中的分布

在 145 例医案中,记载了现代医学诊断名称者仅 37 例,12 种疾病,其中以糖尿病最多,共 8 例,其次有流感 5 例,败血症、湿疹各 3 例,流行性肝炎、急性白血病各 2 例,尚有高血压病、斑疹伤寒、日光病、灼口综合征、鼻炎、焦虑症、产后发热、沙门氏菌属感染、肺癌合并感染、肺炎、钩端螺旋体病各 1 例。虽然医案资料甚少,但本证出现于糖尿病和流行性感冒较多的事实,在一定程度上反映了白虎加人参汤在治疗中的意义。

小结

本文以"白虎加人参汤"的提法为依据,广泛收集古今医案 145 例,通过对其统计分析,初步认识到白虎加人参汤的证治规律,得出如下结论:

1.白虎加人参汤证男女均可发病,且男性发病率高于女性;各个年龄组均可发病,60 岁以下(包含 60 岁)各组发病率无明显差异,60 岁以上组发病人数较少;发病季节以夏季居多,四季均有发病。

2.白虎加人参汤证病程偏短,起病亦缓,以暑热邪气致病最多,多为暑热内陷阳明,亦有暑热内伏、新感引发而成。

3.主要诊断指标:发热,口渴,汗出,烦躁,舌质燥,舌色红,舌苔黄,脉洪数。

4.白虎加人参汤常以石膏、知母、粳米、甘草、人参五味共用,并可酌加清热、养阴之品,一般用药 2~4 剂。

5.白虎加人参汤证可出现于糖尿病、流感等多种疾病过程中,是现代医学疾病中见之较多的方证之一。

桂枝二越婢一汤证

桂枝二越婢一汤见于《伤寒论》第 27 条,方由桂枝、芍药、麻黄、甘草、大枣、生姜、石膏七味药组成。现将桂枝二越婢一汤治疗的古今医案 9 例进行统计分析。

一、发病规律

(一)性别

9 例病案中,有性别记载者 7 例,其中男 3 例,女 4 例。男女之比为 1:1.33。可见,男女均可发病,女性略多于男性。

(二)年龄

9 例病案中,有年龄记载者 6 例,最小者 20 岁,最大者 58 岁,其中 16~30 岁 1 例,31~45 岁 2 例,46~60 岁 3 例。可见各年龄组无显著性差异,中老年组稍多一些。

(三)季节

9 例病案中,有季节记载者 3 例,其中春 1 例,秋 1 例,冬 1 例。因病例数少,故无统计学意义。

二、病程及病史

9 例病案中,有病程记载者 6 例,病程为 3 天~10 年。有病史记载者 5 例,其中感冒、水肿各 1 例,关节痛 3 例。

三、症状、舌、脉统计结果

(一)症状及症状诊断指标

9 例病案中记载 25 个症状,47 症次,平均每例出现 5.2 个症状。按平均每例 5 个症状计算,出现次数最多的前 5 个症状为本证临床应用的多见症状,具有症状诊断指标的意义。现将这些症状列表如下:

症状	汗出	关节肿痛	恶寒	头痛	口渴	发热
例数	5	5	4	4	3	3
占样本例数百分比	55.6%	55.6%	44.4%	44.4%	33.3%	33.3%

《伤寒论》原文第27条记载桂枝二越婢一汤证的症状为"发热恶寒,热多寒少",而本统计结果中又出现头痛、汗出等表证及关节肿痛、口渴的里热证。

（二）舌象及其诊断指标

1.舌质

9例病案中,有舌质记载者仅1例,为淡舌。

2.舌苔

9例病案中,有舌苔记载者仅1例,为薄黄而滑。

（三）脉象及其诊断指标

9例病案中,有4例记载脉象,记载5种脉象,其中数、紧脉各出现2次,浮、滑、缓脉各出现1次。因样本少,统计结果不呈集中趋势,故脉象诊断指标难以确立。

四、用药规律

根据统计结果,现将桂枝二越婢一汤原方各药物使用情况列表如下:

药物	出现次数(次)	有药量记载(次)	最大量(g)	最小量(g)	常用量(g)
桂枝	9	2	9	5	5~9
芍药	9	2	10	9	9~10
麻黄	9	2	8	6	6~8
甘草	9	2	6	6	6
大枣	8	1	3(枚)	3(枚)	3(枚)
生姜	9	2	6	6	6
石膏	9	2	48	15	15~48

本统计结果中,日本医案5例,均无单味药药物剂量记载,且在使用本方时,均在此基础上加附子、白术治疗慢性风湿性关节炎。

五、本证在中医和现代医学中的分布

9 例医案中有中医诊断者仅 3 例,为伤寒夹燥。有现代医学诊断者 6 例,含 2 个病名,分别为慢性风湿性关节炎及慢性肾炎。

小结

根据统计结果,桂枝二越婢一汤证证治规律如下:

1.男女均可发病。

2.主要诊断指标:发热恶寒,汗出,头痛,关节肿痛,口渴。

3.桂枝二越婢一汤基本治则为外散风寒,内清里热。临床应用药物可随症加减。

4.桂枝二越婢一汤证可出现于外感及内伤多种疾病之中。

桂枝去桂加茯苓白术汤证

桂枝去桂加茯苓白术汤见于《伤寒论》第 28 条,原方由芍药、甘草、生姜、白术、茯苓、大枣六味药组成。现将所收集到的使用桂枝去桂加茯苓白术汤治疗的古今医案 6 例进行统计分析,情况如下。

一、发病规律

(一)性别

6 例病案中记载性别者 4 例,男 3 例,女 1 例,男女均可发病。

(二)年龄

6 例病案中,有年龄记载者 4 例,最小者 8 岁,最大者 60 岁,其中 16 岁以下 1 例,46~60 岁 3 例。

(三)季节

本统计中无季节记载者。

二、病程病史

6 例病案中,有病程记载者 1 例,为 3 天。有病史记载者 5 例,分布不集中,分别为感冒、发热、腹痛、心下满微痛、癫痫。

三、症状、舌、脉统计结果

(一)症状及症状诊断指标

6 例病案中记载症状 23 种,共 38 症次,平均每例病案出现 6.3 个症状。按平均每例病案出现 6 个症状计算,出现次数最多的前 6 个症状为本证临床应用的多见症状,具有症状诊断指标的意义。现将这些症状按出现次数的多少,列表如下:

症状	心下胀满	头项强痛	心下疼痛	小便不利	恶寒	发热
例数	5	4	3	3	3	2
占样本例数百分比	83.3%	66.7%	50%	50%	50%	33.3%

《伤寒论》第 28 条原文记载本证症状为"头项强痛"、"翕翕发热"、"无汗"、"心下满微痛"、"小便不利"。本统计结果中除"无汗"一症外,其余症状均列为症状诊断指标之列,另又增多"恶寒"一症。

(二)舌象及其诊断指标

1.舌质

6 例病案中无舌质记载。

2.舌苔

6 例病案,记载舌苔者 3 例,共 5 种舌苔,其中白苔 2 例,滑、腻、厚、干苔各 1 例。可见,舌苔白,可作为舌苔诊断指标。

(三)脉象及其诊断指标

6 例病案中记载脉象者 3 例,记载脉象 5 种,7 脉次,其中弦、沉脉各 2 次,浮、缓、紧脉各 1 次。脉象分布不呈集中趋势。

四、用药规律

根据统计结果,其原方使用情况是:桂枝用药 2 例,记载药量 1 例,为 10g;芍药用药 3 例,无药量记载;炙甘草用药 6 例,记载药量 1 例,为 6g;生姜用药 5 例,记载药量 1 例,为 10g;大枣用药 5 例,记载药量 1 例,为 4 枚;茯苓用药 6 例,记载药量 1 例,为 24g;白术用药 6 例,记载药量 1 例,为 12g。6 例病案所用方药中,4 例曰"去桂",2 例曰"去芍药"。

五、本证在中医和现代医学疾病中的分布

6 例病案中,有中医诊断者 3 例,皆为证候诊断,分别为风寒外袭、水饮内停证及水饮内停、阳气外郁证。有现代医学诊断者 2 例,分别为癫痫及胃肠型感冒。可见,本证可在外感及内伤疾病中出现。

小结

根据上述统计结果,桂枝去桂加茯苓白术汤证证治规律如下:

1.男女均可发病。

2.主要病机是饮停心下。

3.主要诊断指标:心下胀满,疼痛,头项强痛,小便不利,恶寒,发热,舌苔白。

4.桂枝去桂加茯苓白术汤方治则为通阳利水,有无表证均可使用。

5.桂枝去桂加茯苓白术汤证可出现于外感及内伤疾病之中。

甘草干姜汤证

甘草干姜汤出自《伤寒论》第 29 条,由甘草、干姜两味药组成,具有温中健脾、温肺复阳之功效,现将甘草干姜汤医案 107 例统计分析如下。

一、发病规律

(一)性别

107 例病案中有性别记载者 92 例,其中男 49 例,女 43 例,男女之比为 1.1∶1,男性发病率略高于女性。这是由于男性为阳刚之躯,以阳气用事,因先天禀赋不足,或房劳过度,或外感寒邪,耗伤人体阳气,从而导致甘草干姜汤证。

(二)年龄

107 例病案中,有年龄记载者 85 例,最小者 3 个月,最大者 70 岁。分布情况如下表:

年龄	16 岁以下	16～30 岁	31～45 岁	46～60 岁	60 岁以上	合计
例数	11	21	23	19	11	85
百分比	12.9%	24.7%	27.1%	22.4%	12.9%	100%

表中所示甘草干姜汤证可发生于任何年龄,但以 16～60 岁的年龄组段发病率较高,老年人与儿童发病较少。这是由于该年龄组段家庭负担较重,饮食常无规律,加上室外活动较多,易受风寒,发生消化、呼吸系统疾病的概率较高的缘故。这与甘草干姜汤应用范围和疾病的种类分布相符合。

(三)季节

107 例病案中,有发病时间记载者 44 例。各季节发病情况如下表:

季节	春(2～4 月)	夏(5～7 月)	秋(8～10 月)	冬(11～1 月)	合计
例数	11	7	12	14	44
百分比	25.0%	15.9%	27.3%	31.8%	100%

上表所示,四季皆可发病,但冬季发病为最。以五运六气论,冬为太阳寒水当令,在天为寒,在脏为肾。肾主人体一身之阳气,严冬季节,气候寒冷,天人相应,最易感受风寒,损伤人体阳气,故冬季发病率高。可见甘草干姜汤证有一定季节性。

二、病程及病史

在107例病案中,有病程病史记载者33例,发病时间5小时~20年不等。发病半年以上者18例,占有病程病史记载的54.5%;半年以内者15例,其中30天以内者10例,占30.3%。可见甘草干姜汤主要用于急性病的治疗。急性病例常有外感、急性胃肠炎等病史;慢性病例则主要有消化、呼吸、循环系统疾病史,并常因外感风寒、饮食生冷、情志不调等因素所诱发。

三、症状、舌、脉统计结果

(一)症状及症状诊断指标

107例病案中记载症状84种,462症次,每个病例平均出现4.3个症状,每种症状平均出现5.5症次。按平均每例6个症状计算,出现次数最多的前4个症状为甘草干姜汤证的多见症状,具有症状诊断指标的意义。其余症状,凡超过6症次以上具有辨证意义,可作为诊断参考指标。

1.主要诊断指标

症状	四肢厥冷	脘腹冷痛	眩晕	面色苍白
例数	44	28	28	27
占样本例数百分比	41.1%	26.2%	26.2%	25.2%

2.参考诊断指标

倦怠乏力24次,纳呆食少21次,腹泻20次,吐涎沫18次,喘促16次,呕吐15次,咳嗽13次,少气懒言12次,恶心10次,咳痰稀而白呈泡沫状10次,遗尿9次,衄血7次,吐血、便血各6次。

脾胃同居中州,为气血生化之源,后天之本。若中阳不足,阳气不达四末,则四肢不温;皮肤失于温煦,则恶寒;清阳不升,则眩晕、面色无华;寒凝中焦,气滞不行,则脘腹冷痛;脾失健运,则纳呆食少、大便溏薄;胃气上逆,则恶心呕吐;化源不足,气血虚弱,则倦怠乏力、少气懒言;气不摄血,则衄血、吐血、便血,甚者崩漏。肺居胸中,为五脏之"华盖",主宣发肃降,通调水道。肺失宣肃,则咳嗽、喘促;肺气虚寒,津液不布,则吐涎沫、咳吐白色泡沫痰;通调水道失序,则遗尿。

《伤寒论》中记载甘草干姜汤证者只有一条,本为阴阳两虚之人复感外邪而设。初起自汗出,微恶寒,小便数,心烦,脚挛急,治宜扶正祛邪。若医者不察,误用汗法,则犯虚虚之戒,使阳气更虚,则见四肢厥逆;阴液耗损,则生咽中干;心神失养,则生烦躁;胃气不和,则见吐逆,此乃阴竭阳亡之证。然厥逆、微恶寒、自汗出、小便数,反映出阳气不足的病机特点,为甘草干姜汤的适应证。根据统计结果,厥逆被纳入主要诊断指标,为临床应用的辨证要点,其余症状被纳入参考诊断指标之中。小便数与遗尿的病理基础是一致的,烦躁为心烦之甚。可见古今应用甘草干姜汤的主要指标是基本相同的,但由于现代应用范围极为广泛,则又增加了脘腹冷痛、眩晕、面色苍白3个主症,补充了《伤寒论》原方之不足,为今后的临床诊疗提供了科学依据。

《金匮要略》中也记载了甘草干姜汤,是专为肺痿、眩晕而设,所载症状为吐涎沫、眩晕、遗尿、小便数。根据统计结果,眩晕被纳入主要诊断指标之中,余者也均被纳入参考诊断指标之中。《伤寒论》与《金匮要略》均为仲景所著,均有甘草干姜汤的记载,一为治伤寒误汗而厥逆,一为治内伤肺痿之吐涎沫;一为外感,一为内伤,临床表现虽殊,语言描述各异,但病理变化相同。可见甘草干姜汤不是专为外感病而设,更重要的是为内伤杂病而立。故将《伤寒论》与《金匮要略》结合起来讨论,可更加有效地指导临床。

(二)舌象及其诊断指标

1.舌质

在所有病案中,有舌质记载者76例,共6种变化。其中淡舌(淡、淡嫩、淡胖、淡紫)69例,占有舌质记载的90.8%;暗紫舌5例。根据统计结果,可以认定舌质淡为甘草干姜汤证的舌质诊断指标。暗紫舌例数虽少,但提示有气血运行不畅之象。

2.舌苔

107例病案中,有舌苔记载者58例,其中白苔(白滑、白润、白腻、白干)54例,占有舌苔记载的93.8%。白苔之中尤以薄白苔为最,这说明甘草干姜汤证常由外感风寒所致。其病位偏于表及中上二焦,较四逆汤证为轻,故用甘草、干姜温中散寒,而不用附子回阳救逆。分析表明,白苔可作为甘草干姜汤证舌苔的诊断指标。还有4例光剥无苔,提示有气阴不足之象,故在具体应用时要随症加减。

(三)脉象及其诊断指标

107例病案中有脉象记载者96例,共13种变化,152脉次。将出现次数最多的前 3 种脉象列表如下：

脉象	迟	细	沉	合计
脉次	44	26	46	116
百分比	41.1%	24.3%	43.0%	

从上表可以看出脉次大大超过了病例数，这是由于临床上脉象多以复合脉形式出现的缘故。迟为阴寒内盛，细为血少，沉为阳气不足。迟、细、沉 3 种脉象，反映出甘草干姜汤证的症机特点，故可作为脉象诊断指标。7 例数脉似与证不符，但具体病例都与虚脉相兼，临床表现为一派虚寒之象，故不应作热论。5 例滑脉提示虚证常夹实邪，治宜扶正祛邪。有 1 例小儿重症肺炎指纹青紫至命关，这提示临床上，观察指纹亦可作为小儿的诊断依据。

四、用药规律

根据统计结果，将甘草干姜汤原方各药物使用情况列表如下：

药物	出现次数(次)	有药量记载(次)	最大量(g)	最小量(g)	常用量(g)	备注
炙甘草	107	62	60	1.5	12~18	生甘草 9 例，生、炙合用 1 例
干姜	107	62	30	2	10~18	炮姜 13 例，炮姜炭 1 例

从上表可以看出两种药物在 107 例病案中均被使用。炙甘草的最大用量是干姜的两倍，与原方记载一致。由外感所致者多用生甘草，内伤所致者多用炙甘草。温中散寒多用干姜，温中止血多用炮姜或炮姜炭。

全部病案根据不同病情加减用药 56 味，198 味次。平均每味药出现 3 次，凡超过 3 味次者可作为常用加减药，其规律如下：

肾阳虚者加附子；气虚者加党参、黄芪；血虚者加当归、白芍、阿胶；阴虚者加太子参；肺气不敛者加五味子；脾虚饮停者加陈皮、半夏；中焦寒凝气滞者加砂仁、白蔻；寒滞肝脉者加乌药、吴茱萸；遗尿者加益智仁、桑螵蛸；出血者加血余炭、三七、蒲黄炭。

在病案中有煎服法记载者 46 例，均采用水煎口服给药。对寒厥等危重患者，需急煎分次频服，重者日 2 剂；轻者日 1 剂，分 2 次服；缓解后改为丸散；月经不调者，经前定期服用;还有 1 例煎后代茶饮。有服药剂数记载者 95 例,少者服 1 剂,多者连续服药达半年之久,一般 1~3 剂。有善后调养者 24 例,其中调理脾胃 15 例,主要用六君子汤、理中汤等;温补脾肾 8 例,主要用金匮肾气丸。

五、本证在中医和现代医学疾病中的分布

在 107 例病案中,有中医诊断者 94 例,含 44 个病名。属于外感者 12 例,内伤者 82 例,两者之比为 1:6.8,表明甘草干姜汤主要用于内伤杂病。有现代医学诊断者 22 例,含 9 个病名,主要为消化系统疾病,其次为心肺疾病。这与甘草干姜汤温脾暖肺的功能一致。具体应用情况如下:

(一)消化系统

如急、慢性胃炎,肠炎,胃、十二指肠溃疡,上消化道出血。中医属胃痛、腹痛、吐血、便血、嘈杂、泄泻等范畴。临床表现为脘腹冷痛,纳呆食少,恶心呕吐,甚者吐血,面色不华,少气懒言,四肢不温,大便溏薄或如柏油,舌质淡,苔白,脉沉迟或沉细。

(二)呼吸系统

如慢性支气管炎、肺气肿、肺结核、支气管哮喘、肺脓肿。中医属咳嗽、喘证、哮证、痰饮、肺痿、咳逆、咯血、肺痨等范畴。临床表现为咳嗽,咳痰清稀呈泡沫状,胸闷,喘促,甚者不能平卧,面色虚浮,流涎,吐涎沫,自汗,遗尿,神疲乏力,四肢不温,舌质淡胖,苔白腻,脉沉弦或沉细滑。

(三)循环系统

如冠心病、心绞痛、风心病、肺心病。中医属胸痹、喘证、心悸、怔忡、痰饮等范畴。临床表现为胸闷、心悸、气短,甚者心前区憋闷疼痛,并向左肩及上肢放射,口唇紫绀,四肢不温,舌紫暗,苔白滑,脉沉迟或结代。

(四)妇科

如子宫功能性出血、附件炎。中医属痛经、月经不调、崩漏、妊娠恶阻等范畴。临床表现为经行前后无定期,经行腹痛,经行淋漓不断,色暗淡或有黑色血块,带下清稀,伴有头痛,失眠,多梦,舌质淡,苔白滑,脉沉弦。

此外,还可用于鼻衄、自汗、厥逆、眩晕、鼻渊、劳淋、虚劳等病证。总之,无论什么病证,只要符合甘草干姜汤证之病机者,皆可用之。可见病无专情,疾无专方,旨在溯本求源审因论治。

小结

根据上述统计结果,甘草干姜汤证证治规律如下:

1.男女老幼皆可发病,但以成年男性为多。

2.四季均可发病,但以冬季发病为多,具有一定季节性。

3.主要病因为过食生冷、外感风寒、先天禀赋不足三个方面。基本病机为脾肺虚寒。

4.主要诊断指标:四肢厥冷,脘腹冷痛,眩晕,面色苍白,舌质淡,苔白,脉沉、迟、细。

5.基本治疗原则是温中健脾,具体应用时要以原方为主,随症加味。重者要急煎顿服或频服,并以补肾健脾之法善后。

6.甘草干姜汤广泛应用于外感、内伤等多种疾病的治疗,但主要为消化、呼吸系统疾病,其次为循环系统、妇科等疾病。

芍药甘草汤证

芍药甘草汤由芍药、甘草组成,是《伤寒论》中治疗伤寒误服桂枝汤致变证的方剂之一。源出《伤寒论》第 29 条,以芍药、甘草酸甘化阴,治疗脚挛急。现通过对芍药甘草汤证古今医案 205 例统计分析,总结芍药甘草汤证治规律如下。

一、发病规律

(一)性别

205 例医案中,有性别记载者 188 例,其中男性 102 例,女性 86 例,男女之比为 1.2:1,男性略多于女性。这是指就诊比例而言,并非普通人群中发病情况。

(二)年龄

205 例病案中,有年龄记载者 162 例,年龄最小者 1.5 岁,年龄最大者 78 岁。各年龄组分布情况如下表:

年龄	16 岁以下	16~30 岁	31~45 岁	46~60 岁	60 岁以上	合计
例数	15	42	44	50	11	162
百分比	9.3%	25.9%	27.2%	30.9%	6.8%	100%

从表中可以看出,16~60 岁各年龄组所占比例较大,16 岁以下及 60 岁以上年龄组比例较少。

(三)季节

205 例病案,有发病季节记载者 78 例。春、夏、秋、冬四季分布情况如下表:

季节	春(2~4 月)	夏(5~7 月)	秋(8~10 月)	冬(11~1 月)	合计
例数	18	16	22	22	78
百分比	23.1%	20.5%	28.2%	28.2%	100%

从上表可以看出,芍药甘草汤证发病季节性不强。

二、病程及病史

205 例病案中,有病程记载者 129 例,病程长短不一,差异性较大,最短者只 2 天,最长者达 30 年之久。

三、症状、舌、脉统计结果

(一)症状及症状诊断指标

关于芍药甘草汤证,原文中仅记载脚挛急一症。后世医家则据其有酸甘化阴、缓急止痛之功,辨证应用。近年来多应用芍药甘草汤治疗局部疼痛、痉挛症,有认症用药之势,而对全身机能状态及伴随症状则考虑较少,病例中对全身症状的记载也较少。205 例医案中只记载 54 个症状,761 症次,平均每例记述 3.7 个症状,其中以疼痛、痉挛两症状出现频率较高,其中记载疼痛者 142 例,占总病例数 69.3%;痉挛(包括痉挛、挛急、肌肉跳动、抽动、抽搐)49 例,占总病例数 23.9%;其余各症状中,便秘 5 例,呃逆 5 例;余症出现频率更低,无分析意义。

疼痛一症,具体表现为不同部位的疼痛,如下表所示:

部位	腹痛	腿痛	腰痛	头痛	足跟痛	面部痛	上肢痛	牙痛	合计
例数	76	24	16	14	5	4	2	1	142

痉挛一症,又表现为不同部位痉挛,如下表:

部位	下肢痉挛	全身抽搐	上肢痉挛	面肌痉挛	腹肌痉挛	喉中痉挛
例数	32	8	4	3	1	1

(二)舌象及其诊断指标

205 例病案中,有舌象记载者 139 例。从总体情况看,芍药甘草汤证舌象较正常人无明显变化。以舌质红或舌淡为多见,其中舌红为 90 例,舌淡 27 例。舌苔记载,苔薄 40 例,苔色白 55 例,色黄 24 例。故可将舌红或淡,苔薄白或薄黄作为芍药甘草汤舌象诊断指标。

(三)脉象及其诊断指标

205 例病案中有脉象记载 147 例,记载脉象包括弦、细、数、沉、涩、微、浮、濡、紧、缓、虚、弱、大、小、滑、迟、急、有力、无力共 19 种。其中以弦、细、数三种脉象多

见,其余各脉象出现频率很低。弦、细、数三脉象如下表所示:

脉象	弦	细	数
脉次	93	58	46
占样本例数百分比	63.3%	39.5%	31.3%

在脉象记载中,多为两种或三种脉象相兼出现。其中以弦、细、数三脉相兼多见。弦、细、数三脉相兼者 19 例,弦细相兼者 28 例,弦数相兼者 16 例,细数相兼者 10 例。弦主痛证,又为肝急之象,细为阴血不足之表现,数与阴血不足之脉相兼示阴虚内热之象,故脉象记载符合芍药甘草汤阴血不足、筋脉失养的病变机理。

四、用药规律

芍药甘草汤,具有酸甘化阴、补养阴血、和营救逆、舒挛止痛之效,又能泻肝胆之火,而补脾胃之不足,且能柔肝通络、调和气血、消积攻坚、化瘀止血、滋阴清热而有镇静之效。现代研究认为:甘草有镇静、抑制末梢兴奋性作用,芍药对痛觉中枢以及脊髓痛觉反射有抑制作用,故对横纹肌、平滑肌痉挛,不管是中枢性的,还是周围性的,均有镇静作用、不仅对表在的躯体和四肢肌肉,还对深在脏器如胃、肠、气管、胆囊、输卵管、膀胱、尿道及血管平滑肌均能缓解痉挛、解除疼痛。

在 205 例病案中,芍药、甘草应用情况如下表:

药物	出现次数(次)	有药量记载(次)	最大量(g)	最小量(g)	常用量(g)
芍药	205	139	120	3	30~60
甘草	205	139	50	1.5	15~30

就芍药甘草汤用药情况来看,以生白芍、生甘草为主。205 例中用炒白芍 26 例,用炙甘草 39 例。芍药应指白芍,205 例中只 1 例用赤芍。关于芍药甘草汤中芍药、甘草的用药比例,各医家亦有不同认识。原文记载芍药、甘草用量均为四两,用药比例为 1:1。后世则有人认为芍药、甘草之比为 2:1 为宜,也有人主张为 3:1 或 4:1。从医案统计中看,有药量记载者 139 例,除 1 例芍药用 15g、甘草 31g,甘草用量大于芍药外,其余各例芍药用量均大于或等于甘草用量。芍药、甘草用量比例为 10:1 到 1:1 不等。按照芍药、甘草常用剂量,芍药 30~60g,甘草 15~30g,芍药、甘草之比近于 2:1,临床可按此比例遣方用药。

芍药甘草汤组成只有芍药、甘草两味药,组成比较简单,临床多随症加减用药。

《伤寒论》113 方中,含有芍药、甘草二药者有 22 方,可见芍药甘草汤为组成其他方剂的基础方剂。在 205 例病案中,多数是芍药甘草汤加味应用,最多者加药达 12味,虽然以芍药甘草汤为基础方剂,但在很大程度上失去了芍药甘草汤的证治基础。在加减应用中,下肢痉挛属寒滞厥阴之络者,加细辛、吴萸、桂枝,也可加入牛膝、木瓜、伸筋草;胃脘痛者加枳壳、乌贼骨、白术、党参、茯苓、半夏、砂仁;胁痛者加柴胡、元胡、川楝子、香附、郁金、当归;腰痛者加杜仲、川断、巴戟、寄生;头痛者加川芎、白芷;牙痛者加夏枯草;抽搐者加钩藤、木瓜、当归;呃逆者加丁香、柿蒂、沉香;便秘者加柏子仁、玄参。

五、本证在中医和现代医学疾病中的分布

在芍药甘草汤证 205 例医案中,有中医诊断者 82 例,含 35 个病名,其中很多是以症状代替病名,如痛证中就有足跟痛、胁痛、腰痛、头痛、下肢疼痛、上肢痛、牙痛、腹痛、胃脘痛、痛经、妊娠腹痛 11 个病名,此外,如下肢痉挛、筋痿、抽搐、妊娠脚挛、阴缩、脐缩等,基本上反映了芍药甘草汤治疗痛证痉挛方面的疾病。

205 例中,有西医诊断者 108 例,含 58 个病名,涉及内、外、妇、儿、皮肤、五官等各科疾病。多见疾病为腓肠肌痉挛、不安腿综合征、坐骨神经痛、流行性出血热后期下肢痉挛、急性胃痉挛、贲门痉挛、膈肌痉挛、胆绞痛、肾绞痛、尿道痉挛、胃和十二指肠溃疡、乙状结肠痉挛、神经性血管痉挛、风湿性舞蹈病、癔症性抽搐等。这些疾病共同的特点为骨骼肌、平滑肌的疾病,与现代医学研究证明芍药甘草汤具有解除肌肉痉挛的作用相符合。

小结

本文通过对芍药甘草汤古今医案 205 例统计分析,总结芍药甘草汤证的证治规律如下:

1. 芍药甘草汤证男女均可发病,男女就诊比为 1.2:1,男性略多于女性;各年龄组皆可发病,年龄跨度为 1.5~78 岁,其中 16~60 岁各年龄组发病比例较大;发病季节性不明显。

2. 芍药甘草汤证的病程长短不一,最短者 2 天,最长者达 30 年。

3. 芍药甘草汤证主要诊断指标为:疼痛,痉挛,舌红或淡,苔薄白,脉象弦、细、数,多为三者或其中两者相兼出现。

4.芍药甘草汤方中,芍药常用量 30~60g,甘草 15~30g,芍药、甘草之比约 2:1,临床中可随症加减用药。

5.芍药甘草汤具有缓急止痛之效,现代研究证明具有解除横纹肌、平滑肌痉挛的作用,故临床常应用于横纹肌、平滑肌痉挛引起的疼痛、痉挛疾病的治疗。

调胃承气汤证

调胃承气汤首见于《伤寒论》第 29 条,由大黄、芒硝、甘草组成,在《伤寒论》中主要治疗阳明燥实证。收集了调胃承气汤古今医案 90 例,对其进行全面的统计分析,总结了调胃承气汤证证治规律。

一、发病规律

(一)性别

90 例病案中,有性别记载者 78 例,男 46 例,女 32 例,男女之比为 1.44:1,男性发病率高于女性。这可能与男性体质偏实,女性偏虚有关。

(二)年龄

90 例病案中,有年龄记载者 75 例,最小者 1 岁,最大者 79 岁。分布情况如下表:

年龄	16 岁以下	16~30 岁	31~45 岁	46~60 岁	60 岁以上	合计
例数	20	25	9	13	8	75
百分比	21.7%	33.3%	12%	17.3%	10.7%	100%

从上表可以看出,60 岁以上发病率较低,这与老年人体质虚弱有关。16 岁以下和 16~30 岁两年龄组发病率高。16~30 岁属青壮年体质较为壮实,发病后易出现正盛邪实的实证。16 岁以下发病率也高,从疾病特点分析其原因在于,小儿所患疾病中有乙脑、败血症、流行性腮腺炎、肠梗阻等,比较集中于传染病和消化系统疾病,小儿肺气未充,脾气不足,饮食又无节制,因此外感肺卫和脾胃损伤就成为小儿的主要发病机制;另一方面,小儿生长发育迅速,机体代谢旺盛,又属稚阴稚阳之体,病发之后,转变快,变化多,随着疾病的进一步演变易形成里热实证。46~60 岁、31~45 岁两年龄组发病率不高,可能与他们饮食较有规律,注意起居,外感之邪入里较少

有关。

（三）季节

90 例病案中有发病时间记载者 44 例。各个季节发病情况如下表：

季节	春(2~4月)	夏(5~7月)	秋(8~10月)	冬(11~1月)	合计
例数	13	18	8	5	44
百分比	29.5%	40.9%	18.2%	11.4%	100%

从上表可以看出以春夏季节发病较多。夏季主热，外邪易入里化热形成实热证，春季主风，阳气升发，机体易感外邪，正邪相争激烈，天人相应，患病机体易化热而成腑实证。

二、病程及病史

90 例病案中有病程记载者 23 例，病程 1~20 天不等。有饮食不洁、伤食史者 10 例，外感病史者 8 例，误食金属物者 3 例，表证误治者 2 例。病程中有服药 4 小时即开始排便，多 1 剂治愈，最多用药 3 剂。因为本方涉及的均是急腹症及急重病，所以往往见效快，尤其是通利大便往往效果较好，大便通利，局部病因消除，病即可愈。对病因复杂的不仅要通利大便，而且便通后还要继续调理。对老年人大便不通要注意辨证，利下即止，本着"急则治其标，缓则治其本"的原则，不可攻伐太过。但腑实证明显的，1 剂不下可再剂直到便通。对病程我们要灵活掌握，辨证施治。

三、症状、舌、脉统计结果

（一）症状及症状诊断指标

90 例病案中记载症状 41 个，492 症次，平均每例 5.5 个症状。按平均每例 6 个症状，把出现次数占前 6 位的症状列出如下表：

症状	便秘	发热	腹部硬满	小便短赤	烦躁	口渴
例数	62	45	44	32	30	34
占样本例数百分比	68.9%	50%	48.9%	35.6%	33.3%	37.8%

从上表可以看出便秘、发热、腹部硬满、口渴是调胃承气汤临床应用的多见症状，因此具有症状诊断指标的意义，体现了调胃承气汤证邪热与糟粕搏结、阻滞气

机、腑气不降的基本病机。

《伤寒论》中记载的调胃承气汤证症状为蒸蒸发热、腹胀满、心烦,与统计出的结果基本相符。便秘为糟粕与邪热相结,大便不通;发热为热炽于内迫蒸于外的表现;腹部硬满为腹胀之重者;小便短赤为热盛及小肠气化不利所致;烦躁为热扰心神而致;口渴为热盛津伤之象。与调胃承气汤的基本病机是一致的,应用中偏重不同而已。病案中大多数是由于暴饮、暴食或宿食、虫积等所引起的急腹症,中医辨证施治以"腑以通为用"指导急腹症的临床治疗工作,只要急腹症诊断明确,出现上述症状即可用此方。在统计中我们也发现应用本方多是实热证,有烦躁、便秘,还有热盛伤津之证,如口渴等,只要热退便通再加以调理,用养阴药以善后。

(二)舌象及其诊断指标

1.舌质

90例病案中,有舌质记载者38例共有6种变化。其中舌红20例,占52.6%;舌绛红11例,占28.9%;舌淡红3例,占7.9%;舌质胖大1例,占2.6%;边尖有瘀点1例,占2.6%。根据舌质变化情况,我们认为舌红为调胃承气汤的舌质诊断指标。里热炽盛,津液耗伤是其病理改变。舌绛红也是里热炽盛严重入阴血而致。

2.舌苔

90例病案中,有舌苔记载者68例,以黄腻、黄燥为多,请见下表:

舌苔	黄燥	黄腻	苔干	薄黄	厚腻	薄黄腻	黄	合计
例数	12	12	10	10	6	5	5	60
百分比	17.6%	17.6%	14.7%	14.7%	8.8%	7.4%	7.4%	88.2%

黄为热盛,燥为津伤,厚腻为胃肠浊热熏蒸、宿食不化,反映了本证里热炽盛灼伤津液与胃肠糟粕、宿食搏结的病理机制。因此舌苔黄腻、黄燥是调胃承气汤证的舌苔诊断指标,苔干为热盛津液耗伤之象。

(三)脉象及其诊断指标

90例病案中,有脉象记载者70例,其中以滑数、沉实为多,如下表所示:

脉象	滑数	沉实	弦数	洪数	沉微	合计
例数	14	8	7	5	5	39
百分比	20%	11.4%	10%	7.1%	7.1%	55.6%

为了便于分析,我们把兼脉变成单脉做了统计,共有脉象11种,139脉次,出

现次数较多的依次为：数脉,40 脉次,占 57.1%;沉脉,23 脉次,占 32.9%;滑脉,21 脉次,占 30%;弦脉,21 脉次,占 30%;由此可见数、沉、滑、弦脉象出现率较高,其表现形式或四种脉象互相复合,或同紧、洪、实等脉相兼。数主热,弦主痛,沉主里、主病在脏腑,滑主宿食瘀积,因此它们基本反映了调胃承气汤证邪热与肠中宿食糟粕相搏结,阻滞气机,壅遏不通形成的腑实热证的病理机制。所以可以认为数、沉、滑、弦脉是调胃承气汤证的脉象诊断指标。本证也可见沉微脉,说明邪实耗伤阴血,另外邪实阻遏脉道,也可见沉微脉。这样的病例多是病程较长的患者,治疗中注意补阳滋阴。

四、用药规律

90 例病案中,用药 59 味,279 味次。调胃承气汤单方药物应用情况如下表：

药物	出现次数(次)	有药量记载(次)	最大量(g)	最小量(g)	常用量(g)
大黄	90	59	20	1.5	9~15
芒硝	88	59	25	1	9~12
甘草	83	51	15	1.5	6~9

用药途径多为口服,仅有 2 例是灌肠给药。一般大黄、甘草同煎,用药汁冲化芒硝。一般用药 2~4 小时开始排便。1~2 剂后,便秘腹胀满诸症消失,则停用本方。攻下后有余证者,常以清余热、益胃阴之品调理善后。

本组病案根据不同病情加药 56 味。其主要加减变化规律是:清热药最多为 51 味次,依次是滋阴清热药 14 味次,理气药 13 味次,活血药 11 味次,解表宣肺药 8 味次,开窍安神药 5 味次,润肠通便药 3 味次,益气药 3 味次。在用药变化中,腹胀重者加莱菔子、陈皮、槟榔、青皮;腹痛剧烈者加元胡、川楝子、白芍;热甚者加石膏、知母;热毒明显者加栀子、黄连、黄柏、双花;恶心呕吐明显者加半夏、竹茹、代赭石;津伤口渴者加花粉、生地、麦冬、玄参、芦根;尿短赤者加滑石、木通、竹叶、泽泻、车前子;有宿食者加神曲、内金;神昏谵语者加菖蒲、钩藤、琥珀;有瘀血者加红花、桃仁、丹参、赤芍。

五、本证在中医和现代医学疾病中的分布

本证 90 例病案中,有中医诊断者 18 例,含 14 个病名,属外感范畴的 3 例,内伤杂病 15 例,二者之比为 1:5,表明调胃承气汤广泛用于各种疾病,不仅用于外感邪入阳明之腑实热证,还大量用于内伤杂病的治疗。中医诊断病名多为便秘、热结旁

流、腹痛、热厥、胃石证等。

在现代医学领域中,调胃承气汤主要用于急腹症和传染病的治疗。有西医诊断的 14 例中,如急性胰腺炎、粘连性肠梗阻、急性肠梗阻及乙脑、败血症、流行性腮腺炎、传染性软疣等占 8 例,达 59%。

小结

通过对调胃承气汤证古今医案 90 例统计分析,总结了调胃承气汤证的证治规律如下:

1.调胃承气汤证男女均可发病,以男性为多;各年龄组均可发病,16 岁以下、16~30 岁发病率高,60 岁以上发病率最低;发病季节以春、夏为多。

2.主要诊断指标:便秘,发热,腹部硬满,小便短赤,烦躁,口渴,舌红苔黄燥或黄腻,脉数、沉、滑、弦。

3.调胃承气汤证的基本病机为邪热与肠中糟粕搏结,气机阻滞,腑气不通。

4.临床应用中,调胃承气汤中的芒硝用量最大;给药途径多是口服,也有灌肠给药的。

5.调胃承气汤广泛用于中西医多种疾病的治疗,以急腹症、传染病最为常用。

四逆汤证

　　四逆汤系《伤寒论》少阴篇之主方,首见于《伤寒论》第 29 条,由附子、干姜、甘草三味药组成, 其主要功用为回阳救逆。后世医家将本方用于临床各科疾病的治疗,效果卓著。本文以"四逆汤"提法为依据,收集了四逆汤证古今医案 226 例,进行统计分析,初步认识到四逆汤证的主要证治规律如下。

一、发病规律

(一)性别

　　226 例病案中,有性别记载者 187 例,其中男性 107 例,女性 80 例,男女之比为 1.34:1,男性发病率略高于女性。

(二)年龄

　　226 例病案中,有年龄记载者 178 例,最小者 70 天,最大者 78 岁。分布情况如下表:

年龄	16 岁以下	16~30 岁	31~45 岁	46~60 岁	60 岁以上	合计
例数	33	37	51	42	15	178
百分比	18.5%	20.8%	28.7%	23.6%	8.4%	100%

　　由上表可看出,31~45 岁病例最多为 51 例,而 60 岁以上病例最少仅 15 例。

(三)季节

　　全部病案中,有发病时间记载者 124 例。各季节发病情况如下表:

季节	春(2~4 月)	夏(5~7 月)	秋(8~10 月)	冬(11~1 月)	合计
例数	31	37	35	21	124
百分比	25.0%	29.8%	28.2%	16.9%	100%

由上表可以看出,本方证发病的季节性不强,四季均可发病。

二、病程及病史

本病证病程长短不一,病程与病种关系极为密切。资料表明,凡属现代医学的感染性疾病,病程均较短,其余则较长。除感染性疾病,多有较长病史,病程长者占多数,往往由其他病证未能得到良好治疗发展而来。

三、症状、舌、脉统计结果

(一)症状及症状诊断指标

226 例病案中记载症状 194 个,1508 症次,平均每例 6.7 个症状。把出现次数占前 6 位的症状列出如下表:

症状	四肢厥逆	腹痛	畏寒喜热	神疲	面色苍白	腹泻或呕吐
例数	109	79	73	63	58	48
占样本例数百分比	48.2%	35.0%	32.3%	27.9%	25.7%	21.2%

由上表可以看出,四肢厥逆、腹痛、畏寒喜热、神疲、面色苍白、腹泻或呕吐这 7 个症状,共计出现 430 症次,占全部症状所出现症次的 28.5%,是临床应用四逆汤的主要依据,因此具有症状诊断指标的意义。

在其余的症状中,小便清长 40 症次,头晕、食欲不振各 38 症次,周身乏力 33 症次、腰膝酸软 32 症次,发热 31 症次,气短 29 症次,神昏 28 症次,头痛、汗出各 27 症次,便秘、面色晦暗、心悸各 23 症次。上述 13 种症状共计出现 364 症次,占全部症次的 24.1%,是临床应用四逆汤的主要参考指标。

(二)舌象及其诊断指标

226 例病案中,有舌象记载者 278 例次,共有 14 种变化,其中舌质有 6 种变化,舌苔有 8 种变化。舌淡嫩 44 例,舌淡有瘀点 19 例,舌淡 11 例,舌红 4 例,舌紫暗 3 例,舌暗淡 7 例,镜面舌 2 例,舌苔润泽 53 例,苔薄白 48 例,苔白厚腻 46 例,苔滑而青 28 例,无苔或少苔 9 例,舌苔少薄 3 例,苔黄 2 例。由统计结果可以看出,舌淡嫩、苔薄白而润、苔白厚腻、苔滑而青出现次数较多,占有舌象记载的 82.7%。舌淡嫩主虚寒证,苔白主寒,苔白而润乏津的多寒盛,苔白厚腻主痰湿内盛,苔滑而青为阳虚水湿内停之征,基本反映了"阳虚阴盛"、"寒湿内生"的病理变化。因此,舌淡嫩、苔薄白而润、苔白厚腻、苔滑而青是四逆汤证的舌象诊断指标。

(三)脉象及其诊断指标

226 例病案中有脉象记载者 214 例,有脉象变化 18 种。其中沉脉 88 脉次,迟脉 55 脉次,细脉 40 脉次,弦脉 21 脉次,微脉 19 脉次,弱脉 12 脉次,紧脉 10 脉次,浮脉 9 脉次,缓脉 8 脉次,其他九种脉象均在 2 脉次以下。根据统计结果,阴脉占 80% 以上,其中沉、迟、细共计出现 183 脉次,占本证资料的 65.3%。沉主里,迟主寒,细主虚,基本反映了本方证里、虚、寒的病理特点,可以认为是本方证的脉象诊断指标。再有弦脉、微脉、紧脉、浮脉、缓弱脉共计出现 79 脉次,占 28.2%。弦主痛主痰饮,微为阳衰气散,缓弱为脾胃虚弱,浮而无力为正气不足。故可以认为脉弦、微、紧、浮、缓、弱为脉象的辅助诊断指标。

四、用药规律

226 例病案中,用药 60 味,1138 味次,四逆汤单方用药情况如下表:

药物	出现次数(次)	有药量记载(次)	最大量(g)	最小量(g)	常用量(g)
干姜	218	205	120	4.5	20~30
附子	224	207	200	4.5	15~25
炙甘草	215	199	60	4.5	15

由上表可以看出,附子的最大量为 200g,干姜的最大量为 120g,炙甘草的最大量为 60g,已超出正常用量的十数倍,尤其是附子辛热有毒,用量过大会损伤机体正气。我们在统计病例时发现,其所用附子大多为制附子,而且都注明久煎,这样,附子的毒性大减。另一方面,这样的患者病程都很长,用药时间较久,其药量也有一个渐进的过程。

本方给药途径,全部为口服给药。根据原始资料记载,肯定有效者 204 例,占 90.2%;记载不明者 21 例,占 9.3%;无效者 1 例,占 0.4%。临床用药 1 剂有效者 23 例,2 剂有效者 39 例,3 剂有效者 35 例,4 剂有效者 25 例,4 剂以内有效者共计 122 例,占 54.0%。由此可见,本方临床应用时若认证准确、遣药得当,大多 1~4 剂有效。

本组病例中,根据不同病情,有加味药物 57 种,481 味次。其主要加减变化规律如下:加入益气药党参、黄芪、人参、白术、砂仁等 123 味次;健脾祛湿药泽泻、薏苡仁、车前子、茵陈、茯苓、猪苓、苍术等 60 味次;补阳药肉桂、艾叶、吴茱萸、葱白、花椒、益智仁、补骨脂、小茴香等 57 味次;活血药丹参、蒲黄、当归等 35 味次;行气药大腹皮、苏子、陈皮、元胡等 32 味次;其他类药物出现次数较少。

五、本证在中医和现代医学疾病中的分布

在本组资料中,有中医诊断者 162 例,涉及 61 种病证。依次为少阴病 17 例,心阳欲脱证 12 例,脾胃阳虚证 11 例,泄泻 12 例,霍乱病 9 例,真寒假热证 6 例。其他 55 种病证均在 3 例以下。从中医病种来看,本组病例大多体现了"阴气有余,阳气不足"的病理变化。

全部病案中有西医诊断者 85 例,涉及 46 种疾病。通过统计分析发现病种离散度较大,除了麻疹、肺炎、感冒出现 5~6 例以外,其他 43 种疾病均出现 1~2 例,以循环系统和消化系统疾病为主,如先天性心脏病、冠心病、心肌炎、心脏骤停和急慢性胃肠炎、痢疾、黄疸、脑梗塞、高血压病等。

小结

本文通过对《伤寒论》四逆汤古今医案的 226 例统计分析,初步认识到四逆汤证的证治规律,得出结论如下:

1.四逆汤证男女均可发病,男女之比为 1.34:1,男性发病率略高于女性;发病年龄最小者刚出生 70 天,最大者 78 岁,各年龄组无明显差别;发病的季节性不强,四季均可发病。

2.主要诊断指标:四肢厥逆,腹痛,畏寒喜热,神疲,面色苍白,腹泻和呕吐,舌淡嫩,苔薄白而润、苔白厚腻、苔滑而青,脉沉、迟、细。

3.本方均为口服给药。临床若用药准确,遣药得当,大多 1~4 剂有效。根据病情不同,多加入益气药、健脾祛湿药、补阳药、活血药、行气药。

4.本方临床应用较广,所及中西医病证百余种,但以循环、呼吸及消化系统疾病最常用。

葛根汤证

葛根汤见于《伤寒论》第 31、22 条,由葛根、麻黄、桂枝、芍药,生姜、炙甘草、大枣七味药组成。现将古今医案 163 例统计分析如下。

一、发病规律

（一）性别

163 例病案中,有性别记载者 130 例,其中男 71 例,女 59 例,男女之比为 1.2:1,无显著差别。

（二）年龄

163 例病案中,有年龄记载者 114 例,最小者 5 个月,最大者 72 岁。分布情况如下表:

年龄	16 岁以下	16~30 岁	31~45 岁	46~60 岁	60 岁以上	合计
例数	27	28	20	20	19	114
百分比	23.7%	24 6%	17.5%	17.5%	16.7%	100%

由上表可见，各年龄组的发病人数差别不大，这与葛根汤的应用范围不断扩大,适应病证较广有关。

（三）季节

全部病案中有发病时间记载者 58 例。各个季节发病情况如下表:

季节	春(2~4 月)	夏(5~7 月)	秋(8~10 月)	冬(11~1 月)	合计
例数	15	16	11	16	58
百分比	25.9%	27.6%	19%	27.6%	100%

从上表统计结果来看,发病季节性不强,四季均可发病。

二、病程及病史

163 例病案中有病程记载者 73 例,病程 2 天~5 年不等。有外感风寒病史者 22 例,项背强痛病史者 11 例,鼻塞病史者 8 例,口眼㖞斜病史者 7 例,下利病史者 5 例。

三、症状、舌、脉统计结果

(一)症状及症状诊断指标

163 例病案中记载症状 61 种,802 症次,平均每例 5 个症状。现把出现次数占前 5 位的症状列出如下表:

症状	项背强急	发热	恶寒	头痛	无汗
例数	90	55	54	40	36
占样本例数百分比	55.2%	33.7%	33.1%	24.5%	22.1%

另外还有身痛 21 例,下利 17 例,呕吐和鼻塞各 16 例。项背强急、发热、恶寒、头痛、无汗、身痛、下利、呕吐、鼻塞是葛根汤临床应用的多见症状,因此具有症状诊断指标的意义,体现了葛根汤寒邪外束、经输不利的基本病机。

《伤寒论》原载葛根汤原文共两条,为太阳篇第 31 条和 32 条。前条为太阳病,明确提出 3 个症状,即项背强几几、无汗、恶风。既言太阳病,理当包括发热、恶寒、头痛的必然见症。后一条文虽言太阳与阳明合病,但仍以太阳病发热、恶寒、头痛、无汗等症为主,同时兼见阳明下利之症,可知证候是以太阳邪盛为主,同时影响到阳明。把原著中共有的 6 个症状,项背强几几、发热、恶风寒、无汗、头痛、下利与统计出作为诊断指标的症状相对照,发现此 6 个症状均在统计中,二者相吻合。其余 3 个症状,身痛、呕吐和鼻塞在葛根汤证中完全可以出现。另外还有 52 种症状均在 8 例次以下,失去典型意义。

(二)舌象及其诊断指标

1.舌质

163 例病案中,有舌质记载者 33 例,共有 7 种变化。其中淡舌 20 例,占 60.6%,淡红舌 6 例,还有绛、红、微红、暗红、暗淡舌共 7 例。根据舌质变化,淡舌占绝大多数,反映了寒邪外束、经输不利的病理机制,可作为葛根汤证舌质的诊断指标。

2.舌苔

163 例病案中,有舌苔记载者 57 例,其中薄白苔为多见,如下表所示:

舌苔	薄白	白	薄黄	白腻	合计
例数	30	10	7	6	53
百分比	2.6%	17.5%	2.3%	10.5%	92.9%

依表可见,薄白苔主表、主寒,为伤寒外感表证之象,反映葛根汤证寒邪外束、轻输不利的基本病变,薄黄苔和白腻苔可做临床参考。余下白滑苔、厚白苔、黄腻苔、厚苔各 1 例,散见于各种杂证,失去典型意义。

(三)脉象及其诊断指标

163 例病案中,有脉象记载者 72 例,其中以浮紧、浮数较多见。把超过 5 例者例表如下:

脉象	浮紧	浮数	浮弦	沉紧	合计
例数	23	13	6	5	47
百分比	31.9%	8.1%	8.3%	7%	65.3%

为了便于分析,把兼脉变成单脉统计,共有脉象 15 种、144 脉次。出现次数较多者如下表:

脉象	浮	紧	数	沉	弦
脉次	52	30	18	7	7
百分比	72.2%	41.7%	25%	9.7%	9.7%

从上表可见,浮紧脉象出现率较高,可作为葛根汤证的脉象诊断指标。浮数之脉作为参考指标。研究病案发现,浮数脉者,大多属风寒表实见高热之证,脉虽数但常与恶寒、头身疼、颈项拘急等症相伴见,可见表邪阻滞经脉、经输不利的病机未变,故仍用葛根汤治疗。沉、弦、迟、滑脉各见几例,这与近年受现代医学的影响有关。特别是日本的病案大有辨病处方之势,其认为葛根汤可以降压、解痉、镇痛、增强脑血管的血流量,故常用于高血压的头痛项强、冠心病、脑血管意外等病,这些病证,脉多表现沉、弦、迟、滑。

四、用药规律

163 例病案中,共用药 81 味,1572 味次,单方用药情况如下表:

药物	出现次数(次)	有药量记载(次)	最大量(g)	最小量(g)	常用量(g)
葛根	163	86	60	6	12~18
麻黄	142	66	15	2	6~9
桂枝	152	66	15	3	6~12
生姜	130	66	15	2	6~9
芍药	161	74	30	3	9~12
炙甘草	117	57	10	1	6~9
大枣	150	62	12(枚)	2(枚)	6(枚)

注:有 7 例赤芍划入芍药内。

用药途径多为水煎口服,有 3 例昏迷口噤者用鼻饲。

本组病案根据不同病情,加药 73 味,557 味次。主要是活血化瘀药 74 味次,依次为解表药 47 味次、清热药 31 味次、利水渗湿药 28 味次、补益药 25 味次、行气药 20 味次。

在用药变化中,头痛甚者常加藁本、川芎、菊花、荆芥;风湿重者加羌活、独活、牛膝、木瓜、秦艽;鼻塞甚者加辛夷、苍耳子;腰痛重者加杜仲、狗脊、补骨脂;发热甚者加石膏、黄芩、生地;口眼㖞斜加当归、地龙、白附子、全蝎;呕吐者加半夏、陈皮、代赭石、吴萸;气滞血瘀者加川芎、柴胡、丹参、木香、红花、桃仁。

五、本证在中医和现代医学疾病中的分布

在 163 个病案中,有中医诊断者 60 例,含 30 个病名,主要有感冒、头痛、痉证、下痢泄泻、痿证、鼻渊等疾病。其中属于外感病范畴的 28 例,内伤杂病 32 例,二者之比为 1:1.14,说明葛根汤不仅用于外感病,还适用于各种内伤杂病。

在现代医学领域里,葛根汤适用于颈项拘急症,包括呼吸系统、神经系统、循环系统、消化系统、传染病、内分泌系统及五官科疾病。在有现代医学诊断记载的 65 例病案中包括了 48 种疾病。主要有颈椎病、破伤风、流感、脑炎后遗症、脑血管意外后遗症、面神经麻痹、鼻炎等病。

在分析病案中发现,有日本病案 61 例,这些病案证候记载多不详尽,而偏重于病与方的匹配,基本是辨病施治。他们认为葛根汤具有解痉、增加血液循环的作用,

可用于"肩手麻木"、"嗅觉脱失"症的治疗,主要用于外伤及神经系统病变引起的颈、四肢肌肉筋腱的痉挛疼痛、功能障碍之病症及鼻炎、鼻窦炎等疾病的治疗。

小结

本文通过对葛根汤古今医案 163 例的统计分析,总结出葛根汤证的证治规律如下:

1.葛根汤证男女均可发病,男女发病差别不大;各个年龄组均可发病,年龄跨度为 5 个月至 72 岁;发病季节性不明显,四季均可发病。

2.主要诊断指标:颈项强急,发热,恶寒,头身痛,无汗,鼻塞,下利,呕吐,舌淡、苔薄白,脉浮紧。

3.葛根汤的基本病机是风寒外束、经输不利。

4.葛根汤的给药途径多为水煎口服,昏迷口噤者可用鼻饲法。服药次数可日二服或日三服,如病情需要还可昼三夜二服。

5.葛根汤广泛应用于中西医多科疾病的治疗。

葛根黄芩黄连汤证

葛根黄芩黄连汤方见于《伤寒论》第24条,由葛根、甘草(炙)、黄芩、黄连组成。本文通过对葛根黄芩黄连汤证病案155例进行统计分析,总结了葛根黄芩黄连汤证的证治规律。

一、发病规律

(一)性别

155例病案中,有性别记载者148例,其中男100例,女48例,男女之比为2:1,男性明显多于女性。

(二)年龄

155例病案中有年龄记载者153例,最大者80岁,最小者仅出生15天,年龄跨度较大。年龄分布情况如下表:

年龄	16岁以下	16~30岁	31~45岁	46~60岁	60岁以上	合计
例数	85	38	13	9	8	153
百分比	55.6%	24.8%	8.5%	5.9%	5.2%	100%

从上表可以看出,16岁以下年龄组发病率最高,16~30岁组次之,16岁以下组中绝大多数为幼儿患者,约占80%。小儿为"稚阴稚阳"之体,脏腑娇嫩,最易受外邪影响,在病理上,具有发病急、传变快的特点。本证为饮食不节致伤胃肠,或外邪入里化热,下迫肠道所致。本证发病急、病程短,故儿童易患此证。高龄患者比例较小,且多有兼证,方药加减变化也较大。

(三)季节

155例病案中有发病时间记载者116例。各季节发病情况如下表:

季节	春(2~4月)	夏(5~7月)	秋(8~10月)	冬(11~1月)	合计
例数	13	54	32	17	116
百分比	11.2%	46.6%	27.6%	14.6%	100%

从上表可看出,本方证的发病有明显的季节性,夏秋季居多,占74.2%。夏秋之季多湿热之邪,食物易腐败,故多发泄泻下利之证。

二、病程及病史

155例病案中,有病程记载者111例。病程在2天~3年不等,统计如下表:

病程	2天~1个月	1~6个月	6个月~1年	1~3年	合计
例数	98	8	2	3	111
百分比	88.3%	7.2%	1.8%	2.7%	100%

上表可看出,病程在1个月内者占绝大多数,说明本证病程短,属急性病范畴,其余少数病程较长者,多兼夹其他疾病。一般病程短者,疗效好,见效快,多用原方1~3剂可愈。病程长者,疗程亦长,因兼夹他病,故使用葛根黄芩黄连汤时加减变化也较大。

本证有病史记载者91例,病种较集中于消化系统疾病,以泄泻下利证为主,包括中医的泄泻、热利、赤白痢下、疫毒痢、热盛暴注、火泻、下利证等,以及西医的急性胃肠炎、中毒性菌痢、结肠炎等。另有少数其他病变,如皮卜紫癜、脱肛、新生儿尿布疹等。这些病例虽较分散,但其证候表现中均有下利一症。

三、症状、舌、脉统计结果

(一)症状及症状诊断指标

在155例病案中共记载症状95种,936症次,平均每例6个症状。其出现率较高的症状统计如下表:

症状	下利	发热	腹痛	小便短赤	口渴	恶心呕吐
例数	144	124	75	71	70	49
占样本例数百分比	92.9%	80%	48.4%	45.8%	45.2%	31.6%

其中的下利,包括了泄泻、腹泻、泻水样便、便稀日数次及赤白痢下等描述。

葛根黄芩黄连汤见于《伤寒论》原文第34条:"太阳病,桂枝证,医反下之,利遂不止,脉促者,表未解也;喘而汗出者,葛根黄芩黄连汤主之。"原文中具体涉及五症,即下利、发热、恶风寒、汗出、喘。统计中出现率较高的症状与其相同者为下利、发热、恶风寒三症,其余症状则可补充原文之不足。汗出、喘二症出现率较低,由出现率较高的腹痛、小便短赤、口渴等症替代。此外,恶风寒一症,也在统计中排在后面。说明发热、下利为葛根芩连汤证之主症,恶风寒、汗出、喘并非必然见症,也说明葛根芩连汤不仅治疗里热夹表邪之下痢证,还可用本汤治疗各种原因引起的热痢证。根据统计结果,可将发热、下利、腹痛、小便短赤、口渴作为葛根黄芩黄连汤证之主症,并作为症状诊断指标;恶心呕吐、烦扰不宁、纳呆、恶寒可作为主要参考指标。

(二)舌象及其诊断指标

1.舌质

155例病案中有舌质记载者66例,共有5种变化。统计如下表:

舌质	舌质红	舌边尖红	舌绛无津	舌红干	舌光滑而红
例数	54	5	5	1	1
百分比	81.8%	7.6%	7.6%	1.5%	1.5%

其中舌质红占绝大多数,具有诊断意义,故可确定为舌质诊断指标。其余舌质也均以红为主而稍有变化,也可反映出热邪所致之本质。

2.舌苔

155例病案中有舌苔记载者108例,13种变化,较集中者仅为5种,详见下表:

舌苔	黄	黄腻	薄白	腻	黄厚而干
例数	36	27	15	13	8
百分比	33.3%	25%	13.%	12%	7.4%

出现率较高的是黄苔与黄腻苔。黄苔为有里热,黄腻苔为热邪夹湿,湿热滞于中焦。热邪下迫肠道或湿热下注均可引起发热、下利,故黄苔或黄腻苔是葛根芩连汤证舌苔的主要诊断指标。腻苔和薄白苔可作为参考指标。与舌质联系起来,本汤证的舌象指标为舌红、苔黄或黄腻。

(三)脉象及其诊断指标

155例病案中,有脉象记载者106例,多以数脉为主的复脉形式出现。出现率较

高者如下表:

脉象	数	滑数	弦数	浮数	弦滑	沉数	细数
例数	26	25	13	12	7	7	6
百分比	24.5%	23.9%	12.3%	11.3%	6.6%	6.6%	5.7%

为便于分析,将复脉变成单脉统计如下表:

脉象	数	滑	弦	浮	沉	细
脉次	99	34	20	14	11	8
百分比	93.4%	32.1%	18.9%	13.2%	10.4%	7.5%

表中可看出,数脉出现率最高,常和滑、弦、浮脉相复合,基本反映出邪热内迫肠道,或兼湿、兼表邪下迫而致下利之病机,故数脉为本汤证脉象诊断指标。

四、用药规律

155 例病案中,共用药 114 味,1090 味次。葛根黄芩黄连汤原方用药情况如下表:

药物	出现次数(次)	有药量记载(次)	最大量(g)	最小量(g)	常用量(g)
葛根	146	115	60	1	10~20
黄连	144	114	15	2	5~15
黄芩	117	82	25	2	10~15
炙甘草	117	88	15	1	5~10

表中可看出,本方药物组成较少,原方药物应用率较高,平均应用 131 次,应用率为 85%。说明该方配伍比较合理,疗效可靠。方中葛根升津止利,兼有透邪之功;黄连、黄芩苦寒清热,厚肠胃,坚阴止利;炙甘草甘草缓和中,协调诸药。四药配伍,重在清热坚阴止利,兼透表邪。故以肠热为主的各种泄泻下利,无论有无表证均可用之。

本组病案中,根据病情变化,加味用药 110 种,566 味次。用药较为分散,其中较常配伍应用者如下表:

药物	银花	木香	滑石	白芍	茯苓	连翘
味次	43	33	28	26	25	20
百分比	27.7%	21.3%	18.1%	16.8%	16.1%	12.9%

由表可见常加味应用者均为清热解毒、行气利湿、益胃缓急止痛之品,其余药物加减变化频繁,出现药物较多,但使用次数较少,一般不超过 10 次,多为 1~3 次,虽无明显规律,但体现了据证用药的灵活性。

在用药变化中一般规律是:热毒炽盛者,加银花、连翘、大青叶、板蓝根、黄柏;兼湿邪秽浊者,加滑石、藿香、薏苡仁、车前子、香薷、苍术、泽泻、猪苓;赤白痢下较甚者,加白头翁、马齿苋、炒槐花、秦皮、赤石脂;腹胀甚者,加枳实、厚朴、木香、乌药;消化不良、胃纳不佳者,加陈皮、茯苓、炒莱菔子、焦三仙、扁豆、鸡内金、草蔻、焦术;气血虚弱者,加党参、山药、当归、阿胶、太子参、大枣;便脓血、滑脱不禁者,加赤石脂、禹余粮、地榆炭、诃子、乌梅;身热甚者,加知母、石膏、黄柏;口渴津亏者,加花粉、沙参、玄参、麦冬;小便短赤者,加茅根、车前子、泽泻、通草、木通等。

本组病案给药途径均为水煎口服,其中有用药剂次记载者 125 例。最多用至 30 剂,最少只用 1 剂,平均用药 5.2 剂,说明本证疗程较短,据分析可知,这与疾病的性质及患者年龄、体质等因素有关。用药超过 20 剂者只有 2 例,且兼有其他病证。一般成人不超过 10 剂,小儿多为 1~3 剂。

在用量上,根据年龄、病情、体质等因素而不同,最大量和最小量在病案统计中均属个别病例,故其常用量可作为用量参考指标。值得注意的是,本组案例小儿病例占 55.5%,因其用量偏小,所以从整体上影响了平均用量,因此在成人应用时,应适当加大剂量,以提高疗效。

五、本证在中医和现代医学疾病中的分布

在 155 例病案中,有中医诊断者 75 例,含 18 种病名。主要为湿热之邪引起的泄泻下利证,如小儿泄泻、暑淫泄泻、热痢、湿热痢、疫毒痢、火泻、滞下、赤白痢下等。另有少数其他病变,如口舌生疮、赤眼肿痛、春温夹蓄血证、眩晕、脱肛、疫喉痧等。

本证在现代医学中,有明确诊断者 38 例,含 10 个病种,以消化系统疾病为多见,如急性胃肠炎、急性细菌性痢疾、中毒性菌痢、慢性结肠炎、消化不良、肾病综合征、腹泻等。另有少数其他病例,如急性多发性神经根炎、婴儿湿疹、频发性房性期前收缩、肠伤寒等。

小结

通过对《伤寒论》葛根黄芩黄连汤证古今医案 155 例的统计分析,认识到葛根黄芩黄连汤证的证治规律如下:

1.葛根黄芩黄连汤证男女均可发病,男性明显多于女性,比例为 2:1;各年龄组均可发病,年龄跨度较大,最小者仅出生 15 天,最大者为 80 岁,其中 16 岁以下儿童发病率最高,16~30 岁年龄组次之;发病有明显的季节性,夏秋季多见。

2.主要诊断指标:发热,下利,腹痛,小便短赤,口渴,舌红苔黄,脉数。

3.本汤证不局限于表证误下、外邪下迫,因其基本病机是"邪热下迫肠道",故不论有无表邪,凡里热壅盛、邪热煎迫、大肠传导失职均可发生本证。

4.临床应用上,本证候典型者多用原方 1~5 剂即愈,疗程短,见效快;有兼症者,多在原方的基础上加用其他药物;兼症较多者,疗程延长,加味用药变化亦较大。

5.葛根黄芩黄连汤主要用于湿热之邪引起的中西医各科疾病的治疗,以消化系统疾病为主。

麻黄汤证

麻黄汤首见于《伤寒论》太阳篇原文第 35 条,方由麻黄、桂枝、甘草(炙)、杏仁组成,是治疗伤寒表实证的著名方剂。通过对收集到的麻黄汤证病案 140 例进行统计分析,总结了麻黄汤证的证治规律。

一、发病规律

(一)性别

在 140 例病案中,有性别记载者 136 例,其中男 85 例,女 51 例,男女之比为 1.66:1,男性明显多于女性,这与男性较壮实的体质因素有关。

(二)年龄

在本证病案中有年龄记载者 125 例,最大者 70 岁,最小者 6 个月。年龄分布情况如下表:

年龄	16岁以下	16~30岁	31~45岁	46~60岁	60岁以上	合计
例数	20	47	32	18	8	125
百分比	16%	37.6%	25.6%	14.4%	6.4%	100%

统计中可看出,16~45 岁年龄组发病率较高,占 63.2%,而年老体弱者比例较小,基本符合麻黄汤主治伤寒表实证的方证要求。16~45 岁之间正是人生的青壮年时期,正气充盛,体质较实,正邪斗争在机体反应强烈,故患该证机会较多,有效病例的报道所占比例较大,也说明体质因素在发病中起着重要作用,表实证多体质壮实者易患。老年人因机体老化,机能衰退,体质较虚,故患病虚证较多。老年人组病案中,用麻黄汤原方者甚少,多针对其年龄、体质情况,加减化裁使用。16 岁以前是人体生长发育的旺盛时期,一般发病较少。本组统计虽稍多于 60 岁以上组,但其病程短、治愈率高、且多用原方,1~2 剂即愈,说明年龄、体质与发病有密切关系。

（三）季节

病案中有发病时间记载者90例,各季节发病情况如下表:

季节	春(2~4月)	夏(5~7月)	秋(8~10月)	冬(11~1月)	合计
例数	12	12	11	55	90
百分比	13.3%	13.3%	12.2%	61.2%	100%

上表可看出,本方证发病与季节关系明显,冬季发病居多,占61.2%。冬季为风寒之邪猖獗之时,加之患者较实之体,风寒外束,卫阳被遏,腠理闭塞,营阴郁滞,故患此证;其他季节发病较少,均为外感风寒所致,即使在盛夏得之者亦然。这进一步说明风寒之邪是发生本证的主要病因。

二、病程及病史

（一）病程

在140例病案中,有病程记载者84例,3天~7年不等。统计如下表:

病程	10天以内	10天~6个月	6个月~1年	1年以上	合计
例数	58	14	3	9	84
百分比	69%	16.7%	3.6%	10.7%	100%

本证病程大多数在10天以内,说明病程较短。其余病程较长者,多兼夹其他疾病,疗程较长,使用麻黄汤时加减变化亦较大。在病程较短的有效病例中,一般多用原方,取效甚速。

（二）病史

在本证病案中有病史记载者52例,病种分散,包括内、外、妇、儿、五官、皮肤等科疾病,病例数最多者8例,一般多为1~3例。按例数多少排列如下:

衄血8例,寒闭失音4例,癫狂、荨麻疹、鱼鳞病、癃闭、风水、风寒咳嗽各2例,长期低热、高热不退、小儿哮喘、支气管肺炎各2例,夜尿症、中耳炎、三叉神经痛、急性肾炎、妊娠中毒症、痛经、闭经、肩凝、鼻渊、阿米巴痢疾、冻疮、复视、尸厥、大便难各1例。上述病例几乎无一使用原方,乃为麻黄汤变化之推广应用,且不乏疑难杂症者。

三、症状、舌、脉统计结果

（一）症状及症状诊断指标

本组病案共记载症状83种,692症次,平均每例5个症状,其出现率较高的症状统计如下表:

症状	发热	恶风寒	头痛	无汗	四肢关节疼痛	周身酸楚	咳嗽
例数	102	91	69	68	30	30	37
占样本例数百分比	72.9	65%	49.3%	18.6%	21.4%	21.4%	19.3%

除上表外的常见症状有腰痛、身痛、喘、鼻塞流涕、不思饮食、项强、胸闷等,其出现率均在20次左右。此外,还有比较少见的症状60多种,出现率均在5次以下。

在《伤寒论》原著论述麻黄汤的原文中,共出现8个症状,即头痛、发热、身疼、腰痛、骨节疼痛、恶风寒、无汗、喘,与统计出的症状相对照,相同症状5个,即发热、恶风寒、头痛、无汗、骨节疼痛,其余三症,出现率仅次于上表统计者,说明麻黄汤方之古今临床应用几乎完全一致。至于统计中出现的许多兼症,有的是在主症存在的基础上出现的,故属本汤证治疗范围;有的则兼症占了主导地位,只不过因有外感风寒之病因,治疗时采用麻黄汤为基础进行加减应用,且变化较大,故只有参考意义。根据症状的出现率和基本病机要求,发热、恶风寒、头痛、无汗、周身酸楚、四肢关节疼痛可作为麻黄汤证症状诊断的主要指标;腰痛、身痛、喘、鼻塞流涕可作为主要参考指标。

（二）舌象及其诊断指标

1. 舌质

在140例病案中有舌质记载者45例,共有11种变化,案例较少,且较分散,其较集中者统计如下表:

舌质	淡	淡红	红	胖嫩	淡润
例数	16	9	8	3	3
百分比	34.8%	19.6%	17.4%	6.5%	6.5%

除上表外还有6种舌质出现率均在2次以上,无典型意义。故舌质淡或淡红,可作为麻黄汤证舌质诊断的主要指标。

2.舌苔

本证病案中有舌苔记载者 68 例,10 种变化,统计如下表:

舌苔	薄白	白	薄白夹黄	薄润	薄黄	黄腻
例数	45	8	5	2	2	2
百分比	66.2%	11.8%	7.4%	2.9%	2.9%	2.9%

另有无苔、白滑苔、灰腻苔、白腻苔各 1 例,其中薄白苔占 66.2%,具有典型意义,可反映出疾病的本质,与舌质联系起来,舌质淡、苔薄白是本汤证的舌象诊断指标。

(三)脉象及其诊断指标

在本证 140 例病案中有脉象记载者 104 例,以浮为主的复脉形式出现,出现率较高者统计如下表:

脉象	浮紧	浮数	浮弦	浮缓	细数
例数	56	16	8	6	5
百分比	53.8%	15.4%	7.7%	5.8%	4.8%

为便于分析,将复脉变成单脉统计详见下表:

脉象	浮	紧	数	弦	缓
脉次	91	61	25	11	7
百分比	87.5%	58.7%	24%	10.6%	6.7%

在本证统计中,虽脉象多达 21 种,但出现率较高者仅几种,其中尤以浮、紧脉最为集中,与伤寒表实证的病机完全一致,故为本汤证的脉象诊断指标。

四、用药规律

本证病案中,共用药 112 味,859 味次。麻黄汤原方药物应用情况如下表:

药物	出现次数(次)	有药量记载(次)	最大量(g)	最小量(g)	常用量(g)
麻黄	140	75	30	2.4	10~15
桂枝	139	74	25	2.4	10~15
甘草(炙)	138	70	30	1.5	10
杏仁	137	70	20	3	10~15

上表所示,本方药物组成较少,原方药物应用率较高,达99%,充分体现了原方配伍的合理性。

本证病案中根据病情变化,共加味用药108种,305味次,用药较为分散。其中较常配伍者为生姜25味次,法半夏16味次,大枣14味次,黄芪12味次,白芍11味次,细辛10味次,茯苓、桔梗、防风各9味次,荆芥、五味子各7味次。其余80种药,应用均不足5味次,多为1~2味次,故无典型意义。

在用药变化中,一般规律是风寒咳喘较甚者,加生姜、五味子、桔梗、橘红、款冬花、前胡、紫菀、苏子;痰阻气窍者,加法半夏、瓜蒌皮、贝母、胆星、陈皮、枳实、香橼;伤寒夹湿者,加苍术、藿香、佩兰叶、薏苡仁、冬瓜皮;兼风水小便不利者,加浮萍、大腹皮、泽泻、葶苈子、通草、车前子、萆薢、茅根;兼痹痛者,加川乌、附子、丝瓜络、独活、羌活、秦艽、木瓜、防己、防风、寄生、威灵仙、甲珠、红花、赤芍、桃仁、当归;头痛较甚者,加藁本、菊花、蔓荆子、川芎、白芷;饮食不佳者,加白术、鸡内金、大枣、茯苓、党参、陈皮、山药;体虚病例报道虽少,但加味用药品种较多,根据虚证之不同,酌加人参、党参、黄芪、山药、白术、茯苓、沙参、玄参、大枣、白芍、当归、花粉、山萸肉、枸杞、寄生等;寒甚肤冷者,加附子、肉桂、干姜、细辛。总之,药物应用体现"观其脉证,知犯何逆,随证治之"的原则。

本方给药途径,均为水煎口服。在140例病案中,服用原方者57例,占40.7%。多数病例为原方加味应用。使用原方者,症状表现比较典型,疗程短,见效快,一般多1~2剂即愈,病程不超过10天。使用原方加味者,兼症表现不一,病种分布广泛,疗程较长,服药剂次较多,一般在10剂左右,最多达30余剂。有的病例在后期治疗中,方药变化较大,已失麻黄汤原貌。140例病案全部为有效病例,其中达到痊愈者103例,显效37例,分别占73.6%和26.4%,说明麻黄汤疗效可靠。在用量上,君药麻黄常随季节及体质情况而变化。统计中发现,冬季用量一般偏大,平均15g左右,其他季节用量偏小,平均7g左右。体壮之人最大量用到30g,平均15g左右。年老体弱者用量较小,一般不超过10g,统计中仅见8例,且多加补益药物。儿童用量多在2.5~6g之间,其他三味药用量均在5g左右,原方小剂,多1~2剂即愈。

五、本证在中医和现代医学疾病中的分布

140例病案中,有中医诊断者65例,含24个病种,主要为外感风寒引起之诸证。如伤寒表实证、寒哮、寒闭失音、水肿、衄血、风寒咳嗽、癃闭、痛经、闭经、肩凝、伤寒脉闭、癫狂、鼻渊、大便难等。有西医诊断者22例,含14个病种,包括呼吸系

统、循环系统、消化系统、泌尿系统、神经系统以及内、妇、儿科、皮肤、五官、外科等疾病,如支气管肺炎、大叶性肺炎、肺心病、急性肾炎、前列腺炎、荨麻疹、中耳炎、慢性肝炎、妊娠中毒症、产后高热不退、长期低热、三叉神经痛、阿米巴痢疾、复视(双目动脉硬化性视网膜病变)、鱼鳞病等。

小结

通过对《伤寒论》麻黄汤证古今医案140例的统计分析,初步认识到麻黄汤证的证治规律如下:

1.麻黄汤证男女均可发病,男性明显多于女性,比例为1.66:1,说明本证发生与体质因素有密切关系;各年龄组均可发病,16~45岁年龄组发病率最高;发病有明显的季节性,以冬季最为多见。

2.主要诊断指标:发热,恶风寒,头痛,无汗,四肢关节疼痛或周身酸楚,舌淡苔薄白,脉浮紧。

3.麻黄汤证的基本病机是风寒束表,即风寒之邪,外束肌表,卫阳被遏,营阴郁滞。

4.麻黄汤证多见于体质壮实之人,多应用原方,随症加减,病程短,见效快。症状典型者,多1~2剂即愈。兼症较多者,加味用药亦多,且疗程较长,一般多在10~30剂治愈。

5.麻黄汤广泛用于中西医多科疾病的治疗,以呼吸系统疾病最为多见。

大青龙汤证

大青龙汤见于《伤寒论》第 38 条和第 39 条,由麻黄、桂枝、甘草、杏仁、生姜、大枣、石膏七味药组成。本文通过对收集到的大青龙汤古今医案 145 例进行统计分析,总结其证治规律如下。

一、发病规律

(一)性别

145 例病案,有性别记载者 125 例,其中男 84 例,女 41 例,男女之比为 2:1,男性发病率高于女性。这与男性体质偏实,女性偏虚有关。因体实感邪后邪正交争剧烈,易现表里俱实之证,反映大青龙汤表寒内热的特点。

(二)年龄

145 例病案,有年龄记载者 123 例,最小者 16 个月,最大者 78 岁。分布情况如下表:

年龄	16 岁以下	16~30 岁	31~45 岁	46~60 岁	60 岁以上	合计
例数	14	38	36	28	7	123
百分比	11.4%	30.9%	29.3%	22.8%	5.6%	100%

从上表可以看出,16~60 岁各年龄组的发病人数均较多。这三个年龄组的人体质较为壮实,发病后多易出现正盛邪实、外寒内热的证候。病例多集中于呼吸系统病变。16 岁以下的 14 例病案均为外感肺卫之证。60 岁以上者为 7 例,均为外感之证,这一年龄组的人体质相对虚弱,感邪后多表现正虚邪实之证,故发病人数较少。

(三)季节

145 例病案,有发病时间记载者 68 例,各个季节发病情况如下表:

季节	春(2~4月)	夏(5~7月)	秋(8~9月)	冬(11~1月)	合计
例数	20	6	20	22	68
百分比	29.4%	8.8%	29.4%	32.4%	100%

从上表统计来看,春秋冬三季发病率较高,而夏季较低,这是因为春秋冬三季易外感风寒之邪。从有病因记载的82例来看,外感寒邪者占68例,为82.9%。

二、病程及病史

145例病案,有病程记载者79例,病程1天~12天不等。大青龙汤证的病程多较短,感邪后迅速出现外寒内热之证。有外感病史者68例,占有病史记载的绝大多数,说明大青龙汤证的病因主要为外感风寒之邪。

三、症状、舌、脉统计结果

(一)症状与症状诊断指标

145例病案,记载症状49种,882症次,平均每例6.1个症状。按平均每例6个症状,把出现次数占前6位的症状列出如下表:

症状	发热	恶寒	烦躁	无汗	身痛	头痛
例数	132	102	96	94	74	66
占样本例数百分比	91%	70.3%	66.2%	64.8%	51%	45.4%

上表说明,发热、恶寒、无汗,烦躁、头身痛是大青龙汤临床应用的多见症状,因此具有症状诊断指标的意义,体现了大青龙汤证外感风寒、内有郁热的基本病机。

《伤寒论》原著中记载大青龙汤证的38条、39条两条原文,共出现5个症状,即发热、恶寒、身疼痛(或身重)、不汗出、烦躁,和统计出的前6个症状相对照,相同症状为发热、恶寒、身痛、无汗、烦躁,统计中多出一头痛症状。另外,统计中多见症状还有口渴48例,咳嗽26例,其余症状均在5例次以下,失去典型意义。

(一)舌象及其诊断指标

1.舌质

145例病案,有舌质记载者74例,共有三种变化。其中舌红(舌尖红)51例,占68.9%;舌淡红16例,占21.6%;淡舌7例,占9.5%。可见舌红或淡红是大青龙汤证的舌质诊断指标,反映了外有风寒、内有郁热的病理改变。

2.舌苔

145 例病案,有舌苔记载者 77 例,以薄黄苔为多见。分布见下表:

舌苔	薄黄	薄白	白	黄	合计
例数	37	15	13	7	72
百分比	48.1%	19.5%	16.8%	9.1%	93.5%

薄黄、薄白两种苔象,反映外感风寒、内有郁热的病理变化。其中薄白苔或白苔,分析具体病情,为初感风寒,病程较短,阳郁不甚的表现,而薄黄苔或黄苔是内有郁热的反映。

(三)脉象及其诊断指标

145 例病案,有脉象记载者 105 例,其中以浮紧、浮数、浮缓为多见,详见下表:

脉象	浮紧	浮数	浮缓	合计
例数	42	26	10	78
百分比	40%	24.8%	9.5%	74.3%

为了便于分析,把兼脉变成单脉统计,共有脉象 7 种,192 脉次,出现次数较多者见下表:

脉象	浮	紧	数	合计
脉次	82	48	37	167
百分比	42.7%	25%	19.3%	87%

从上表可以看出,浮、紧、数三脉出现率较高,其表现形式多互相复合,或同缓、弦等脉相兼,共 96 例,占有脉象记载 105 例的 91.4%,基本反映了大青龙汤证的外寒内热的病理机制,所以浮、紧、数三脉是大青龙汤的脉象诊断指标。

值得注意的是,《伤寒论》原文所载的大青龙汤证脉象为浮紧或浮缓。浮紧之脉统计中占多数,但浮缓之脉仅见 10 例,替代以浮数脉 26 例,由于例数尚少,有待进一步研究。

四、用药规律

145 例病案中共用药 61 味,1221 味次,平均每例约 8.4 味次。原方应用如下表:

药物	出现次数(次)	有药量记载(次)	最大量(g)	最小量(g)	常用量(g)
桂枝	145	113	18	0.5	9~12
桂枝	142	107	15	0.5	9~12
甘草	138	106	15	1	6~9
杏仁	134	103	15	3	6~9
生姜	125	93	10	0.5	3~9
大枣	120	88	12(枚)	3(枚)	3~9(枚)
石膏	142	110	120	3	20~30

大青龙汤用药途径为水煎口服。

本组病案，根据不同病情，加药54味，275味次，其中解表和清热药最多，分别为15味和14味，其他依次为止咳平喘药12味、行气药8味、消食药5味。

在用药变化中，风寒表证重者，加防风、白芷、羌活、紫苏；烦躁甚者加栀子、豆豉、龙骨、牡蛎；头痛甚者加川芎、菊花、藁本；呕恶者加竹茹、半夏、代赭石；内热盛者加双花、连翘、黄芩、黄连；咳喘痰多者加陈皮、瓜蒌、贝母、桔梗；兼气郁者加枳实、木香、香附；尿短赤者加滑石、木通、竹叶、泽泻、车前子。

五、本证在中医和现代医学疾病中的分布

145例病案，有中医诊断者86例，含11个病名，属于外感病范畴的73例，内伤杂病13例，二者之比为5.6:1，可见大青龙汤以治疗外感病为主。

在现代医学领域中，大青龙汤主要适用于呼吸系统疾病的治疗，在有现代医学诊断记载的48例病案中，有41例为上感，占85.4%。

小 结

通过对《伤寒论》大青龙汤证古今医案145例的统计分析，现总结出其证治规律如下：

1.大青龙汤证男女均可发病，以男性居多；各个年龄组均有发病，年龄跨度为16个月~78岁，以60岁以上发病率最低；发病季节是春、秋、冬三季多见。

2.主要诊断指标：发热恶寒，无汗，烦躁，头身痛，舌红或淡红，苔薄黄、薄白，脉浮、紧、数。

3.大青龙汤证的病因病机为外感风寒,内有郁热。

4.大青龙汤的给药途径为水煎口服。一般疗程较短,疗效较佳,多在用药后2~5天痊愈。

5.大青龙汤广泛应用于中西医多种疾病的治疗,以上感为多见。

小青龙汤证

小青龙汤证是《伤寒论》太阳病兼证之一,一般认为其为外感风寒与饮停心下之外寒内饮证。论述本证的原文有第 40 条、41 条。在《金匮要略》中亦有论述。其方剂组成为麻黄、芍药、细辛、干姜、甘草(炙)、桂枝、五味子、半夏。我们以"小青龙汤"的提法为依据,收集了古今医案 641 例并对其进行了统计分析,初步总结小青龙汤证证治规律如下。

一、发病规律

(一)性别

在 641 例医案中,有性别记载者共 579 例,其中男性 355 例,女性 224 例,男女之比为 1.58:1,发病率男性明显高于女性。推究其成因,主要有如下几点:

1.本方证以呼吸系统疾患占绝大多数,即中医的咳喘证居多,而在咳喘患者中男性居多,这与现代医学中慢性支气管炎、肺气肿、肺心病男性发病率较高是一致的。男性发病率较高可能与吸烟、体力工作、工作环境中接触工业粉尘、室外寒冷等诸多因素有关。

2.在我们统计的医案中,古代医案占有相当部分,在封建社会中"男尊女卑"使女性就诊机会偏小,或许亦是一个原因。

(二)年龄

在 641 例医案中,有年龄记载者共 542 例,最大者 82 岁,最小者 3 个月。各年龄组发病分布情况如下表:

年龄	16 岁以下	16~30 岁	31~45 岁	46~60 岁	60 岁以上	合计
例数	122	76	130	132	82	542
百分比	22.5%	14%	24%	24.4%	15.1%	100%

各个年龄组均有发病,除 16~30 岁、60 岁以上两组发病率较低外,其余各组发病率相差不大。16~30 岁组患者为青少年,从体质上看正处于生长、成熟时期,正气渐充,抵抗力日强,故发病率较低,这组医案中有 19 例是从小即发病而迁延到这一年龄。可以这样认为,在人体正气日益充实的一段时间内,有相当一部分病例因正气充足而不再发病。这一结论是在本汤证所治疾患特点的基础上得出的。在我们收集的 641 例病案中,肺系疾患占 90% 以上。60 岁以上组的发病率较低,仅占 15.1%。我们考虑不一定是本组肺系疾患发病率较低,而是由于本组患者一方面年老体衰,一方面患者患病时间较久,病情多由实变虚,或本虚标实,不耐本方的较峻猛之性而较少使用。16 岁以下组发病率较高,这主要是因为小儿脏腑娇嫩,形气未充,尤其是肺为娇脏,不耐寒热,故极易感受外邪而发病。另外一些患儿素体内伏痰饮,这是遗传而来。具体分析原始病案,发现有 9 例患儿病程与年龄几乎相等,有 18 例病程在 1 年以上,更证明小儿先天的身体素质与发病与否有极大的关系。31~45 岁、46~60 岁两组病案发病率均较高,这两组患者均为壮年而尚未步入老年,体质属实,故应用小青龙汤的机会较多。

(三)季节

在 641 例医案中,有发病季节记载者 365 例,占 56.94%,说明本汤证的发生与季节(气候)有明显的关系。具体情况请见下表:

季节	春(2~4 月)	夏(5~7 月)	秋(8~10 月)	冬(11~1 月)	合计
例数	101	53	99	112	365
百分比	27.68%	14.52%	27.12%	30.68%	100%

从上表不难发现,夏季发病率最低,春、秋、冬发病率较高,但三季之间发病率相差不大,三者之比为 0.90:0.88:1。夏季为暑热当令,而小青龙汤功效为温肺化饮、宣散表寒,夏季感寒者少,故发病率较低。但原始病案中,我们发现确有为数不多的病例仅在每年夏季发病或病情加重。考虑这主要是内伏痰饮性质不同所致,内伏痰热,伤暑贪凉而引发者,治疗上一般多在小青龙汤中加入石膏、竹沥等清化热痰之品。秋季为气候变冷之初,人体尚未能适应气候变化,故外寒极易侵犯人体,尤其是素有寒饮内伏之人更易使寒饮流溢停于心下而为病。这部分病案中,多数病程较长,每年入秋开始发病,重者迁延至来年春季才缓解。隆冬季节,气候寒冷,阳虚或寒饮内伏之人更易受寒而发病,故冬季常见。有些病例每每在春天发病,这可能与春季乍暖乍寒,娇嫩之脏难以适应有关。从现代医学角度看,春季发病者多为支

气管哮喘或喘息性支气管炎。

二、病程及病史

在641例病例中,有病程记载者273例,大部分患者病程较长,病史亦比较复杂。病程在3个月以上者56例,这56例均不是第一次发病即用本方,而是在失治、误治多日后才使用本方。从有记载者看,病程从1~150天不等,平均为24.52天。总的看来本汤证病程偏长,说明本汤证不是一个单纯的表证。

在641例病案中,有病史记载者303例。其中有明确时间记载者240例,另有56例无时间记载但有咳喘多年的字样,平均病史为9.24年,充分说明了本方证是一个长期并反复发作的疾患。

三、症状、舌、脉统计结果

(一)症状及症状诊断指标

641例医案中,共出现症状96种,3766症次,平均每例出现5.8个症状。按平均每例6个症状计算,依出现频率多少列表如下:

症状	喘	咳嗽	咯痰	恶寒	发热	胸闷
例数	469	457	361	224	173	164
占样本例数百分比	73.16%	71.29%	56.32%	34.94%	26.99%	25.59%

在统计时,凡属呼吸困难均列入喘症,凡咳黄痰或白痰或痰中带血均列入咯痰,体温高于正常者列入发热。

在《伤寒论》40条、41条中,共出现干呕、发热、咳、或渴、或噎、或小便不利、少腹满、或喘等八个症状。伤寒表不解,心下有水气,是指病机而言,事实上也提示了应有发热、恶寒、喘促等症状。我们统计后的症状与原文中的症状出现了差异,但事实上并不矛盾。发热、恶寒无疑是指表证而言,也就是伤寒表不解的最重要特征。所谓心下有水气,我们认为心下是指胸肺,也就是痰饮犯肺,故而出现了咳、喘。其病理过程为外寒犯肺,肺气不得宣降,肺气上逆,故作咳、喘,甚至咳逆倚息不得卧。肺为水之上源,又为贮痰之器,肺失治节,则饮停于肺。此外,如素有痰饮内伏于肺,则可导致痰饮随咳而出,出现咳痰一症。肺失宣降,郁于胸中,出现胸闷。我们统计的6项主要症状实际揭示了"伤寒表不解,心下有水气"这一病理机制所产生的临床症状。仲景原文中亦提示了某些症状可有可无,故原文中有或然症。病案统计也说明了这一点,如干呕 59 例、下利 45 例、渴 52 例、小便不利 89 例、腹满 56 例。此外比较有意义的症状,尚有纳呆 131 例、水肿 77 例、周身乏力 63 例、流涕 74 例、紫绀 47 例、头痛 80 例。其余症状均在 30 例以下,失去典型意义。

病案中咯吐稀白痰者为 349 例,而咯吐黄痰者为 12 例,仅占 3.43%,可以说明其"水气"主要是指寒饮。在咯吐黄痰的 12 例中,方中均加入石膏等寒性药物以改变原方的辛温之性。

(二)舌象及其诊断指标

1.舌质

在 641 例医案中,有舌质记载者 269 例,其中舌淡 151 例、胖淡 56 例、紫黯 37 例,此外尚有白、红舌,因例数太少失去典型意义。舌质淡及胖淡均反映小青龙汤证为痰饮内停,寒邪为患,阳气受损这一基本病机。当病情进一步发展,影响到气血的运行时,则出现紫黯舌。少数病例出现红舌,提示本方证的饮邪可以郁久化热。由此可以认为淡、胖淡舌为小青龙汤证的舌质诊断指标,而紫黯则体现了小青龙汤证的变证指标。

2.舌苔

在 641 例医案中,有舌苔记载者 437 例,详细情况请见下表:

舌苔	白苔	薄白	白滑	黄白	润	黄腻
例数	149	105	89	28	28	17
百分比	34.10%	24.03%	20.37%	6.41%	6.41%	3.89%

从上表不难发现,本汤证的舌苔以白、腻、滑为主。白苔为寒证、表证之征,腻苔、滑苔则为湿邪所主。反映了本汤证伤寒表不解、心下有水气的病机本质。腻苔多由滑苔变来,可以认为是病邪的进一步发展。白润苔则说明初感外寒,内湿尚不为甚或已有内饮,尚未上溢于舌,黄及黄腻苔则是饮邪郁久化热的表现。

(三)脉象及其诊断指标

在 641 例病案中,有脉象记载者 469 例,详细情况请见下表:

脉象	弦滑	弦紧	浮紧	浮滑	沉弦	滑数	滑	弦
例数	46	41	38	34	24	22	20	20
百分比	9.81%	8.74%	8.1%	7.25%	5.18%	4.69%	4.26%	4.26%

在 641 例医案中,共出现 61 种脉象,其中相兼脉 48 种,非相兼脉 13 种。由于多

数为相兼脉,分布极其零散,为了便于统计分析,将相兼脉变为单脉统计,详见下表:

脉象	弦	滑	浮	紧	数
脉次	180	142	125	86	65
百分比	22.84%	18.02%	15.86%	10.91%	8.25%

在 641 例医案中,共出现单脉象 17 种,788 脉次,平均每例出现 1.68 脉次。将出现次数较多者列入上表,其中弦、滑、浮三种脉象出现率最高。弦、滑脉主痰饮为患,揭示"心下有水气"这一病机;浮脉主表证,揭示了"伤寒表不解"这一病机。故可以认为,弦、滑、浮脉是小青龙汤证的脉象诊断指标。在病案中,凡出现浮弦、浮滑者,一般均有外感兼有痰饮犯肺,而单独出现弦或滑者,一般多见于表证入里或根本就没有表证,直接见于痰饮犯肺。仅有浮脉者多为初感,临床医案中表现为咳嗽为主,喘不明显,也说明此时可能本无痰饮或痰饮不盛。这也提示我们,在临床中,未必一定拘泥于"伤寒表不解,心下有水气"同时并见时方可使用。此外较为多见的有紧脉、数脉,紧脉容易理解,外感风寒或内有痰饮均可见到。而数脉则需加以斟酌。病案中的久病体虚患者多见数脉,11 例患者在有热象时出现数脉。体虚者既见于肺气虚,又见于心气虚,在水气凌心射肺患者亦常见到。这提示我们,在临床中,不可一见数脉即以热一言以蔽之。另外尚出现沉脉 47 例,沉脉主里,说明表邪已入里或本无表证,仅为内饮,再次反证了小青龙汤的使用可无表证。病案中出现细脉 32 例,细脉主湿证,又主诸虚劳损,从病案材料分析看,这两者可兼而有之。病案中尚出现洪、涩、微、实等脉象,因次数太少而失去典型意义。

四、用药规律

641 例医案中,共用药 137 味,6378 味次,平均每例约 10 味次。小青龙汤单方用药情况如下表:

药物	出现次数(次)	有药量记载(次)	最大量(g)	最小量(g)	常用量(g)
桂枝	579	530	47	0.3	6~15
麻黄	579	529	47	0.5	6~9
白芍	550	490	47	1.2	8~10
干姜	556	527	47	0.5	6~9
甘草(炙)	541	494	47	0.9	6~10
半夏	588	531	40	1.5	6~10

| 细辛 | 578 | 429 | 40 | 0.21 | 3~9 |
| 五味子 | 597 | 499 | 40 | 0.9 | 6~9 |

将病案中药物常用量与原方中药物用量做一比较，发现用药剂量多数较原方用量偏小，尤其是细辛，平均用药量仅为6.4g。可能与如下因素有关：

1.本病案中收集的病案包括了相当数量的儿科病案，而仲景原方则为成人所设。

2.仲景原方为水煎剂，而本病案中有相当一部分为散剂。

3.细辛本身有毒性，其毒性可使呼吸中枢麻痹而致死亡，这已被现代药理研究所证明，故现代医生在细辛用药量上较为慎重。

本病案中细辛最大用量达40g，为水煎剂，病人服后并未出现严重的毒副作用，但病案中亦有1例仅服用9g就出现了呼吸困难，后经抢救方脱险。所以细辛在用药量上应因人、因地、因煎服方法而定。

用药途径绝大多数为口服，仅有3例因患者处于昏迷状态而用鼻饲方法。大部分病例一般服用1~5剂，平均为3.46剂，最少仅服用1次中病即止，最多者连续服用36剂。从疗效观察上看，一般服用2剂即见效果。从有记载药后疗效病案看，90%的病例为治愈、显效、有效，其余10%为无效或病情加重。在加重病例中，以久病体虚者居多。

全部病案共加药129味，脾虚湿盛者常加白术、茯苓、陈皮、泽泻；肺气不宣者加杏仁、紫苏、瓜蒌；肺气虚者加黄芪、防风；肾气虚者加熟地、附子、山萸肉、补骨脂、蛤蚧、黑锡丹；肺气上逆者加旋覆花、代赭石、白果、磁石；腑气不通者加大黄、芒硝、枳实、莱菔子、厚朴；咳甚者加橘红、贝母、紫菀、款冬花；肺热炽盛者加石膏、黄芩、鱼腥草、栀子、双花、连翘；阴虚火旺者加黄柏、丹皮、地骨皮、百合；喘甚者加葶苈子、紫苏子、桑白皮；水肿甚者加茯苓、大腹皮、泽泻、滑石、二丑；神昏者加菖蒲、郁金、冰片；有血瘀者加丹参、赤芍、桃仁、红花；食欲不振者加山楂、内金、麦芽。

五、本证在中医和现代医学疾病中的分布

在641例病案中，有中医诊断29种。其中咳嗽、喘证、风寒感冒占85%，儿科常用于肺痨、百日咳的治疗，胡炳文老中医用本方治疗癫痫取得了较好疗效，妇科方面用于治疗带下证、乳癖，此外尚广泛用于水肿病的治疗。

在641例病案中，有西医病名诊断者达31种，最常用于急慢性气管炎、支气管哮喘、喘息性支气管炎、肺结核、肺气肿、肺心病的治疗。日本人多用本方治疗小儿手足口病、急性腮腺炎等病毒传染性疾患，并取得了较好的疗效，此外还用于治疗青光眼等疾患。

小结

本文以"小青龙汤"的提法为依据，收集古今医案 641 例，通过对其进行系统地统计分析，初步认识到小青龙汤的证治规律：

1. 小青龙汤证男女均可发病，发病率男性高于女性；各年龄组均可发病，以 16 岁以下、30~45 岁、46~60 岁三组发病率较高，16~30 岁组、60 岁以上组发病率较低；有明显的季节性，其中夏季发病率最低，春、秋、冬三季发病率较高，且这三个季节发病率区别不大。

2. 小青龙汤证多病程长，常常反复发作，经久不愈。

3. 小青龙汤证的基本病机是"伤寒表不解，心下有水气"，并且这两者既可独自为患，又可同时为患，互为因果。

4. 主要诊断指标：喘，咳嗽，咯痰，发热，恶寒，胸闷，舌淡或胖淡，苔白或腻或滑，脉浮、弦、滑等。

5. 小青龙汤证常可发生变证，出现肺、脾、肾三脏功能失调，尤其注意其可变为热证，在用药方面要加入寒凉之品。

6. 小青龙汤广泛用了中西医各种疾患的治疗，中医以肺脏疾患为主，西医以呼吸系统疾病多用。

干姜附子汤证

干姜附子汤证见于《伤寒论》第 61 条,原方由干姜、附子(生)两味药组成。现将使用干姜附子汤治疗的 7 例医案进行统计分析,情况如下。

一、发病规律

(一)性别

7 例医案中,记载性别者 5 例,男 1 例,女 4 例。可见,男女均可发病。

(二)年龄

7 例病案中,记载年龄者 4 例,年龄跨度为 28~55 岁。

(三)季节

7 例医案中,有发病季节记载者 3 例,春 2 例,冬 1 例。

二、病程及病史

7 例医案中,仅有 1 例记载病程、病史,为烦躁半年。

三、症状、舌、脉统计结果

(一)症状及症状诊断指标

7 例医案中,共记载 19 种症状,27 症次,平均每例医案出现 3.86 个症状。按平均每例出现4个症状计算,出现次数最多的前4个症状为本证临床应用的多见症状,具有症状诊断指标的意义。现将这些症状列表如下:

症状	烦躁	厥逆	纳呆	咽痛
例数	4	4	2	2
占样本例数百分比	57%	57%	27.6%	27.6%

从上表可以看出,烦躁、厥逆二症状所占样本百分比均超过 50%,且与《伤寒论》原文第 61 条记载症状相符,故此二症状可为本证之诊断指标。纳呆、咽痛二症状所占样本百分比未超过 50%,可作为参考诊断指标。

(二)舌象及其诊断指标

1.舌质

7 例医案中,有舌质记载者仅为 2 例,均为淡舌,故可作为本证舌质诊断指标。

2.舌苔

7 例医案中,有舌苔记载者为 3 例,记载 3 种舌苔,其中白苔出现 3 次,薄苔、腻苔分别出现 1 次。可见,白苔反映了阳虚阴盛之病机,故可作为舌苔的诊断指标。

(三)脉象及其诊断指标

7 例医案均记载脉象,记载单脉 7 种。以各单脉出现次数多少排列如下表:

脉象	沉	细	紧	弦	微	数	结代
脉次	4	3	2	1	1	1	1
百分比	57.1%	42.7%	28.6%	14.3%	14.3%	14.3%	14.3%

从上表可见,脉沉细或沉紧可作为本证诊断指标,它们符合阳虚阴盛之病机。

四、用药规律

根据统计结果,现将干姜附子汤原方各药物使用情况列表如下:

药物	出现次数(次)	有药量记载(次)	最大量(g)	最小量(g)	常用量(g)
干姜	4	4	30	10	5~20
附子	4	4	30	9	9~20

方中生附子、干姜大辛大热,以复先后天肾、脾之阳,组成急救回阳之方剂。

五、本证在中医和现代医学中的分布

7 例病案中,有 5 例记载中医诊断,分别为咽痛、厥逆、鼻衄、烦躁,无现代医学诊断。

小结

根据上述统计结果,干姜附子汤证的证治规律如下:

1.男女均可发病。

2.主要病因为素体阳虚、外感风寒。基本病机为阳虚阴盛。

3.主要诊断指标:烦躁,厥逆,舌淡苔白,脉沉细或沉紧。

4.干姜附子汤方治疗原则为急救回阳。

5.干姜附子汤方可用于各种疾病有阳虚阴盛者。

桂枝加芍药生姜各一两人参三两新加汤证

桂枝加芍药生姜各一两人参三两新加汤见于《伤寒论》第62条,由桂枝、芍药、甘草(炙)、人参、大枣、生姜组成,仲景用其主治发汗后气营两虚的身疼痛证。现将收集到的27例古今医案进行统计分析,总结了本汤证的证治规律。

一、发病规律

(一)性别

27例医案有性别记载者25例,其中男11例,女14例,男女之比为1:1.27,女性发病率高于男性,但无显著性差异。

(二)年龄

27例医案中有年龄记载者25例,年龄最小者14岁,最大者72岁。名年龄组发病情况如下表:

年龄组	16岁以下	16~30岁	31~45岁	46~60岁	60岁以上	合计
例数	1	6	9	6	3	25
百分比	4%	24%	36%	24%	12%	100%

由上表可以看出,16~60岁三个年龄组发病率最高,占病例总数的84%,这与本方证的致病原因关系密切。统计资料表明,本方证多由产后、汗后或劳碌所致,因而上述三个年龄组发病多就不难理解了。

(三)季节

27例医案中,有发病时间记载者13例,其中春(2~4月)7例,夏(5~7月)1例,秋(8~10月)1例,冬(11~1月)4例。春冬季占有发病时间记载的多数,说明本方证发病有一定的季节性。春天气候多变,冬天气候寒冷,均易感风寒之邪,如汗不得法则易致此证。

二、病程及病史

在有病史记载的医案中,外感、外感误治及发汗过多者 13 例,产后 4 例,劳碌 2 例,还有长期低热等,病例较分散。有病程记载者 14 例,最短者 1 天,最长者 6 年,病程长短约各占一半。病程短者多为外感汗后或产后失血,但也不尽然,如一女四十岁,6 年前产后大失血,即感身疼腰痛,四肢麻木,头晕,面黄肌瘦,一身瘦痛,劳则加剧,气短乏力,食少,舌淡胖有齿龈,苔薄白,脉沉细弱,服桂枝加芍药生姜各一两人参 3 两新加汤 15 剂而愈。

三、症状、舌、脉统计结果

(一)症状及症状诊断指标

27 例医案出现 35 个症状,141 症次,平均每例 5 个症状。现将出现次数最多的 5 个症状例表如下:

症状	身痛	神疲乏力	汗出	畏寒	头晕
例数	25	84	31	16	5
占样本例数百分比	92.5%	59.2%	40.7%	40.7%	37%

身痛包括身痛、腰酸肢痛、腰痛、肢体酸痛等。除 1 例麻疹患者、1 例长期低热患者外,其余病例皆以身痛为主症,与《伤寒论》原文一致。身痛的轻重程度有所不同:有的周身痛;有的局限于腰、肢;有的疼痛较甚,甚至伴见周身筋脉挛急,苦不可忍;有的仅感身微痛。神疲乏力出现率在 50%以上,是无神、精神疲惫、倦怠无力、全身软弱、息低懒言等症的概括。汗出是指症状而言,不包括发汗在内。身痛为气血不足、营卫失和、筋脉失养所致;神疲乏力、头晕乃正气不足的表现;汗出、畏寒,或因营卫不和,或为卫阳不足。上述五症反映了营卫不和,气虚血少的基本病机,故可作为症状诊断指标。此外,食少(包括纳呆、食欲不振、不思饮食)7 例,发热(多为低热)6 例,脘痞 5 例,面白无华 4 例,亦与病机一致,可作为症状诊断参考指标。

(二)舌象及其诊断指标

1.舌质

27 例医案中有舌质记载者 10 例,其中舌淡 7 例,淡红 1 例,淡胖有齿龈 1 例,舌红 1 例。舌淡居绝大多数,故具有舌质诊断指标意义。

2.舌苔

27 例医案中有舌苔记载者 15 例,其中薄白苔 6 例,薄苔 4 例,白而少津 2 例,无苔 1 例。苔白占大多数,具有舌苔诊断指标意义。

(三)脉象及其诊断指标

本组病案有脉象记载者 17 例,除 1 例迟脉外,皆以复脉出现,有 16 种脉象。为了便于掌握,将复脉变成单脉进行统计,情况如下:细 10 脉次,沉 9 脉次,无力(虚) 8 脉次,迟 7 脉次,缓 4 脉次,弱 3 脉次,浮、弦、微各 2 脉次,小 1 脉次。上述诸脉除沉主里,弦主痛,浮主表外,皆为虚证之脉,故各主气血不足之脉皆可作为本方证的脉象诊断指标。

四、用药规律

27 例医案共用药 25 味,185 味次,平均每例用药 6.8 味,可见加减变化不大。桂枝加芍药生姜各一两人参三两新加汤单方用药情况如下表:

药物	出现次数(次)	有药量记载(次)	最大量(g)	最小量(g)	常用量(g)
桂枝	27	17	15	4.5	6~9
白芍	27	17	15	6	12
甘草	27	17	10	4.5	6
人参	27	17	15	5	9~12
生姜	27	17	15	3	6~9
大枣	26	17	15(枚)	4(枚)	9~12(枚)

从上表可以看出,除 1 例未用大枣外,其余病例均使用。

表中人参一项,有 8 例是以党参易人参,1 例使用太子参。

全部医案共加药 18 味,24 味次,除附子、黄芪 3 次及当归 2 次外,其余药物均使用 1 次,说明加用药物离散度较大。加味药物规律如下:补气药如黄芪、黄精、白术、饴糖等;温阳药如附子、干姜等;行气药如柴胡、枳壳、薤白等;补血养阴药如当归、熟地、龟板等;镇惊药如龙骨、牡蛎等。

给药途径皆为水煎口服,有 1 例为先用汤剂后改丸剂常服。疗程与病程成正比。病程短疗程亦短,病程长疗程亦长。有服药剂数记载者 20 例,最少 2 剂愈,最长 40 余剂后改汤为丸久服,一般 2~6 剂见效。

五、本证在中医和现代医学疾病中的分布情况

27 例病案，只有 1 例西医诊断者，为贫血，其余皆为中医诊断。中医诊断最多者是身痛，余者为痹证、滑汗、阳虚感冒、妊娠恶阻、麻疹、虚热、伤寒坏病等。

小结

通过对桂枝加芍药生姜各一两人参三两新加汤证古今 27 例医案的统计分析，得出其证治规律如下：

1.本方证男女均可发病，无显著差别；中青年组发病率较高，老年人发病率较低，婴幼儿无发病记载；发病有一定季节性，冬春季发病较多。

2.主要诊断指标：身痛，神疲乏力，汗出，畏寒，头晕，舌淡苔白，脉沉、细、无力、迟、缓等。

3.本方证的基本病机是营卫不和、气血不足。

4.本方多原方使用，可随症加补气药、养阴药、行气药等。给药途径为汤剂口服，多 2~6 剂见效。疗程与病程成正比。

5.本方虽为表证过汗而设，但后世医家除用于治疗外感过汗外，还推广至各种杂病的治疗。气血不足而致的身痛是其主治证候。

麻黄杏仁甘草石膏汤证

麻杏甘石汤见于《伤寒论》第 63 条和第 162 条,由麻黄、杏仁、甘草、石膏四味药组成。本方证共收集到病案 367 例,对其进行统计分析,总结其证治规律如下。

一、发病规律

(一)性别

全部病案中,有性别记载者 249 例,其中男 204 例,女 145 例,男女之比为 1.4∶1,男性发病率高于女性。这与男性体质较壮实,发病后正邪相争激烈,易见热证、实证有关。

(二)年龄

全部病案中有年龄记载者 337 例,最小者 2 个月,最大者 84 岁。分布情况如下表:

年龄	16 岁以下	16~30 岁	31~45 岁	46~60 岁	60 岁以上	合计
例数	199	46	46	33	13	337
百分比	59%	13.6%	13.6%	9.8%	3.9%	100%

从表中可见,16 岁以下年龄组的发病人数较多,其中 6 岁以下发病数竟达 131 例,1 岁以下也有 53 例。少儿发病率高与其生理病理特点及病种有关,少儿脏腑娇嫩,抗病力低下,易感外邪而入里化热,首先犯肺,症见发热、咳喘等。另外,与本汤证关系密切的麻疹、猩红热等亦专属小儿科所有。

(三)季节

全部病案中有发病时间季节记载者 210 例。各个季节发病情况如下表:

季节	春(2~4月)	夏(5~7月)	秋(8~10月)	冬(11~1月)	合计
例数	66	39	29	76	210
百分比	31.4%	18.6%	13.8%	36.2%	100%

从上表可见,本汤证一年四季均可发病,而以春冬两季偏多,说明本汤证具有一定的季节性。春季寒温交错,瘟疫较易流行,冬季天气寒冷,人体易感外邪,肺系首当受邪,正邪相争,邪热壅肺,肺失肃降,出现是证。

二、病程及病史

（一）病程

全部病案中,有病程记载者 165 例,病程 1 天~12 年不等。大多数病例的病程较短,其中 10 天以内者 108 例,占 65.5%,基本属外感为患。病程在 1 年以上者 23 例,见于遗尿、鼻炎、痔疮等杂病。

（二）病史

全部病案中,由外感引起咳喘者 125 例、发热者 85 例、出麻疹者 2 例。一般发病 1~3 天即见发热、咳喘、出疹等症状。

三、症状、舌、脉统计结果

（一）症状及症状诊断指标

1.主要诊断指标

全部病案中,共记载症状 131 种,2210 症次,平均每例 6 个症状。出现次数居前 7 位的症状如下表:

症状	咳喘	发热	便燥	口干渴	尿赤	烦躁	鼻煽
例数	303	231	107	95	75	68	16
占样本例数百分比	82.%	63%	29.2%	25.9%	20.4%	18.5%	18%

上述症状具有症状诊断指标的意义。

《伤寒论》麻杏甘石汤条文记载症状仅 3 个,即汗出、喘、无大热,与上表对照,相同者仅为喘。关于汗症,统计中仅见 31 例,其中出汗 17 例,无汗 14 例,说明汗之有无,不能作为本证的主症。无大热是指体表无大热,231 例发热者见于各种热型,特别是小儿病例,体温均较高,甚者现热盛神昏等表现。分析发现,发热者多在感受外邪后 2~3 天就医,属表邪化热,内壅于肺所致。故临床不可受体表"无大热"所拘泥。

2.参考诊断指标

除上述主要症状外,出现症次较多者有呼吸短促 60 例、咽喉肿痛 40 例、麻疹 29 例、痰黄黏稠 50 例,以上均可作为症状诊断的参考指标。

(二)舌象及其诊断指标

1.舌质

全部病案中有舌质记载者 144 例,共 8 种变化,其中舌红(舌尖红、微红)120 例,占 83.2%,为邪热壅肺的反映,可作为舌质诊断指标。3 例淡舌见于杂病,因其证与咳喘、口干等肺气郁滞证伴见而用本汤加减治疗。此外还有舌干、芒刺、瘀点舌象,是肺热灼津及热盛血瘀所致。

2.舌苔

全部病案中有舌苔记载者 146 例,以黄苔、腻苔、白苔、薄苔为多且常相兼,详见下表:

舌苔	黄	黄腻	薄黄	薄白	白腻	白	合计
例数	33	32	26	25	7	5	128
百分比	22.6%	21.9%	17.8%	17.1%	4.8%	3.4%	87.7%

黄苔主热盛,腻苔为外感疫毒或热邪蒸津于上。病程较短、热象尚未在舌苔上发映出来者见白、薄苔,但舌质多红,肺热壅盛证候已备,仍用麻杏甘石汤清肺泻热,故上表中所示舌苔均可为本汤证的舌苔诊断指标。

(三)脉象及其诊断指标

有脉象记载的 174 例病案中,浮数、滑数、数、浮滑数、弦数较为多见,请见下表:

脉象	浮数	滑数	数	浮滑数	弦数	合计
例数	48	40	21	13	10	132
百分比	27.6%	23%	12.1%	7.5%	5.7%	75.9%

为便于分析,把兼脉变成单脉予以统计,共有脉象 14 种,356 脉次,出现次数较多者为:数脉 157 次,浮脉 74 次,滑脉 62 次。弦脉出现率也较高,其表现形式多为 4 种脉象互相复合,或同洪、大、实脉相兼,共 154 例占有脉象记载的 88.5%。这 4 种脉象基本反映本汤证邪热壅肺的病理机制,可作为其脉象诊断指标。此外,细脉亦较多见(15 脉次),且多与数、弦、滑脉相兼,本证见细脉,是邪热已耗伤津液阴血所致,临床多伴有口燥、咽干表现。

统计中发现,有小儿指纹记载者 22 例,全为青紫色,且均见于高热病例,并有通达三关的区别,从中判定热毒的深浅、病情的轻重,以确定治疗用药。可见,对小儿发热病患者,查指纹具有很重要的意义。

四、用药规律

全部病案中,用药 102 味,2871 味次,麻杏甘石汤单方药物应用情况如下表:

药物	出现次数(次)	有药量记载(次)	最大量(g)	最小量(g)	常用量(g)
桂枝	367	312	15	0.6	6~9
杏仁	348	281	15	3	6~9
甘草	321	256	20	1	6~9
石膏	330	256	90	6	20~30

全部病案的给药途径均为水煎口服。

全部病案根据不同病情加药 98 味,1505 味次。超过 20 味次者有黄芩 80 味次,双花 57 味次,连翘 56 味次,贝母 55 味次,桔梗 53 味次,瓜蒌 48 味次,桑皮 45 味次,陈皮 35 味次,半夏、蝉蜕各 30 味次,苏子 25 味次。加药以清肺化痰止咳平喘、解毒镇惊为主。

在用药变化中,发热甚者加重石膏用量,并常加黄芩、双花、连翘、大青叶;咳多者加半夏、竹茹;咽喉肿痛者加桔梗、板蓝根、山豆根;口渴者加知母、生地、沙参、玄参;心烦者加栀子、豆豉、黄连;尿短赤者加滑石、木通、竹叶、车前子、白茅根;便燥者加白蜜、枳实、厚朴、大黄;麻疹者加牛蒡子、荆芥、蝉蜕、桔梗;神昏谵语者加安宫牛黄丸、至宝丹;恶心呕吐者加半夏、代赭石、竹茹等。

五、本证在中医和现代医学疾病中的分布

全部病案中有中医诊断者 121 例,含 34 个病名。属于外感病范畴的 98 例,主要有发热、咳、喘、哮、风温、风水、麻疹、烂喉痧等,内伤 23 例,主要有咳、喘、肺痨、肺痈、胸痹等。可见本汤方较多适用于由外感引起的多种疾病。

在现代医学领域里,麻杏甘石汤广泛用于呼吸系统、循环系统、泌尿系统、神经系统、传染病及五官科疾病的治疗。在有现代医学诊断记载的 192 例病案中,包含 37 个病种,其中以肺炎、支气管炎、感冒、麻疹最多见。

小 结

通过对《伤寒论》麻杏甘石汤古今医案 367 例的统计分析,总结其证治规律如下:

1.男女均可发病,以男性居多;各个年龄组均有发病,16 岁以下儿童发病率最高;一年四季均可发病,但春冬两季多见。

2.主要诊断指标:发热,咳喘,鼻煽,口干渴,烦躁,便燥,尿赤,舌红,苔黄、黄腻、薄黄或薄白,脉数、浮、滑、弦。

3.麻杏甘石汤证多感受外邪所致。基本病机为邪热壅肺、肺失肃降。证候特点多为热证、实证。

4.给药途径为水煎口服,临床药物应用常据证加减。

5.麻杏甘石汤广泛应用于中西医多科疾病的治疗,较集中应用于感冒、肺炎、支气管炎、麻疹等疾病的治疗。

6.麻杏甘石汤证病程较短,疗程亦较短,疗效较佳,一般 2~4 剂药即可痊愈。个别需善后者,多用养阴润肺、行气健脾之品。

桂枝甘草汤证

桂枝甘草汤出自《伤寒论》，见于原文第 64 条，由桂枝、炙甘草两味药组成。主治"发汗过多，其人叉手自冒心，心下悸，欲得按者。"共收集桂枝甘草汤证原始病案 22 例，对其统计分析，总结其证治规律如下。

一、发病规律

（一）性别

22 例病案中，男性 10 例，女性 12 例，可见男女均可发病，无性别差异。

（二）年龄

22 例病案中，有年龄记载者 19 例，最小者 1 岁，最大者 75 岁，多集中在 31~60 岁年龄组（13 例），儿童仅见 1 例。

二、病程及病史

病程长短不一，最短者 5 天，最长者 5 年，其疗程与病程长短成正比。

三、症状、舌、脉统计结果

（一）症状及症状诊断指标

22 例病案中共记载症状 41 种，130 症次，平均每例 5.9 个症状。出现率较高的 6 个症状如下表：

症状	心悸	汗出	胸闷	头晕	坐卧不安	叉手自冒心
例数	16	10	9	8	8	7
占样本例数百分比	72.7%	45.5%	40.9%	36.4%	36.4%	31.8%

其中,汗出包括大汗淋漓、汗出较多、汗出、自汗等。心悸、汗出、胸闷、头晕、坐卧不安、叉手自冒心可作为桂枝甘草汤证的症状诊断指标。除面色苍白、四肢不温各出现5例外,其他症状表现较分散,均出现1~2例,无典型意义。

把统计出的症状与《伤寒论》原文加以对照,原文中所载症状,仅"叉手自冒心,心下悸"二症,已包括在统计中出现率较高的6种症状之中,汗出、胸闷、头晕、坐卧不安四症,可作为桂枝甘草汤证的补充症状,以弥补原文之不足。

（二）舌象及其诊断指标

22例病案中有舌质记载者12例,其中淡舌8例,淡暗有瘀斑、光润、舌胀大、淡暗各1例。有舌苔记载者11例,其中苔薄白6例,无苔2例,苔白滑2例,苔腻微灰1例。故舌淡、苔薄白可作为桂枝甘草汤证的舌象诊断指标。

（三）脉象及其诊断指标

22例病案中有脉象记载者17例,多为兼脉形式。若以单脉统计,共10种,32脉次。其中虚脉12次,沉脉5次,浮脉3次,濡、迟、结、细脉各2次,数、代、涩、紧各1次。故脉虚可作为桂枝甘草汤证的脉象诊断指标。

四、用药规律

22例病案中共用药39种,116味次。桂枝甘草汤单方药物的应用情况如下表:

药物	出现次数（次）	有药量记载（次）	最大量(g)	最小量(g)	常用量(g)
桂枝	22	15	45	0.6	15~20
甘草	22	15	20	0.3	12~15

在22例病案中,使用炙甘草者14例,另外8例未作注明。用药途径除1例研末冲服外,其余均为水煎口服。在用药变化中,气虚较甚者加党参、黄芪;心神不安者加生龙齿、生牡蛎、炒枣仁、远志、柏子仁等;兼咳喘者,加川贝、杏仁、苏子、橘红;兼心前区疼痛者加川芎、当归、丹参、赤芍;兼浮肿者加茯苓。其余加味用药品种较多,使用分散,多出现1~2次,无明显规律性。

五、本证在中医和现代医学疾病中的分布

22例病案中,有中医诊断者12例,以心阳虚心悸证为主。另有怔忡、寒饮各2例,少阴证心悸、虚喘各1例。有西医诊断者8例,其中低血糖2例,窦性心动过缓、冠心病、心源性哮喘、先天性心脏病并发肺炎、癔病、急性前侧壁心肌梗死各1例。

小结

通过对桂枝甘草汤证古今医案 22 例的统计分析,总结其证治规律如下:

1.本证男女均可发病,无性别差异;各年龄组均可发病,以 30~60 岁龄组为多见。

2.本证的基本病机是心阳虚损。

3.主要诊断指标:心悸,汗出,胸闷,头晕,坐卧不安,叉手自冒心,舌淡苔薄白,脉虚。

4.桂枝甘草汤主要应用于中医的心悸证及西医的心脏病变。

茯苓桂枝甘草大枣汤证

茯苓桂枝甘草大枣汤由茯苓、桂枝、甘草、大枣四味药组成,出自《伤寒论》第65条。我们收集到茯苓桂枝甘草大枣汤证古今医案14例,通过对这些病案的统计分析,总结茯苓桂枝甘草大枣汤证证治规律如下。

一、发病规律

(一)性别

14例病案均有性别记载,其中男性9例,女性5例,男性就诊者多于女性。

(二)年龄

14例均有年龄记载,年龄最小者14岁,最大者63岁。各年龄组分布情况如下表:

年龄	16岁以下	16~30岁	31~45岁	46~60岁	60岁以上	合计
例数	1	3	6	3	1	14
百分比	7.2%	21.4%	42.8%	21.4%	7.2%	100%

从表中可以看出,以31~45岁年龄组病例数较多。

(三)季节

14例病案中有发病季节记载者5例,春季1例,夏季1例,秋季2例,冬季1例,无明显季节性。

二、病程及病史

14例病案中有病程记载者5例,病程长短不一。其中2个月1例,3个月1例,半年1例,7年1例。

三、症状、舌、脉统计结果

（一）症状及症状诊断指标

茯苓桂枝甘草大枣汤证的症状，原文记载为"脐下悸"，乃欲作奔豚之势，尚未成"气从少腹上冲心"之奔豚病，若发为奔豚，则按原文第117条所载，"灸其核上各一壮，与桂枝加桂汤"。

通过对14例病案统计分析发现，共记载症状47个，平均每例记载3.4个症状。其中以气从少腹上冲、脐下悸、心悸3个症状出现频率较高，记载气从少腹上冲8例、脐下悸4例、心悸3例。8例记载"气从少腹上冲"症状中，有3例指出为"上冲心"，1例为"上冲咽喉"，1例为"上冲心，甚则达咽喉、头顶"。其余各症较为分散，无分析意义。

（二）舌象及其诊断指标

14例病案中，有舌象记载者7例，其中3例记载为舌淡、苔薄白，其余4例无明显集中趋势。

（三）脉象及其诊断指标

14例病案中，有脉象记载7例，共有细、迟、滑、大、沉、涩、弦、缓、虚、小、数、有力、无力13种脉象，其中细脉出现3次，沉脉2次，弦脉2次，其余脉象各1次。

四、用药规律

在14例病案中，茯苓桂枝甘草大枣汤方中单药应用情况如下表：

药物	出现次数（次）	有药量记载（次）	最大量(g)	最小量(g)	常用量(g)
茯苓	14	9	30	9	12~18
桂枝	14	9	15	5	6~9
甘草	14	9	9	3	3~6
大枣	14	9	15枚	5枚	6~9枚

关于本方煎法，原文记载"上四味，以甘澜水一斗，先煮茯苓减二升，内诸药，煮取三升，去滓，温服一升，日三服"。14例病案中，只有1例提出用甘澜水煎服，其余病例均未做特殊煎服。

在药物加减上，基本应用茯苓桂枝甘草大枣汤原方，偶有加减，但无明显规律性可寻。

五、本证在中医和现代医学疾病中的分布

14 例病案中,明确写出中医诊断者 10 例,均为奔豚或奔豚气,可见茯苓桂枝甘草大枣汤用于奔豚病的治疗,而非如原文所谓治疗"欲作奔豚"。

有西医诊断者 3 例,分别为植物神经功能紊乱、胃肠神经官能症、癔病。说明本方有调节神经功能的作用,多用于治疗神经功能失调引起的疾病。

小结

通过上述统计分析,现总结证治规律如下:

1.本汤证不同性别、各年龄组、不同季节均可发病。

2.病程长短不一,多在 2 个月以上。

3.症状以气从少腹上冲、脐下悸、心悸较多见。舌、脉虽不呈集中趋势,但却与本方证病机相一致。

4.临床应用苓桂甘枣汤多采用原方,偶有加减。

5. 苓桂甘枣汤主要用于治疗中医的奔豚及现代医学的神经功能失调引起的疾病。

厚朴生姜半夏甘草人参汤证

厚朴生姜半夏甘草人参汤见于《伤寒论》第66条，由厚朴、生姜、半夏、甘草、人参组成。我们对古今应用厚朴生姜半夏甘草人参汤35例医案进行统计分析，总结其证治规律如下。

一、发病规律

（一）性别

35例病案中，有性别记载者30例，其中男19例，女11例，男女之比为1.7:1，男性发病率高于女性，可能与男性饮食无规律有关。

（二）年龄

35例病案中，有年龄记载者28例，最小者8岁，最大者79岁。分布情况如下表：

年龄	16岁以下	16～30岁	31～45岁	46～60岁	60岁以上	合计
例数	2	5	8	10	3	28
百分比	7.1%	17.9%	28.6%	35.7%	10.7%	100%

从上表可以看出，31~45岁、46~60岁年龄组发病率较高，即青壮年多见，而小儿和老年人发病较少。

（三）季节

35例病案中有发病时间记载者24例。各个季节发病情况如下表：

季节	春（2-4月）	夏（5-7月）	秋（8-10月）	冬（11-1月）	合计
例数	5	5	8	6	24
百分比	20.8%	20.8%	33.3%	25%	100%

从表可知，四季均可发病，以秋季相对为多。秋季瓜果成熟，饮食不注意，贪凉

饮冷等均可导致本证。

二、病程及病史

35例病案中有病程记载者18例,病程3天~3个月不等。病史记载中术后的较多为6例,饮食不节者2例,情志不畅者1例。多在2剂左右治愈,病程最长的用药30剂。3剂治愈者5例,7剂治愈者3例。从病史统计中可看出本方多用在术后或其他原因,说明因虚而致者较多,但用药效果较好,多服3剂可治愈。

三、症状、舌、脉统计结果

(一)症状及症状诊断指标

35例病案中记载症状29种,139症次,平均每例3.97症状。按平均每例4个症状,把出现次数占前4位的症状列出如下表:

症状	脘腹胀满	纳呆	泄泻	腹痛
例数	35	18	14	9
占样本例数百分比	100%	51.4%	40%	25.7%

从上表可以看出,脘腹胀满、纳呆、泄泻、腹痛是厚朴生姜半夏甘草人参汤临床应用的多见症状,因此具有症状诊断指标的意义,体现了该方证脾虚运化失司,气滞腹胀的基本病机。《伤寒论》第66条云:"发汗后,腹胀满者,厚朴生姜半夏甘草人参汤主之。"通过统计得知,厚朴生姜半夏甘草人参汤不仅应用于腹胀,同时可用于纳呆、泄泻、腹痛等症,这些症状无不由于脾虚而致。从统计结果看,症状不必拘泥于发汗后腹胀,而是无论什么原因所致的腹胀,只要符合本证病机,使用本方均可取得满意疗效。本方五味药配伍严谨,妥帖至极,重在降逆除浊而消胀满,辅以补脾升清而助祛邪,应用效果最佳。

(二)舌象及其诊断指标

1.舌质

35例病案中,有舌质记载者18例,共有4种变化。其中舌淡红9例,占50%;舌红3例,占16.7%;舌暗5例,占27.8%;舌边有齿痕1例,占5.6%。根据舌质变化情况可知舌淡红是厚朴生姜半夏甘草人参汤的舌质诊断指标。脾气虚,运化失司是其病理依据。舌边有齿痕说明脾虚有湿,舌暗为气机不利、血行不畅之征,都有诊断意义。

2. 舌苔

35 例病案中,有舌苔记载者 24 例,以薄白苔、白腻苔为多,并且较分散,详见下表:

舌苔	薄白	白腻	薄腻	白	黄腻	无苔	合计
例数	9	4	2	2	2	2	21
百分比	37.5%	16.7%	8.3%	8.3%	8.3%	8.3%	87.5%

上表所示,以薄白苔、白腻苔为多,由脾虚湿胜、浊阴不化、上泛舌面所致,为此薄白苔、白腻苔是本证主要舌苔变化。

(三)脉象及其诊断指标

35 例病案中,有脉象记载者 29 例,比较分散,最多的记载 2 次,余下均记载 1 次。记载 2 次的脉象有弦滞、弦细、细弱、虚弱,洪数。为了便于分析,把兼脉变成单脉作统计,共有脉象 13 种,59 脉次。出现次数较多者如下表:

脉象	细	弦	弱	濡	沉	数	合计
脉次	11	8	8	6	6	4	43
百分比	37.9%	27.6%	27.6%	20.7%	20.7%	13.8%	

从上表可以看出细、弦、弱、濡、沉脉出现频率较高,弦为气滞,细、弱、濡、沉为脾虚,其表现形式往往五种脉象互相复合。

四、用药规律

35 例病案中,用药 54 味,191 味次。厚朴生姜半夏甘草人参汤单方药物应用情况如下表:

药物	出现次数(次)	有药量记载(次)	最大量(g)	最小量(g)	常用量(g)
厚朴	30	26	30	2	15~20
生姜	22	18	24	2	8~12
半夏	28	25	25	3	8~12
甘草	27	19	10	3	6~9
人参	31	25	25	1.5	6~10

用药途径全部为口服。

本组病案中根据不同病情加药 49 味,其主要加减变化规律是:理气药最多为 17 味次,依次是健脾药 14 味次、消食药 9 味次、温阳药 7 味次、利湿药 5 味次、清热药 4 味次、芳香化湿药 4 味次、宣肺药 3 味次、安神药 3 味次、活血药 2 味次。从其加减用药也可看出,理气药、健脾药、消食药较多,符合本证的病机。

五、本证在中医和现代医学疾病中的分布

35 例病案中,有中医诊断者 12 例,含 5 个病名,全部是内伤杂病,分别为腹胀 7 例、腹满 2 例、气鼓 1 例、鼓证 1 例、黄疸 1 例。

在现代医学领域中,厚朴生姜半夏甘草人参汤主要用于治疗消化系统疾病。在有现代医学诊断记载的 10 例中,包括 9 个病名,其中消化系统疾病 8 例,占 80%,分别为慢性肝炎、肝硬化腹水、溃疡病、胃下垂、腹膜炎、术后胃肠功能紊乱。

小结

通过对厚朴生姜半夏甘草人参汤证古今医案 35 例的统计分析,总结其证治规律如下:

1.厚朴生姜半夏甘草人参汤证男女均可发病,以男性为多;青壮年多见;发病人数秋季为多。

2.主要诊断指标:脘腹胀满,纳呆,泄泻,腹痛,舌淡红,苔薄白或白腻,脉细、弦、弱。

3.用药是五味药同煎服,最大量厚朴 30g,最小量人参 1.5g。

4.厚朴生姜半夏甘草人参汤主要用于消化系统疾病的治疗。

茯苓桂枝白术甘草汤证

茯苓桂枝白术甘草汤出自《伤寒论》第 67 条，由茯苓、桂枝、白术、炙甘草四味药组成。具有温补脾阳、转输上下、通调三焦、化气蠲饮、升清降浊之功。以"茯苓桂枝白术甘草汤"提法为依据，收集古今医案 1178 例，对其进行统计分析总结如下。

一、发病规律

（一）性别

1178 例病案中，有性别记载者 1142 例，男 455 例，女 687 例，男女之比为 1：1.51，女性发病率略高于男性，但无显著性差异，这与疾病的种类分布有关。

（二）年龄

1178 例病案中，有年龄记载者 437 例，最小者 5 岁，最大者 73 岁。分布情况如下表：

年龄	16 岁以下	16～30 岁	31～45 岁	46～60 岁	60 岁以上	合计
例数	25	71	133	144	64	437
百分比	5.7%	16.3%	30.4%	33.0%	14.6%	100%

表中所示，茯苓桂枝白术甘草场证可发生于任何年龄，但 46～60 岁年龄组发病率最高，老年人与儿童较少。这是由于该年龄组正处于阴阳更替、阴长阳消之际，复因劳累过度、饮食不节、感受寒邪，而导致脾胃阳虚，气机升降失调，水湿不行，饮留中焦。

（三）季节

1178 例病案中，有发病时间记载者 177 例。各季节发病情况如下表：

季节	春(2～4 月)	夏(5～7 月)	秋(8～10 月)	冬(11～1 月)	合计
例数	43	46	51	37	177
百分比	24.3%	26%	28.8%	20.9%	100%

表中所示,四季皆可发病,但以夏秋季为多。夏末秋初,暑湿当令,湿在脏为脾,同气相求,脾易被湿困,故发病较多,具有一定的季节性。

二、病程及病史

在1178例病案中,有病程、病史记载者621例,病程3天~30年不等。病程半年以内者130例,多有外感病史,占有病程病史记载的20.1%。病程半年以上者491例,多有消化、呼吸、泌尿系统等慢性病史,占有病程、病史记载的79.1%。可见茯苓桂枝白术甘草汤主要用于水液代谢障碍疾病的治疗。

三、症状、舌、脉统计结果

(一)症状及症状诊断指标

1178例病案中记载症状196种,8264症次,每个病例平均出现7个症状,每种症状平均出现42症次。按平均每例7个症状计算,出现次数较多的前7个症状为茯苓桂枝白术甘草汤证的多见症状,具有症状诊断指标的意义。其余症状,凡超过42症次具有辨证意义的症状,可作为诊断参考指标。

1.主要诊断指标

按症状出现次数的多少,列表如下:

症状	眩晕	纳呆	心悸	形寒肢冷	呕恶	胸胁满闷	脘腹痞满
例数	385	297	285	190	120	124	125
占样本例数百分比	32.7%	25.2%	24.1%	16.1%	10.1%	10.5%	10.6%

2.参考诊断指标

咳喘112次,咳痰色白而黏或清稀84次,浮肿109次,神疲乏力103次,失眠95次,小便不利82次,腰背酸痛82次,少气懒言67次,便溏61次,面色不华56次,形体消瘦42次,胃部有振水声38次,自汗37次,口渴32次,关节疼痛32次,发热32次,便秘29次,气上冲胸3次。

维持人体正常生命活动,有赖于水谷精微的濡养及阳气的温煦。水谷精微的产生,特别是津液的产生、输布,主要依赖于脾胃的功能,而脾胃的功能又依赖于阳气的推动。故《素问·经脉别论》曰:"饮入于胃,游溢精气,上输于脾,脾气散精,上归于肺,通调水道,下输膀胱,水精四布,五经并行。"若上述重要的生理功能遭到破坏,就能导致水谷精微的消化、吸收及津液的产生、输布功能障碍,从而形成痰饮诸证。

水饮中阻,阳气被遏,清阳不升,浊阴不降,清窍失养,则眩晕;饮阻胸膈,肺气不利,宣肃失职,则胸胁满闷、咳嗽、痰多而黏或清稀色白、喘促,阴乘阳位,水气凌心,则心悸;饮留于胃,阻碍气机,则纳呆食少、脘腹胀满,甚者胃中有振水声;胃气上逆,则恶心呕吐,甚者气上冲胸;胃不和,则夜寐不安;水走肠间,清浊不分,则肠鸣腹泻;湿阻筋脉、肌肉、关节,则关节酸痛;阳气不足,肢体失于温煦,则畏寒肢冷;气化失司,津液不布,则上为口渴,下为小便不利或大便秘结;气血不足,则面色不华、神疲乏力、少气懒言、形体消瘦;湿浊不去,郁久化热或营卫不调,则发热、自汗出。分析表明,出现次数最多的前7个症状集中反映出阳气不足、气机升降失调、水饮内停的病机特点,其余症状也从不同角度补充其不足,扩大了临床应用范围。

在参考诊断指标中,既有便溏,又有便秘,究其发病机理,均为阳虚水气不化所致。津液不布,肠道失润,则便秘;水走肠间,清浊不分,则便溏。《素问·至真要大论》云:"太阴司天,湿淫所胜,必致便难。"这说明脾虚湿盛,既可便溏,也可便秘。这里所指的便秘,与阳明腑实之便秘,无论是病因病机,还是临床表现均不同,即虚者太阴,实者阳明之义也。《伤寒论》第174条:"伤寒八九日,风湿相搏……桂枝附子汤主之。若其人大便硬,小便自利者,去桂加白术汤主之。"说明白术不仅有健脾止泻作用,亦可通利大便。现代药理证明:白术常量能止泻,大量能通便。可见参考诊断指标中纳入便溏与便秘两个截然相反的症状,并不矛盾。

《伤寒论》中只有1条记载茯苓桂枝白术甘草汤证,原为伤寒吐下后,中阳受伤、清阳不升、胃气上逆所致的心下逆满、气上冲胸、头眩、脉沉紧而设。统计结果表明,其病因已不单纯由吐下所致,而主要由感受外邪、劳倦过度、饮食不节、阳气素虚而成。其病变部位已不限于中焦脾胃,而涉及心、肺、肝、肾、膀胱等。其诊断指标已由原来的3个,增加到7个,头眩、心下逆满被纳入主要诊断指标,气上冲胸被列入参考诊断指标。心下逆满与脘腹胀满同意,头眩与眩晕相似。尽管古今年代相距久远,语言描述、体裁文风不同,但对主要症状及其病机的认识基本一致。所不同的是现代应用广泛,症状繁多,病理变化更为复杂而已。

(二)舌象及其诊断指标

1.舌质

在1178例病案中,有舌质记载者207例,共9种变化。其中淡舌(淡、淡胖、淡红、暗淡)176例,占有舌质记载的85.0%;红舌(暗红、红、红绛、尖边红)22例,占10.6%;紫舌3例。可见舌质淡是茯苓桂枝白术甘草汤证舌质诊断指标,它反映出阳气不足的病机特点。22 例红舌虽与证不符,但临床上均见有眩晕、纳呆、心悸、畏寒肢冷、恶心呕吐、胸胁及脘腹胀满、苔白、脉沉弦等症,其病机仍为茯苓桂枝白术甘草汤证所具有,故应舍舌从证。3 例紫舌表示有寒凝气滞、血脉运行不畅之象,故在具体应用时,要注意治疗兼夹证。

2. 舌苔

1178 例病案中,有舌苔记载者 265 例,其中白苔(薄白、白腻、白润、白滑、白厚)244 例,占舌苔记载的 92.1%,黄苔 13 例,黄白相间 6 例,黑滑苔 1 例。白苔具体情况如下表:

舌苔	薄白	白腻	白滑	白润	白厚	合计
例数	82	112	44	4	2	244
百分比	30.9%	42.3%	16.6%	1.5%	0.8%	92.1%

从表中可以看出薄白苔出现的频率最高,其次为滑腻苔。白主阳气不足,主寒,薄主病位较浅;滑腻主水饮内停。上述舌苔反映出病位在中、上二焦,病机为中阳不足、水饮内停。由此可见,白苔是茯苓桂枝白术甘草汤证的舌苔诊断指标。由于病邪的性质与病位的浅深不同,故临床上又有厚、薄、滑、腻之别。若病程较长,湿郁化热,则可见有黄白相间或黄苔等寒热错杂、本虚标实之证。故在具体应用时,要辨证施治。

(三)脉象及其诊断指标

1178 例病案中有脉象记载者 340 例,共 17 种变化,560 脉次。取其出现次数最多的 4 种脉象列表如下:

脉象	弦	沉	细	滑	合计
脉次	142	95	89	106	432
百分比	25.4%	17.0%	15.6%	19.0%	

表中可以看出脉次大大超过了病例数,这是由于每个病例常以复合脉形式出现的缘故。弦主饮停,沉脉主里,细脉主血少、湿阻,滑脉主痰。四种脉象反映了茯苓桂枝白术甘草汤证病机特点,故可作为脉象诊断指标。这与《伤寒论》原文的脉沉紧意义基本一致,紧乃弦之类也。统计结果显示除紧脉外还有迟脉、缓脉、结代脉,其意义与主要脉象相同。

四、用药规律

根据统计结果,将茯苓桂枝白术甘草汤原方各药物使用情况列表如下:

药物	出现次数(次)	有药量记载(次)	最大量(g)	最小量(g)	常用量(g)	备注
茯苓	1178	1072	60	6	15~25	茯苓皮易茯苓2例
桂枝	1178	1072	30	0.9	9~15	肉桂15例,桂尖3例,桂皮1例
白术	1178	1072	45	2	10~15	焦白术15例,苍术3例
炙甘草	1176	1070	15	1.5	5~10	生甘草81例

上表所示除有 2 例未使用甘草外,其余 3 味药物每个病例均使用,茯苓用量最多达 60g,可见其在方中的重要地位,若浮肿则改为茯苓皮。阴寒内盛,用肉桂易桂枝;腹泻便溏者,用焦白术、苍术易白术。

全部病案根据不同病情共加减用药 88 味,1137 味次,平均每味药出现 13 次,超过 13 味次者作为常用加减药,其规律如下:

阳虚甚者加附子、干姜、吴茱萸;阴虚者加石斛、麦冬;气血不足者加党参、黄芪、当归、白芍;肝气不疏者加柴胡、川芎、枳壳、陈皮;气滞腹胀者加厚朴、砂仁、木香、大腹皮;胃气上逆者加半夏、生姜、竹茹、代赭石、旋覆花;气滞血瘀者加赤芍、桃仁、丹参;肝阳上亢者加龙骨、牡蛎、钩藤、菊花;心悸失眠者加枣仁、远志;水停胸膈者加葶苈子;胸闷气短者加瓜蒌、薤白;咳嗽痰多者加苏子、白芥子、杏仁、川贝;浮肿者加泽泻、猪苓、车前子、防己、薏米。

1178 例病案中有煎服法记载者 875 例,除 2 例散剂外,均采用水煎口服给药,多为温服或服药后啜热粥以助药力,呕吐者少量频服,忌生冷、油腻、烟酒,轻者隔日 1 剂,重者日 3 剂,一般日 1 剂。有用药剂数记载者 824 例,少者 1 剂,多者达 3 月之久,平均 14 剂,一般服药 10 剂。有药后情况记载者 230 例,主要为尿多肿消、便通胀减、呕止纳增、阳回喘平等。有恢复期用药记载者 105 例,其中健脾益气 60 例,补肾助阳 15 例,温中补虚 12 例,温补心肺 9 例,疏肝理气、降逆止呕 8 例,解表祛邪 3 例,可见治疗应以温中补虚为主。水饮为患,缠绵难愈,故服药剂数较多,但未见副作用。

五、本证在中医和现代医学疾病中的分布

在 1178 例病案中,有中医诊断者 567 例,含 46 个病名,主要为痰饮 160 例,其次为眩晕 123 例、水肿 103 例、咳喘 52 例、胸痹 19 例、胃脘痛 18 例、泄泻 10 例。有西医诊断者 956 例,含 66 个病名,主要为消化、呼吸、神经、循环、泌尿系统疾病,与中医学所论述的具有水液代谢功能的脏器基本一致,故在发生病变时,常常出现类似阳气不足、水液潴留一类疾患。具体应用情况如下:

(一)消化系统

急、慢性胃炎,胃、十二指肠溃疡,胃下垂,胃神经官能症,幽门梗阻。中医属胃痛、痰饮、噫气、嘈杂、反胃、呕吐、泄泻等范畴。临床表现为胃脘部疼痛,得温痛减,遇寒加重,面色萎黄,口淡不渴,嗳气频频,泛吐清水,甚者呕吐,纳呆食少,腹胀,便溏或大便色黑,形体消瘦,神疲乏力,舌质淡,苔白或白腻,脉沉紧或弦迟。

(二)呼吸系统

慢性支气管炎,肺气肿,肺炎,肺结核,结核性胸膜炎,气胸,胸腔积液。中医属咳嗽、喘证、肺胀、结胸、痰饮、胸痛等范畴,临床表现为咳嗽,痰多而白,胸满气促,甚者张口抬肩,口唇紫绀,肋间饱满,胸胁疼痛,纳呆食少,倦怠乏力,小便不利,舌质淡胖边有齿痕,苔腻,脉弦滑或沉细。

(三)泌尿系统

急、慢性肾炎,尿毒症。中医属水肿、关格等范畴。临床表现为面色㿠白,倦怠乏力,少气懒言,畏寒肢冷,恶心呕吐,纳食不香,小便不利,全身浮肿,舌质淡胖,苔白滑,脉沉细。

(四)循环系统

高血压病,高血压性心脏病,风湿性心脏病,心肌炎,冠心病,心肌劳损,心律失常,心肌梗死,缩窄性心包炎,结核性心包炎,病态窦房结综合征,肺源性心脏病。中医属心悸、怔忡、眩晕、胸痹、真心痛、厥脱、喘证、肺胀、支饮、水气病等范畴,临床表现为心悸,胸闷气短,甚者疼痛,活动后加重,面色不华,口渴不欲饮,纳少,腹胀,小便短少,下肢浮肿,手足厥冷,神疲乏力,舌质暗淡或有瘀点,苔白滑,脉沉迟或细弱或结代。

(五)神经、精神系统

内耳眩晕病,脑震荡,脑炎,脑梗塞,肺性脑病,癫痫,神经性呕吐。中医属眩晕、呕吐、痰饮、头痛、痛证、中风等范畴。临床表现为头晕,头痛,呕吐清水痰涎,抽搐,口眼㖞斜,半身不遂,伴有面色苍白,脘腹胀满,纳呆食少,舌质淡,苔白滑,脉弦滑

或弦细。

综上所述,茯苓桂枝白术甘草汤的应用极其广泛,但在具体应用时,还要与五苓散、茯苓甘草汤相鉴别。三方均有通阳利水作用,主治阳虚水湿不化之证,但因其配伍不同而主治有异。本方加白术,其治在脾;茯苓甘草汤不用白术而加生姜,重在调胃;五苓散重用泽泻、猪苓,治在膀胱。总之,无论临床表现如何,只要符合茯苓桂枝白术甘草汤证之病机者,皆可用之。

小结

根据上述统计结果,总结茯苓桂枝白术甘草汤证证治规律如下:

1.男女老幼皆可发病,但以成年女性为多。

2.四季皆可发病,但以长夏时令为多,具有一定的季节性。

3.主要病因是感受外邪、劳累过度、过食生冷、阳气不足4个方面。基本病机为阳虚饮停。

4.主要诊断指标:眩晕,纳呆,心悸,畏寒肢冷,呕恶,胸胁满闷,脘腹痞胀,舌质淡,苔白,脉弦、沉、细、滑。

5.基本治疗原则是温阳化饮。根据兼夹症不同要随症加减,但应以原方为主。

6.服法一般采用水煎口服给药,每日1剂,分2次温服,也可使用散剂,忌生冷、油腻、烟酒,恢复期仍以健脾为主。

7.茯苓桂枝白术甘草汤广泛用于外感内伤等多种疾病的治疗,但以慢性消化、呼吸、泌尿系统疾病为主,其次为循环、神经系统疾病。

芍药甘草附子汤证

　　芍药甘草附子汤证见于《伤寒论》原文第 68 条,原方由芍药、炙甘草、炮附子三味药组成。现将所收集到的使用芍药甘草附子汤治疗的 1 例医案介绍如下。

　　患者女性,68 岁,哮喘病史 30 年,近日哮喘复发,胸闷气喘,咳嗽,咯泡沫白痰,入夜尤甚,不能平卧,伴见心悸,失眠,浮肿,喜热饮,便溏,舌暗淡,苔白,脉小紧带数。证属阳气虚馁,寒饮浮溢。治宜补阳和阴,固中气,消痰利水。方以芍药甘草附子汤加味:白芍 21g,炙甘草 12g,熟附子 30g,五味子 6g,橘红 6g。

茯苓四逆汤证

　　茯苓四逆汤记载于《伤寒论》第 69 条,由茯苓、人参、附子、甘草、干姜组成,主治阴阳两虚烦躁证。以"茯苓四逆汤"提法为依据,收集了古今医案 29 例,经分析统计,总结其证治规律如下。

一、发病规律

(一)性别

　　全部病案中有性别记载者 24 例,其中男性 6 例,女性 18 例,男女之比为 1:3,可见女性发病率明显高于男性。其原因主要是女性属阴,多虚多寒。本方可回阳救逆,又能培土补虚。

(二)年龄

　　29 例病案中有年龄记载者 22 例,其中最大者 82 岁,最小者 2 岁。在统计原始资料时发现:16~30 岁和 31~45 岁两个年龄组的发病人数较多,共有 14 例,约占全部资料的 50%;16 岁以下和 60 岁以上年龄组各 4 例,46~60 岁年龄组的发病人数为 0。

(三)季节

　　29 例病案中有发病时间记载者 14 例,其中夏季 7 例,冬季 3 例,春、秋季各 2 例,本方证夏季发病率明显高于其他三个季节。

二、病程及病史

　　本方证病程长短不一,与病史关系密切。统计中发现,无论任何病案,大都有饮食生冷或吐或利的病史。

三、症状、舌、脉统计结果

(一)症状及症状诊断指标

全部病案中记载症状 70 种,151 症次。出现次数在前 6 位的症状依次为发热、烦躁、四肢厥逆各 15 例,畏寒 9 例,失眠 6 例,头痛、气短、面色㿠白无华、腹泻各 5 例。上述 9 种症状在本资料中出现次数量多,约占 53%,可以作为本方证的主要诊断指标。大汗、形体消瘦、胸胁闷痛、腰痛、尿少、神疲倦卧、浮肿、腹痛等症共计出现 32 例次,占全部资料的 21.2%,出现次数仅次于症状诊断指标,故可作为参考诊断指标。无论是主要诊断指标,还是参考诊断指标,大都反映出本方证病机特点为里虚寒。

(二)舌象及其诊断指标

全部病案中有舌象记载者 18 例,共有 10 种变化。其中舌苔薄白 5 例,舌淡和舌体胖大有齿痕各 3 例,无苔、舌苔微黄而腻、舌红而干、舌苔白滑、舌淡润、黑苔、苔黄燥各 1 例。舌淡、苔薄白主寒,舌体胖大有齿痕主脾阳不足,水湿不化,基本反映出本方证"阳虚寒盛、水湿内停"的病理变化,故可以作为本方证的舌象诊断指标。

(三)脉象及其诊断指标

全部病案中,有脉象记载者 28 例,共有 12 种变化。其中数脉和细脉各 6 脉次,沉脉和微脉各 4 脉次,洪脉和弦脉各 3 脉次,紧脉 2 脉次,伏、浮、缓、迟、涩各 1 脉次。本组资料的脉象统计显示,出现次数最多的是数脉,这似乎是脉证不符,但在统计时发现,数脉几乎都与细、微脉并见或表现为数而无力。故以脉数而细、沉、微为脉象诊断指标。

四、用药规律

全部病案中有药物和药量记载者 18 例,涉及药物 42 种,130 味次。茯苓四逆汤原方应用情况如下:茯苓 18 例,最大剂量 30g,最小剂量 5g,常用量 20~30g;附子 18 例,最大剂量 120g,最小剂量 3g,常用剂量 10~15g;干姜 17 例,最大剂量 60g,最小剂量 2g,常用剂量 10~25g;原方人参临床应用以党参为多,共出现 16 例,最大剂量 25g,最小剂量 4g,常量 15~25g;甘草出现 17 例,最大剂量 30g,最小剂量 1g,常用剂量 6~9g。由此可见,本方中附子用量最大达 120g。例如:胡某,女,38 岁,经闭四年伴形寒,肢冷颤抖,全身水肿,行动需人搀扶。查神疲倦卧,声低气短,面色青暗无泽,舌淡而胖有齿痕,苔薄白,脉伏。治宜通阳渗湿,暖肾温中。处以:茯苓 30g,党参 15g,炙甘草 30g,干姜 60g,制附子 120g(久煎),桂枝 12g,炒白术 12g。服用 1 剂,小便清长,肿胀略减。继服 2 剂肿愈、颤抖停止。再进 3 剂,并以炮姜易干姜,加血余炭 30g,月余病愈。

本方在加药时有三个规律:一是由于本方用于阳虚之证,故在临床上多加入补阳药如山药、巴戟天、菟丝子、山萸肉等;二是用于阳虚,水湿不化,多加入祛湿药,如泽泻、猪苓、苍术、车前子、赤小豆、玉米须等;三是由于水湿不化,气机不利,故多加入行气药,如厚朴、大腹皮等。此外,解表药荆芥、桂枝、细辛、防风、生姜,平肝药白芍、龙骨、牡蛎等,亦可随症加减。

根据原始资料记载,肯定有效者 24 例,无疗效记载或记载不明者 5 例。其中 1 剂有效者 2 例,2 剂有效者 2 例,3 剂有效者 7 例,7 剂有效者 2 例,10 剂有效者 4 例,10 剂以上有效者 7 例。3 剂以内有效者共计 11 例,占总有效率的 45.8%,由此可见,本方临床应用时若辨证准确,遣药得当,大都有效。

五、本证在中医和现代医学疾病中的分布

29 例医案,记载中医病证 11 种,分别为瘟疫、水肿、疟疾、泄泻、闭经、瘾疹、癫狂、亡阳、中风、伤寒、厥证;西医疾病 4 种,分别为肠麻痹、感冒、慢性肾炎、泌尿系结石。

小结

本文通过对《伤寒论》茯苓四逆汤古今医案 29 例的统计分析,初步认识到茯苓四逆汤证的证治规律,得出结论如下:

1.本方证男女均可发病,男女之比为 1:3,女性发病率明显高于男性;发病的最大年龄 82 岁,最小年龄 2 岁,16~45 岁发病率较高;四季均可发病,但夏季发病率明显高于其他季节。

2.病程长短不一,多有吐、利病史。

3.主要诊断指标:发热,烦躁,四肢厥逆,畏寒,失眠,头痛,气短,面色㿠白无华,腹泻,舌淡或舌体胖大有齿痕,苔薄白,脉数、细、沉、微。

4.本方证临床若辨证准确,遣药得当,大都 3 剂有效。

5.本方可治疗中西医多种疾病,病机属阳虚较甚、气阴不足或兼见水停者。

五苓散证

　　五苓散首见于《伤寒论》第 71 条,由茯苓、猪苓、泽泻、桂枝、白术五味药组成,主治蓄水证。为了探讨五苓散证治的治规律,对收集古今五苓散医案1748例进行统计分析,总结如下。

一、发病规律

(一)性别

　　1748 例病案中,均有性别记载,其中男 953 例,女 795 例,男女比例 1:1.98,女性偏多。在统计中我们发现男女患病种类存在明显差异,女性患者的前四种病(以从多到少为顺序)是尿潴留(蓄水证)、三叉神经痛(少阳头痛)、淋证、带下。分析可知这与女性经产后体虚,外感之邪易于沿经传腑和女性以肝为用,肝主疏泄,女性郁证多见有关。男性前四种病为水肿(慢性肾炎、急性肾炎)、阴肿、泄泻、水逆。这与男性以肾为本,虚劳过度、过食过劳伤及肾脾之阳有关。以上只是对男女前四种疾病简要分析,其他疾病发病指数亦有明显差异,可见同处五苓散证,性别不同,疾病分布亦明显不同。

(二)年龄

　　1748 例病案中,有年龄记载者 1150 例,最小者 1 个月,最大者 78 岁。分布情况如下表:

年龄	11 岁以下	11~19 岁	20~29 岁	30~39 岁	40~49 岁	50~59 岁	60~69 岁	70~79 岁	合计
例数	753	47	88	120	91	31	12	8	1150
百分比	65.47%	4.08%	7.6%	10.43%	7.91%	2.69%	1.04%	0.69%	100%

　　从上表可以看出 11 岁以下年龄组发病率最高,20~59 岁 4 个年龄组次之,11~19 岁年龄组再次之,60 岁以上年龄组最低。这与各年龄组体质因素密切相关。对 10 岁以

上年龄组病案统计分析发现,此组病证多由脾肾阳虚、水湿内停而致。这是因为小儿为"稚阴"、"稚阳"之体,饮食没有节制,多暴饮暴食,伤及脾阳。且小儿肾常不足,脾阳困滞,肾阳亦难行其职,是以饮邪为先。统计分析看 11 岁以下小儿的 753 例 7 个病种,水肿和泄泻占 50% 以上,其他病种也均与脾肾不足有关,而 60 岁以上两个年龄组发病率明显减少。其原因有两个方面:其一,老年人生活较规律,饮食有节制;其二,老年人气血阴阳皆虚,而往往相对以阴精亏虚为主,湿邪为患较少之故。老年人如果有五苓散证也得用五苓散,急则治其标,先利而后补。

（三）季节

1748 例病案中未记载发病季节,疾病多以蓄水证、水肿、阴肿、泄泻、水逆为主,长夏湿气当令,初秋天气变凉,脾胃易为寒湿之邪所困,脾虚湿盛则泄泻、水肿,夏秋患病率略高,冬季患病较少。

二、病程及病史

1748 例病案中有病程记载者 757 例,病程 2 小时~40 年不等。在病例分析中我们发现有外感史者病程多较短,有饮食不节、受潮湿史者病程多较长,治疗中前者奏效快,后者奏效慢,可能由于前者是太阳腑证,脾肾功能良好,运化水湿功能尚未致大损,后者多脾肾先虚或病后脾肾受累,故疗程较长。

三、症状、舌、脉统计结果

（一）症状及症状诊断指标

1748 例病案中记载症状 203 种,4649 症次,平均每例约 3 个症状。统计中有 5 个症状超过 100 症次以上,列表如下:

症状	小便不利	呕吐	纳呆	口渴	浮肿
例数	1153	681	576	588	417
占样本例数百分比	66%	38.9%	32.9%	33.6%	23.85%

把《伤寒论》中记载五苓散证的条文(不计省文和隐含症状)描述的症状进行统计,原文中共出现症状 9 个,20 症次。其中出现最多的前四种症状是口渴 7 症次、小便不利 3 症次、烦躁 3 症次、发热 2 症次。小便不利、口渴在统计中出现的次数较多,而发热、烦躁皆居前五个症状之后,代之以纳呆、呕吐。纳呆、呕吐由感受寒湿,

脾胃受困,脾胃阳虚,运化失司,脾胃失和,气逆于上所致。分析病例发现自外感引起的太阳腑证并不多,而由饮食不节,感受潮湿引起者较多。从症状统计中也可知,本证主要是运化失司、气化不利所致,补充了《伤寒论》的症状,更集中表现了五苓散证的病机。从五苓散的药物组成分析看,猪苓、泽泻淡渗利湿,茯苓健脾利湿,白术健脾燥湿,桂枝除温经解表外,尚具有温脾阳、壮肾阳功能,综合全方具有温脾阳利水湿的功效。显然仲景立方之意不仅在于解表,更在于振奋阳气以利水祛湿。因此后人将五苓散运用于太阳蓄水证以外的疾病,是对五苓散适应证的拓宽,并非与仲景证治原则相矛盾。后人将五苓散应用于外感内伤、内外妇儿等多种疾病,凡取效者无不遵循仲景治则。在收集的 500 例病案中,水肿、蓄水证、泄泻等症状分析如前,不再赘述。在其他病种,如痰饮、带下、黄疸、眩晕、头痛等病,无不具备纳呆、乏力、口淡乏味、畏寒肢冷、舌淡、苔滑腻、脉沉缓等脾肾阳虚、水湿内停的表现。从症状分析可以看出气化不利、水湿内停是五苓散证病机的核心所在。

(二)舌象其诊断指标

1.舌质

1748 例病案中有舌质记载者 533 例,共有 5 种变化,其中,舌淡 221 例,占 41.46%;舌红 94 例,占 17.63%;舌淡体胖 94 例,占 17.63%;舌淡红 65 例,占 12.19%;舌暗 59 例,占 11.06%。在统计舌质变化的过程中,结合症状的变化进行全面分析,舌质淡多是由于阳气不足,脾胃湿阻,膀胱气化失司,水气内停,生化阴血的功能减弱,推动血液运行的力量亦衰,致使血液不能充分营运于舌质中。舌质淡体胖者,多兼脾肾阳虚;舌淡红者,多为太阳腑证的本象;舌暗者,多为水气内停,气血运行不畅所致;唯舌红是湿阻日久有化热趋势者。综合脉证,淡舌是五苓散证的常见舌质变化。

2.舌苔

1748 例病案中,有舌苔记载者 894 例,变化情况如下表:

舌苔	白苔	白腻	白滑	薄黄	黄腻	无苔	苔白而干	合计
例数	170	175	89	50	37	23	11	533
百分比	31.89%	32.83%	16.69%	9.38%	6.9%	4.3%	2.06%	100%

由上表可知,白苔、白腻苔、白滑苔多见。白苔常见于表证、寒证;白滑苔、腻苔是脾胃湿阻,水气内停,湿浊上泛舌面所致,五苓散应用于湿邪为患,水气不化之证,两者是统一的;薄黄苔是表邪入里化热而致;黄腻是湿热为患,属特殊情况,较少见。

（三）脉象及其诊断指标

1748 病例中,有脉象记载者 998 例,其中以浮数、沉细、细弱、濡缓、弦滑、弦为多见。统计出前六种脉象如下表:

脉象	浮数	沉细	细弱	濡缓	弦滑	弦	合计
例数	138	123	87	77	77	33	897
百分比	15.38%	13.71%	9.69%	8.5%	8.5%	3.6%	

从上表统计可以看出,单脉中前六种脉象为沉、弦、细、数、浮、滑。沉主里,一为邪郁于里,一为阳虚气陷;弦、滑在五苓散证中意义一致,主湿,主痰饮;细主虚,又主湿邪瘀阻脉道。由上表可知沉、弦、滑、细为五苓散证的主要脉象。浮脉主表,反映病邪在经络肌表的部位或邪气内伏迫阳于外的表现。从单脉看,浮脉在总体脉象中居第五位,总构成比也很小,在复脉中浮数脉虽占诸脉之首,但在总体比例仍很小,难成为五苓散证的主要诊断指标。可见表里合病只是五苓散应用的证例之一,气化不利、湿邪内阻才是五苓散的立法依据。沉、弦、细脉是五苓散证的主要脉象诊断指标。

四、用药规律

1748 例病案中,用药 305 味。五苓散中五味药应用情况如下表:

药物	出现次数(次)	有药量记载(次)	最大量(g)	最小量(g)	常用量(g)
茯苓	1748	470	60	3	15~25
泽泻	1740	453	40	3	12~15
白术	1745	423	60	3	12~15
猪苓	1337	343	30	3	12~15
桂枝	988	343	18	2	6~12

用药途径全是口服,大多数是以五味药为主水煎服,也有制成五苓散膏、五苓散片、五苓散丸、五苓散粉以白饮和服。最少的用药 1 剂,最多的达 120 剂。对于对水肿的病人,一般用药后 4~6 小时即开始利尿,多在 6 剂左右治愈。其余肝硬化、心衰的病人因基础疾病复杂,在此概不赘述。

本组病案中根据不同病情加药 163 味,其主要加味药为利水渗湿药、补气药、理气药、祛痰药、补阳药、解表药、活血药、清热利湿药。

在用药变化中,水肿明显者加防己、商陆、滑石、大腹皮、车前子、薏苡仁等;气虚者加黄芪、党参、炙甘草;阳虚者加附子、肉桂、干姜等;黄疸、湿热者加白茅根、茵陈、黄柏、金钱草等;水湿内阻气机不利者往往加陈皮、厚朴、木香、枳壳、柴胡、砂仁、川楝子;水为阴邪,属寒性,在应用五苓散治疗水液代谢失调证时也可加散寒药,如吴茱萸、乌药等;肺为水之上源,宣肺可以利水,多加杏仁、桔梗、麻黄以宣肺利水;有热象者加黄连、石膏、丹皮、双花等;有瘀血者加赤芍、益母草、当归。从加减用药规律看,以温阳健脾利水燥湿药为多,说明气化不利、水湿内停是五苓散证病机的中心环节。

五、本证在中医和现代医学疾病中的分布

1748 例病例中,有中医诊断者 1575 例,含 34 个病名。属外感病者 36 例,内伤杂病者 1539 例,二者之比为 1:8,表明五苓散广泛用于各种疾病的治疗,主要用于内伤杂病的治疗。记载中医诊断的前八种病证依次为水逆、癃闭、泄泻、呕吐、蓄水证、头痛、水肿、淋证。由此可见五苓散的应用与水液代谢有关,不仅用于蓄水、水逆证,也可治癃闭、水肿、淋证、头痛、呕吐、泄泻等。

在现代医学领域中,五苓散主要用于治疗泌尿系疾病,也应用于治疗消化系统、内分泌系统、神经系统疾病。在有现代医学诊断记载的 957 例病案中,包括了 70 余个病种,以泌尿系疾病最多,达 550 例,占 57.47%。记载次数多的前八种病依次为慢性肾炎、尿潴留、急性肾炎、肝硬化腹水、心力衰竭、外科手术后尿潴留、淋病、遗尿、耳源性眩晕等。可见中西医在水液代谢紊乱中病理基础是一致的。

小结

本文通过对《伤寒论》五苓散证古今医案 1748 例进行统计分析,初步认识到五苓散证的证治规律,总结如下:

1.五苓散证男女均可发病;年龄在 1 个月~78 岁不等,以小儿及青壮年多见,60 岁以上的发病率低;发病季节以夏秋季为多见。

2.主要诊断指标:小便不利,呕吐,纳呆,口渴,浮肿,舌淡,苔白、滑、腻,脉沉、弦、细、数。

3.基本病机是水气不化,湿邪内阻。

4.临床应用中,茯苓、白术量最大,达 60g,桂枝量最小。可以五种药同煎服,也

可制成散剂、膏剂、丸剂口服。治疗水肿病多在 3 剂左右见效。

5.五苓散广泛用于中西医多种疾病的治疗,以泌尿系统疾病最为常用。

茯苓甘草汤证

茯苓甘草汤见于《伤寒论》第 73 条及 356 条,原方由茯苓、桂枝、生姜、甘草四味药组成。现将使用茯苓甘草汤治疗的古今医案 10 例进行统计分析,总结如下。

一、发病规律

（一）性别

10 例医案中,有性别记载者 9 例,男 3 例,女 6 例,男女之比 1:2。可见,男女均可发病,女性发病率高于男性。

（二）年龄

10 例医案中,有年龄记载者 7 例,其中 16~30 岁 1 例,31~45 岁 1 例,46~60 岁 4 例,60 岁以上者 1 例。可见,中老年发病率较高。

（三）季节

10 例医案中,有发病季节记载者 4 例,其中夏 2 例,秋 2 例。因样本少,故无统计学意义。

二、病程及病史

10 例医案中有病程记载者 3 例,病程从 1 周~2 年不等。有病史记载者 3 例,分别为伤风、痰饮及心悸。

三、症状、舌、脉统计结果

（一）症状及症状诊断指标

10 例病案中记载症状 31 种,58 症次,每例平均出现 5.7 个症状。按平均每例 6 个症状计算,出现次数最多的前 6 个症状为茯苓甘草汤证临床应用的多见症状,具有症状诊断指标的意义。现将这些症状列表如下:

症状	心下悸	汗出	四肢厥逆	小便不利	头晕	咳嗽
例数	6	4	3	3	3	3
占样本例数百分比	60%	40%	30%	30%	30%	30%

《伤寒论》原文356条中只记载了"厥而心下悸"的症状,而本统计结果中又出现了汗出、小便不利、头晕、咳嗽四个症状,这些症状的出现,均与水气内停有关,故皆可作为本证的症状诊断指标。

（二）舌象及其诊断指标

1.舌质

10例医案中有舌质记载者共4例,其中淡舌出现3次,红舌出现1次。因例数少,故无统计学意义,但淡舌可作为参考诊断指标。

2.舌苔

10例医案中有舌苔记载者5例,其中各种舌苔出现次数分别为白苔5次,腻苔2次,薄苔2次。因例数少,故无统计学意义,但白苔可作为参考诊断指标。

（三）脉象及其诊断指标

10例医案中有脉象记载者共7例,记载7种脉象,18脉次。其中弦脉出现3次,沉、数、缓、结代脉各出现2次,细、弱脉各出现1次。可见,本统计结果中脉象分布不呈集中趋势,故脉象诊断指标难以确定。

四、用药规律

根据统计结果,现将茯苓甘草汤原方各药物使用情况列表如下:

药物	出现次数(次)	有药量记载(次)	最大量(g)	最小量(g)	常用量(g)
茯苓	10	3	60	15	15~20
桂枝	9	3	15	6	6~9
生姜	10	3	15	3	3~9
甘草	9	2	3	3	3

由于本统计结果中有药量记载例效较少,故最大量、最小量及常用量中记载的药量仅供临证中参考。另外,有1例易生姜为干姜,用量为3g。

五、本证在中医和现代医学疾病中的分布

10 例病案中,有中医诊断者 4 例,含 3 个病名,分别为伤风、痰饮及心悸。有现代医学诊断者 2 例,分别为冠心病及甲亢性心脏病合并心衰。可见,茯苓甘草汤证可出现于内伤、外感不同疾病,而以内伤疾患为多见。

小结

根据上述统计结果,茯苓甘草汤证证治规律总结如下:

1.男女皆可发病,女性多于男性;发病年龄以中老年发病率较高。

2.主要病因为脾胃素虚、内伤饮食及外感风寒,基本病机为中阳不足、水饮内停。

3.主要诊断指标:心下悸,汗出,四肢厥逆,小便不利,头晕,咳嗽。

4.茯苓甘草汤基本疗原则是温中阳、化水气。临证中药物可随症加减。

5.茯苓甘草汤可治疗多种内伤及外感疾病,而以内伤为主。

栀子豉汤证

栀子豉汤出自《伤寒论》第 76 条,由栀子、豆豉两味药组成,具有清热除烦之效。适用于外感热病初期或恢复期、神经系统疾病以及其他系统疾病,符合热扰胸膈之病机者。

一、发病规律

(一)性别

在 89 例病案中,有性别记载者 75 例,其中男 32 例,女 43 例,男女之比 0.74:1。

(二)年龄

在 89 例病案中,有年龄记载者 66 例,最小者 1 个月,最大者 80 岁。分布情况如下表:

年龄	16 岁以下	16~30 岁	31~45 岁	46~60 岁	60 岁以上	合计
例数	8	20	21	11	6	66
百分比	12.1%	30.3%	31.8%	16.7%	9.1%	100%

表中所示,栀子豉汤证可发生于任何年龄,但以 31~45 岁发病率最高。这是由于该年龄组身体强壮,阳气旺盛,感受外邪,易从热化,外加生活负担较重,容易受精神刺激,郁而化热,热扰胸膈所致。

(三)季节

在 89 例病案中,有发病季节记载者 52 例。各季节发病情况如下表:

季节	春(2~4 月)	夏(5~7 月)	秋(8~10 月)	冬(11~1 月)	合计
例数	18	16	8	10	52
百分比	34.6%	30.8%	15.4%	19.2%	100%

表中所示,四季皆可发病,但以春季发病为最。春为阳升木旺之时,风气当令,风邪袭表,郁而化热;或失治误治,余热未清,热扰胸膈。可见栀子豉汤证有一定的季节性。

二、病程及病史

在 89 例病案中有病程记载者 55 例,发病时间最长 13 年,最短 1 天,发病半年以内者 47 例,其中 1 个月以内者 37 例,占有病程记载的 67.3%。可见栀子豉汤证是以急性病例为主,多见于外感热病的初期或恢复期。统计发现栀子豉汤证多有外感病史、神经系统病史。

三、症状、舌、脉统计结果

(一)症状及症状诊断指标

89 例病案中共记载症状 74 种,453 症次,每个病例平均出现 5.1 个症状,每个症状平均出现 5 症次。按平均每例 5 个症状计算,出现次数最多的前 5 个症状为栀子豉汤证的多见症状,它反映出栀子豉汤证热扰胸膈、气机失调、心神不宁的病理机制,具有症状诊断指标的意义。其余症状,凡超过 5 症次以上具有辨证意义的症状,也从不同角度补充了其病机,可作为诊断参考指标。

1.主要诊断指标

症状	心烦	失眠	发热	纳呆	尿黄赤
例数	72	36	27	28	24
占样本例数百分比	80.9%	40.4%	30.3%	31.5%	27.0%

2.参考诊断指标

胸中痞闷 22 症次,口渴 20 症次,恶心呕吐 17 症次,便秘 16 症次,脘腹胀满 15 症次,头痛 9 症次,面赤 7 症次,胸胁痛 7 症次,眩晕 7 症次。

心胸为清阳居留之所,热郁胸膈,清阳被扰,心神不宁,气机升降失调,则见心烦、失眠、发热、胸中痞闷,甚者疼痛;邪扰中焦,胃气上逆,则恶心呕吐、纳呆食少;邪壅肠胃,腑气不通则便秘、脘腹胀闷;热盛伤津,则口渴、尿黄赤;邪热上扰清空,则面赤、头痛、眩晕。

《伤寒论》中有 4 条记载栀子豉汤证,共出现 9 个症状,是《伤寒论》原文记载症状较全的一个方剂,尽管其中包括栀子甘草豉汤等四个方剂的症状,但实际上是栀子豉汤的衍化方,所列举的症状也都包括在诊断指标之中,例如发热、心烦、不眠被列入主要诊断指标之中。统计结果又增加了纳呆、尿黄两个症状,以扩大其应用范围。胸中痞闷,心中结疼、腹满、呕吐被列入参考诊断指标中,只有少气与下利没有被纳入。《伤寒论》第81条:"凡用栀子汤,病人便微溏者,不可与服之",这是由于栀子豉汤苦寒走泄,易伤阳气,凡脾胃虚寒、大便溏泄之病人,不宜使用。然而统计结果有4例便溏患者使用栀子豉汤而愈。《伤寒论》原文就有栀子干姜汤之法,尽管下利没有被纳入诊断指标之中,但提醒我们在具体应用时要灵活运用,随症加减。统计分析发现,古今应用栀子豉汤的指征是基本一致的,所不同的是现代对虚烦不得眠,心中懊恼的理解更为广泛,意义更深刻。

(二)舌象及其诊断指标

1.舌质

在89例病案中有舌质记载者50例,其中红舌42例,占有舌质记载的84%,淡红2例,绛舌1例。可见红舌是栀子豉汤证的舌质诊断指标,淡红与绛舌的意义同红舌基本一致。这说明机体气血充足,病程较短,可用苦寒走泄之品以泄热。

2.舌苔

在89例病案中有舌苔记载者60例。其中黄苔(薄黄、黄腻、黄燥)35例,占有舌苔记载的65%;白苔(白腻、薄白、白滑、白燥)15例;灰苔1例;黑苔2例。可见黄苔是栀子豉汤证的舌苔诊断指标,它反映出热证的病理本质。黄苔分布情况如下表:

舌苔	薄黄	黄腻	黄燥	合计
例数	23	10	2	35
百分比	65.7%	28.6%	5.7%	100%

表中所示,黄苔以薄黄为主,这说明热邪不重,病位偏表偏上,在治疗时应用轻清透邪之品。腻主湿浊,不仅有10例黄腻苔,还有10例白腻,提示栀子豉汤证的病位,不单纯在胸膈,而常在中焦,故临床出现纳呆食少、脘腹胀满等症,在治疗时应加健脾利湿、开胃和中之品。

(三)脉象及其诊断指

在89例病案中,有脉象记载者67例,共10种变化,13脉次。取其出现次数最多的前4种脉象列表如下:

脉象	数	弦	滑	浮	合计
脉次	40	31	17	13	101
百分比	68.1%	38.3%	29.8%	25.5%	

从表中可以看出数脉出现的概率最高。数为邪热亢盛,弦为气机升降失调,滑为气实血涌,浮为病位在胸膈肺卫。数、弦、滑、浮四种脉象,反映了栀子豉汤证的病机特点,故可作为脉象诊断指标。由于临床上多以弦数、滑数、浮弦、浮滑的形式出现,故脉次总数大大超过了病例数。另外,还有10例细脉、3例涩脉。细主血虚、诸虚劳损,涩主亡血伤精,但结合具体病例,则为湿邪阻滞脉道或气滞血瘀。同时还有10例沉脉,说明病位也有偏里偏下,在具体应用时,应随症加减。有1例小儿指纹紫红,说明有食滞为患之可能,提示在小儿方面可以观察指纹。

四、用药规律

根据统计结果,将栀子豉汤原方各药物使用情况列表如下:

药物	出现次数(次)	有药量记载(次)	最大量(g)	最小量(g)	常用量(g)	备注
栀子	89	61	30	3	9~12	焦栀子3例
豆豉	88	60	30	3	9~12	

表中所示,全部病例均使用栀子,可见栀子是其主药。有1例没有豆豉,结合具体病例则是火热炽盛,以栀子泻三焦之火,酌加其他泻火之品,而减去了豆豉。有出血倾向都用焦栀子。

在全部病案中,根据不同病情,共加减用药93味,312味次,平均每味药出现2.5次,凡超过3次上的药物,可作为常用加减药。其规律如下:

邪热炽盛者加双花、连翘、黄芩、黄连;便闭腹胀者加枳实、厚朴、大黄;咳嗽者加枇杷叶、甘草、杏仁、川贝;表证未解者加生姜、薄荷;胸闷呕恶者加瓜蒌、枳壳、郁金、竹茹;小便不利者加竹叶、车前子、木通。

全部病例均用水煎口服给药,每日1剂,分2次温服或顿服。有用药剂数记载者42例,少者1剂而愈,多者服药达1个月之久,但以2~3剂为最多,5剂为一疗程。由于栀子豉汤主要用于急性病的治疗,故用药次数较少。再者栀子为苦寒之品,不宜久服,但也有服药月余而无任何副作用者。有药后情况记载者26例,主要为汗出热解、热减咳平、热清烦止、便畅胀减等。《伤寒论》中有"得吐者,则止后服"的记载。这并不是说栀子豉汤有催吐作用,而是邪热蕴结太甚,正气得药力之助抗邪外出,吐后郁热得解。若此时继服栀子豉汤,恐寒凉伤中,故曰:"止后服"。若吐后病邪已除,则不必再服,不要拘泥于"止后服"。根据药后情况可以看出栀子豉汤还有发汗作用。若汗后心烦已宁,则为药到病除;若汗后身热躁动,则为伤阴亡阳之象,不可继服栀子豉汤。有恢复期用药记载者18例,主要以疏肝理气、健脾开胃、清热养阴为主,若继服栀子豉汤则有伤中、伤阴之虑。

五、本证在中医和现代医学疾病中的分布。

在89例病案中,有中医诊断者62例,含42个病证,主要为热扰胸膈证,常用于外感病的初期与恢复期。有西医诊断者29例,含26个病名,主要为神经系统疾病,多见于植物神经功能紊乱所致的病证,与中医学的热扰胸膈证出现心烦、失眠的意义是一致的,也符合虚烦而无实邪的含义,具体分布情况如下:

(一)外感热病

如流感、中暑、副伤寒等疾病。中医属伤寒、春温、湿温等范畴。临床表现为发热、汗出、心中懊憹、失眠、食欲不振、小便色黄、舌质红、苔薄黄、脉浮数或弦数,证属热扰胸膈者。

(二)神经系统

神经官能症、癔病、感染性精神病、精神分裂症。中医属癫证、狂证、郁证、不寐、热扰胸膈证等范畴。临床表现为面色青黄、精神不振、喜怒无常、目睛直视、彻夜不眠、倦怠乏力、口渴喜饮、心烦不安、便干溲黄、舌质红、苔黄或黄腻、脉弦数或滑数。证属肝郁气滞,郁久化热,扰乱心神。

(三)循环系统

病毒性心肌炎、心包炎。中医属心悸、不寐、发热等范畴。临床表现为发热、心烦、心悸、怔忡、失眠、恶心呕吐、纳呆食少、苔薄黄、脉数。证属邪热内羁,热扰心窍者。

(四)妇科

子宫功能性出血,中医属崩漏范畴。临床表现为面赤口干、食少喜凉饮、胸闷、心烦、不寐、阴道大流血、舌质红、苔黄、脉弦数。证属热扰胸膈,热伤血络,迫血妄行者。

(五)呼吸系统

肺炎。中医属咳嗽、喘证范畴。临床表现为发热、咳嗽、气急、胸闷、烦躁、口干喜饮、纳少、便闭、小便短赤,舌质红、苔黄腻、脉滑数。证属邪热壅肺,肃降失调者。

（六）泌尿系统

急性肾炎，膀胱炎。中医属水肿、淋证范畴。临床表现为全身浮肿、小便短赤、心烦不宁、口苦而干、食欲不振、舌质红、苔黄、脉滑数。证属邪热郁内，热扰胸膈者。

（七）消化系统

食道炎、慢性胃炎。中医属胃脘痛、呕吐、呃逆等范畴。临床表现为胸骨后灼热疼痛、吞咽困难、恶心、呃逆、吞酸嘈杂、胃脘痛、小便黄、苔黄、脉弦数。证属邪扰胸胃，和降失司者。

小结

通过对栀子豉汤古今医案 89 例进行统计分析，总结其证治规律如下：

1. 栀子豉汤证男女均可发病，但以 31~45 岁的成年人为多见；四季均可发病，但以春季发病为最，具有一定的季节性。

2. 主要病因为感受外邪、情志不调、饮食劳倦三个方面，基本病机为热扰胸膈，心神不宁。

3. 主要诊断指标：心烦，失眠，发热，纳呆，尿黄赤，舌质红，苔黄（薄黄、黄腻），脉数、滑、弦、浮，但多以数、弦数、滑数的形式出现。

4. 对于不完全符合上述标准，但只要是符合栀子豉汤证之病机者，无论外感内伤，皆可用之。

5. 基本治疗原则是清热除烦。服用方法应为口服。在具体应用时要加健脾开胃、疏肝理气之品。

6. 栀子豉汤广泛用于外感内伤等多种疾病的治疗。外感病多为初期或恢复期，内伤方面主要为神经系统疾病。

栀子甘草豉汤证

　　栀子甘草豉汤见于《伤寒论》第 76 条,原方由栀子、甘草、豆豉三味药组成。所收集到的使用栀子甘草豉汤治疗的医案仅为 3 例(皆为日本医案),现将情况介绍如下:

　　3 例患者均为女性,其中记载年龄者 2 例,分别为 39 岁及 49 岁。无发病季节及病程病史记载。有 1 例记载病因为产后下血过多。

　　3 例医案共记载症状 13 种,分别为昏迷、少气、胃脘痛、胸闷、胸中堵塞感、咳嗽、咯铁锈色痰、呼吸困难、心烦、口渴、发热、谵语、发狂。1 例医案记载舌质,为淡白;1 例记载舌苔,为黄厚;2 例记载脉象,分别为沉迟及微弱。

　　3 例医案中均无药量记载及药物加减,其诊断分别为中医胃脘痛、昏迷(产后下血)、现代医学之大叶性肺炎。

栀子生姜豉汤证

栀子生姜豉汤见于《伤寒论》第76条,原方由栀子、生姜、豆豉三味药组成。现将所收集到的使用栀子生姜豉汤治疗的古今医案4例进行统计分析,总结如下。

一、发病规律

（一）性别

4例病案中,有性别记载者2例,男女各1例。

（二）年龄

4例病案中,有年龄记载者2例,均在31~45岁之间。

（三）季节

4例病案中,有发病季节记载者1例,为冬季。

二、病程及病史

4例病案均有病程记载,为7天~数月不等。病史分别记载为发热、便血、胃脘痛、黄疸。

三、症状、舌、脉统计结果

（一）症状及症状诊断指标

4例病案中记载症状15种,21症次,每个病案平均出现5.2个症状。按平均每例病案5个症状计算,出现次数多的前5个症状为本证临床应用的多见症状,具有症状诊断指标意义。现将这些症状按出现次数的多少列表如下:

症状	呕吐	心烦	胸满	不寐	神疲乏力
例数	3	3	2	2	2
占样本例数百分比	75%	75%	50%	50%	50%

《伤寒论》第76条原文所载症状为心烦、不得眠、呕吐,本统计结果在此基础上,又出现胸满、神疲乏力两种症状,亦符合本证之病机,故此5种症状共为诊断指标。

（二）舌象及其诊断指标

1.舌质

4例病案中,有舌质记载者1例,为舌边红。

2.舌苔

4例病案中,有舌苔记载者3例,记载2种舌苔,其中黄苔2例,腻苔1例。黄苔反映出内有郁热之病理,可作为舌象诊断指标。

（三）脉象及其诊断指标

4例病案均有脉象记载,其中沉脉出现2次,数、弦、滑、迟、微脉各出现1次。由于样本量少,脉象不呈集中趋势。

四、用药规律

根据统计结果,将本方用药情况列表如下:

药物	出现次数(次)	有药量记载(次)	最大量(g)	最小量(g)	常用量(g)
栀子	4	2	10	9	9~10
生姜	4	2	9	6	6~9
豆豉	4	2	15	12	12~15

五、本证在中医和现代医学疾病中的分布

4例病案中,均为中医诊断,其中病名诊断者2例,分别为胃脘痛及黄疸。证名诊断者1例,为热病余热未尽,留扰胸膈证。可见,栀子生姜豉汤可用于外感及内伤不同病证之中。

小结

根据上述统计结果,栀子生姜豉汤证证治规律如下:

1.男女均可发病。

2.一般病程不长,多则数月。

3.主要病机为热扰胸膈、胃气上逆。

4.主要诊断指标:呕吐,心烦,胸满,不寐,神疲乏力,舌苔黄。

5.栀子生姜豉汤主要功效为清宣郁热、降逆止呕。临证时药物可随症加减。

6.栀子生姜豉汤可用于外感及内伤不同病证的治疗。

栀子干姜汤证

栀子干姜汤见于《伤寒论》第 80 条,原方由栀子、干姜两味药组成。现将所收集到的使用栀子干姜汤治疗古今医案 3 例情况作一总结。

3 例医案记载性别均为男性;记载年龄 2 例,分别为 45 岁及 63 岁;2 例记载发病季节,均为夏季;有病程记载者 1 例,3 天;有病史记载者 3 例,分别为胃痛 2 例、泄泻 1 例。

3 例医案共记载症状 15 个,20 症次。记载症状出现例数超过 2 例者为心烦 3 例,胃脘痛、口苦、呕逆、腹胀痛各为 2 例。记载舌质变化 3 例,舌红 2 例,舌绛 1 例。记载舌苔变化 3 例,均为黄苔,记载脉象 2 例,均为脉弦数。如此看出,舌红苔黄,脉弦数反映出胸膈有热之病理。

药物使用方面,根据统计结果,原方用药情况如下:

药物	出现次数(次)	有药量记载(次)	最大量(g)	最小量(g)	常用量(g)
栀子	3	2	30	9	9~15
干姜	3	3	9	6	6~9

方中栀子清宣胸膈之郁热,干姜温中散寒。两药合用,共奏清上热、温中寒之功效。

3 例医案中,有 1 例用原方治疗,另 2 例分别加减枳壳、葛花、川楝、延胡索。

3 例医案中,有中医诊断者 3 例,其中胃脘痛 2 例,胸腹痞胀 1 例。有现代医学诊断者 1 例,为急性胃炎。

真武汤证

真武汤见于《伤寒论》82条和316条,方由附子、茯苓、白术、白芍、生姜五味药组成。通过对收集到的400例医案进行统计分析,总结其证治规律如下。

一、发病规律

(一)性别

400例病案,有性别记载者343例,其中男178例,女165例,男女之比为1.08:1,男女发病率无明显差别。

(二)年龄

400例病案中有年龄记载者326例,最小者10个月,最大者89岁,分布情况如下表:

年龄	16岁以下	16~30岁	31~45岁	46~60岁	60岁以上	合计
例数	15	56	98	99	58	326
百分比	4.6%	17.2%	30.1%	30.4%	17.8%	100%

从上表可以看出,16岁以上各年龄组的发病人数均较多。16~60岁各年龄组发病呈递增趋势。这与劳伤及体质关系密切,随着年龄增长,劳动负荷增加,由此劳伤过度,日久必累及肾阳虚衰。又因中年以后,正气渐衰,肾阳不足,受病多在脾肾,病变易致"阳虚水泛"。

(三)季节

400例病案中有发病时间记载者214例。各个季节发病情况如下表:

季节	春(2~4月)	夏(5~7月)	秋(8~10月)	冬(11~1月)	合计
例数	52	45	49	68	214
百分比	24.3%	21%	22.9%	31.8%	100%

从上表来看,四季发病无明显差别,冬季发病相对偏多。真武汤主肾阳虚、寒水泛滥,与冬主寒水,天人相应有关。从有病因记载的 48 例病案来看,感受寒邪致病者 41 例,占有病因记载数的 85.4%。可见冬季发病率高,与冬主收藏,阳气内伏,易感寒邪有密切关系。

二、病程及病史

(一)病程

400 例病案中有病程记载者 236 例,病程在 7 天~40 年不等,统计如下表:

病程	7 天~1 个月	1~6 个月	6 个月~1 年	1~40 年	合计
例数	28	21	24	163	236
百分比	11.9%	9%	10.2%	69.1%	100%

从上表看,病程 1 年以上(含 1 年)者占大多数,说明本病一般病程较长。由于久病耗伤,精血亏损,累及肾阳而致病。其病多见于慢性肾炎、尿毒症、风心病、肺心病、心衰、眩晕症、高血压等。1 年以内的病种比较分散,既有内科杂病,又有外、妇、儿、五官、皮肤科等疾病,与近代真武汤的推广应用有关。统计中还发现,病程与疗程关系密切,一般病程长,疗程亦长。

(二)病史

400 例病案中有病史记载者 163 例,其中病例数居前六位者统计如下表:

病史	水肿	咳喘	眩晕	腹痛下利	心悸怔忡	风寒湿腰腿痛	合计
例数	39	34	32	17	16	7	145
百分比	23.9%	20.9%	19.6%	10.4%	9.8%	4%	90%

表中所列的六种病史为全部有病史记载者的 90%,占绝大多数。其中水肿 39 例,为肾炎和心衰;咳喘 34 例,为支气管炎、肺气肿、肺心病;腹痛下利 17 例,为胃溃疡、胃肠炎、痢疾;心悸怔忡 16 例,为心动过速、风心病、冠心病、心房纤颤;风寒湿腰腿痛 7 例,为风湿性关节炎、类风湿性关节炎、坐骨神经痛。

三、症状、舌、脉统计结果

(一)症状及症状诊断指标

400 例病案中记载症状 175 种,2856 症次,平均每例 7 个症状。把出现次数超过

100例者列出如下表:

症状	食少纳呆	浮肿	咳喘	腰膝酸软	肢冷	形寒	头目眩晕	小便不利	神倦	心悸
例数	180	155	148	134	127	124	121	118	116	110
占样本例数百分比	45%	38.8%	33.5%	31.8%	31%	31%	30.3%	29.5%	29%	25%

　　400例病案中,有面色记载者共138例,其中面白70例,占50.7%。其他面色所占比例较少。可见面白、食少纳呆、神疲乏力、形寒肢冷、腰膝酸软、浮肿、咳喘、头眩、心悸、小便不利为真武汤证的多见症状。这些症状体现了真武汤证肾阳虚衰、水湿内停的基本病机,因此具有症状诊断指标的意义。

　　《伤寒论》原著论述真武汤共2个条文,原文中共出现9个主要症状,即发热、心悸、身瞤动、振振欲擗地、腹痛、小便不利、四肢沉重疼痛、自下利,另有4个或然症,即或咳,或小便利,或下利,或呕。与统计出的症状相对照,3个相同症状,即头眩、心悸、小便不利,或然症1个,即咳嗽。四肢沉重疼痛与统计出的腰膝酸软乏力(疼)相近。原文中的发热、身瞤动、振振欲擗地、腹痛下利及呕吐几个症状未能在病案统计中列前,替代出现的是食少纳呆、浮肿、咳喘、神疲乏力、形寒肢冷、面白几个症状。原文中发热是属少阴兼外感发热,病案统计仅有39例,在少阴阳虚水泛的病理变化中,发热少见,是属必然。其他几个症状,身瞤动、腹痛、下利、呕,虽未居前几位,但也占一定的比例。身瞤动74例(振振欲倒6例),下利55例(29例为五更泄),呕恶80例,腹痛仅32例,代之以腹胀82例(13例为腹胀如鼓),另有便溏69例,胸闷51例,痰白量多质稀59例,占有关痰证记载61例的96.7%,由于病例不多,仅做参考。可见,身瞤动、腹胀或痛、呕恶、胸闷、便溏或下利、痰白量多质稀为真武汤证诊断的主要参考指标。其余的症状均在20次以下,由于例数较少,病种分散,失去典型意义。

　　(二)舌象及其诊断指标

　　1.舌质

　　400例病案中,有舌质记载者272例,共有11种变化。居前六位者,统计列表如下:

舌质	淡	有齿痕	紫暗	红	胖大	有瘀点瘀斑
例数	183	27	16	17	14	8
百分比	67.3%	10%	5.9%	6%	5%	3%

由上表可见,舌淡、边有齿痕者占大多数,是真武汤证的舌质诊断指标。

2.舌苔

400 例病案中,有舌苔记载者 246 例,以白苔多见,多与腻苔、滑苔相兼,列表如下:

舌苔	薄白	白腻	白滑润	少苔或无苔	黑灰滑润	黄腻	合计
例数	94	45	57	19	5	5	225
百分比	38.2%	18.3%	23.2%	7.75	2%	2%	19.5%

如上表所示苔薄白、滑润或白腻占绝大多数,为阳气虚衰、阴寒内盛、水湿上泛所致,可作为真武汤舌苔的诊断指标。

(三)脉象及其诊断指标

400 例病案中,有脉象记载者 380 例,其中以沉细、沉弱、细弱、沉迟较为多见。如下表所示:

脉象	沉细	沉弱	细弱	沉迟	合计
例数	153	90	53	40	336
百分比	40.3%	23.7%	13.9%	10.5%	88.4%

为了便于分析,把兼脉变成单脉作以统计,共有脉象 22 种,784 脉次。出现次数较多者如下表:

脉象	沉	细	弱	迟	合计
脉次	288	246	150	43	727
百分比	75.8%	64.7%	39.5%	11.3%	

由表中可见,沉、细、弱、迟脉象出现频率较高。其脉表现互相复合,共 336 例,占有脉象记载的 88.4%,基本反映了真武汤阳虚水泛的病理机制,故此四脉可作为真武汤证单脉的诊断指标。

四、用药规律

400 例病案中,用药 217 味,3301 味次。真武汤单方药物应用情况如下表:

药物	出现次数(次)	有药量记载(次)	最大量(g)	最小量(g)	常用量(g)
附子	400	291	120	3	10~30
茯苓	398	289	60	6	12~18
白术	392	283	45	45	9~12
白芍	349	243	47	3	9~12
生姜	299	202	47	3	6~12

400 例病案的给药途径均为水煎口服。真武汤中的茯苓、白术、白芍、生姜均为平和之剂,无毒副作用。唯附子一味辛热有毒,如果量大可出现毒性反应。分析全部病例,附子用量大都在 10~30g,超过 60g 只有 7 例,均属沉寒痼冷、久病不愈之证。附子温肾散寒量小则杯水车薪,药不胜病,故应量大,并嘱其炮用久煎以减其毒性。此 7 例用大量附子,未见毒副作用。

本组病案中根据不同病情,加药 212 味,1463 味次。其主要加减变化规律是:补益药最多,为 37 味,548 味次;温里药 8 味,263 味次;利水渗湿药 11 味,181 味次;化痰止咳平喘药 10 味,180 味次;活血化瘀药 9 味,58 味次;安神药 5 味,24 味次;消食药 6 味,18 味次。在药物的应用上,以补益药为主,并注重与温里药和利水渗湿药配合应用,这体现了真武汤补肾健脾、温阳利水的治疗原则。在药物应用上,除了真武汤方中五味药物外,下列药物亦属经常配用,其出现次数依次为:甘草 120 味次,干姜(炮姜)86 味次,桂枝 77 味次,黄芪 55 味次,牡蛎 55 味次,泽泻 54 味次,党参 44 味次,肉桂 43 味次,龙骨 42 味次,半夏 42 味次,牛膝 36 味次,五味子、细辛各 35 味次。

在用药变化中,食少纳呆者加山楂、莱菔子、神曲、麦芽;腰膝酸软或疼痛者加狗脊、牛膝、杜仲、仙茅、菟丝子;水肿者加大腹皮、猪苓、泽泻、桂枝;形寒肢冷者加肉桂、干姜、吴茱萸、细辛;头目眩晕者加龙骨、牡蛎、代赭石;小便不利者加木通、通草、泽泻、金钱草;气短神疲乏力者加人参、党参、黄芪、当归、熟地、阿胶、炙甘草、山药;心悸失眠者加龙骨、牡蛎、远志、合欢、枣仁、柏仁;咳喘者加半夏、陈皮、杏仁、麻黄、旋覆花、瓜蒌;呕恶者加半夏、竹茹、代赭石、吴茱萸;腹痛下利者加炮姜、乌药、肉桂、小茴香、破故纸、罂粟壳;风湿痹证者加独活、羌活、防己、木瓜、细辛、蜈蚣、白花蛇;尿血者加白茅根、地榆;气滞血瘀者加川芎、丹参、木香、青皮、桃仁、红花;腹胀者加大腹皮、厚朴；兼外感者加桂枝、麻黄、防风、细辛；阳痿不孕者加阳起石、锁阳、益智仁等。总之药物应用体现了温阳利水、随症加减的原则。

五、本证在中医和现代医学疾病中的分布

400 例病案中，有中医诊断者 328 例，含 78 种病名，除 11 例属太少两感外，均为内伤杂病，主要有咳喘、痰饮、眩晕、水肿、下利、腹痛、消渴、呕吐、盗汗、遗尿、阳痿、滑精、月经不调、带下等证，说明真武汤已广泛应用于内伤杂病的治疗。

在现代医学中，真武汤广泛适用于呼吸系统、循环系统、消化系统、泌尿系统、神经系统、内分泌系统、生殖系统的治疗及妇科、儿科、皮肤、五官、外科疾病的治疗。在有现代医学诊断记载的 205 例病案中，包括 57 个病种，以泌尿、循环、呼吸系统病多见，达 148 例，占 72%。其中尤以肾炎、肺心病、风心病、高血压、尿毒症为多见。

小结

通过对《伤寒论》真武汤古今医案 400 例的统计分析，总结真武汤证的证治规律如下：

1.真武汤证男女均可发病，无显著区别；各个年龄组均可发病，年龄跨度为 10 个月至 89 岁，16 岁以下发病率较低，16 岁以上（含 16 岁）发病率较高，呈增加趋势；发病季节性不明显，四季均可发病。

2.主要诊断指标：面白，食少纳呆，腰膝酸软，形寒肢冷，神疲乏力，浮肿咳喘，头眩心悸，小便不利，舌质淡边有齿痕，苔薄白、滑润或白腻，脉沉、细、弱、迟。

3.真武汤证的病机为阳虚水泛，即脾肾阳衰、阴寒内盛、水湿内停、泛溢全身。

4.真武汤给药途径为水煎口服。附子辛热有毒，需注意其用量和煎煮法。附子常用量 20g 左右，也可根据病情和体质加大用量，但应注意炮用和久煎，以解其毒性，增强疗效。

5.在药物应用上，本着温阳利水、随症治之的原则，以真武汤方药为基础，注意与补益、温里、利水药物的配合，常加甘草、干姜、桂枝、黄芪、党参、泽泻、猪苓、龙骨、牡蛎等。

6.真武汤证病程、疗程均较长，病久体虚，正气不足，根据需要可用温阳益气之品善其后。

7.真武汤广泛应用于中西医多科疾病的治疗，以内伤杂病为常用。

小柴胡汤证

　　小柴胡汤是《伤寒论》中的著名方剂,被历代医家广泛应用于各科疾病的临床治疗,保留了颇为丰富的临床医案。它的方剂组成是柴胡、黄芩、人参、半夏、甘草(炙)、生姜、大枣。本文以小柴胡汤方(证)名、少阳病(证)、半表半里证、热入血室证等与其密切相关的病(证)名、病机分证为撷取条件,收集病案 1339 例。其中我国古代病案 231 例、现代病案 1029 例、日医病案 79 例。由于日本汉方医家应用本方时具有独特的辨证习惯,症状记述极为分散,故其医案很难构成本研究的依据,因此,将该医案部分作为独立章节讨论。本文对小柴胡汤证的症状诊断指标和证治用药规律的研究结果,是通过统计分析国内古今 1260 例医案得出的。

一、发病规律

(一)性别

　　在 1260 例病案中,有性别记载者 1148 例,占 91.11%。其中男性 489 例,占 42.59%;女性 659 例,占 57.41%。男女之比为 1:1.35。女性病人虽多于男性病人,但比例相差甚微,说明两性罹患本方证的几率是基本均等的。

(二)年龄

　　在 1260 例病案中,有年龄记载者 1016 例,占 80.63%,其中男性 411 例,女性 605 例。最小者为几个月女婴,最大者为 93 岁老妪。以 10 岁为一年龄组,按性别划分,发病情况如下表:

年龄\性别	11岁以下	11~20岁	21~30岁	31~40岁	41~50岁	51~60岁	61~70岁	71~80岁	合计
男	33 (8.0%)	46 (11.2%)	82 (20.0%)	96 (23.3%)	87 (21.2%)	46 (11.2%)	15 (3.6%)	6 (1.5%)	411 (100%)
女	33 (5.5%)	45 (7.4%)	173 (28.6%)	153 (25.3%)	104 (17.1%)	67 (11.1%)	20 (3.3%)	10 (1.7%)	605 (100%)
合计	66 (6.5%)	91 (9.0%)	255 (25.1%)	249 (24.5%)	191 (18.8%)	113 (11.1%)	35 (3.4%)	16 (1.6%)	1016 (100%)

注：上面数字为例数,下面数字为该年龄组占同性别总患者数的百分比。

在年龄分布表中,男性病例多集中于21~50岁,共265例,占男性病例数的64.5%;女性病例多集中于21~40岁,共326例,占女性病例数的53.88%;最多年龄区间是21~30岁,比同年龄组男性病例数高出一倍。与女性在该年龄阶段的生理特点有关,此时女性发育成熟,进入生育年龄,易发生经孕产等妇科疾病,如月经不调、经期外感所致的热入血室、妊娠及产后诸病。因此,反映在样本中这一年龄区间女性病案较为集中的趋势。

（三）季节

发病季节是根据就诊时间确定的,严格地说在一定数量的病案中,就诊时间并不是该疾病的发病时间,而是在其疾病变化过程中出现方证及施用本方治疗的时间。这种情况在慢性病中尤其多见。但作为本方证的发病季节,这种统计是能说明问题的。1260例中有就诊时间记载836例,占66.35%。按季节划分具体情况如下表：

季节	春(2~4月)	夏(5~7月)	秋(8~10月)	冬(11~1月)	合计
例数	269	225	195	147	836
百分比	32.18%	26.91%	23.33%	17.58%	100%

统计结果表明,本方证四季均可发生,春季例数最多,占有时间记载的三分之一,与春季少阳主令,阳气初生,乍暖还寒,易患外感疾病,或慢性疾病易在此时引动而少阳证较多有关。

二、病程及病史

在1260例医案中有病程记载者847例,占67.22%。病程最短者1天,最长者40年,时间跨度极大。具体划分如下表：

病程	1~3天	3~7天	7~15天	15天~1月	1~6月	6月~3年	3~10年	10~40年	合计
例数	119	159	121	86	134	127	81	20	847
累计	119	278	399	485	619	746	827	847	847

病程在半月之内者399例,占847例的47.11%,多为中医外感疾病和西医各科的急性感染性疾病。病程在半月以上(含半月)者448例,占52.89%,其中一部分为外感疾病迁延未愈,一部分为慢性疾病演见本方证。应该说明的是,病程的长短是

受诸多因素影响的,如就诊是否及时,有否失治误治导致迁延;或病情一度改善,未能持久,复又发作;或周期性发病,届时即发,作后如常而未能坚持治疗等。因此,严格地说上表所表示的病程,有一部分不是本方证的病程,而是某一疾病的全部过程。或者说某人患某病已若干年月,只是他在本次就诊时表现出本本方证的临床特点,而不能认为他从患病开始到本次就诊的整个病程,都是以本方证的证候表现延续着的。基于上述认识和为了进一步清楚了解本方证和病程演变,本文只就在外感疾病范畴中有明确记载初起时间和症状,转为本方证的时间,及就诊时间的 88 例病案作了进一步统计。作为外感疾病初起证候是以太阳表证的恶寒发热和少阳热型的往来寒热区分的,其情况见下表:

初起热型	持续时间		转为往来寒热时间		往来寒热到就诊时间		病程
	天数	例数	天数	例数	天数	例数	天数
恶寒发热	1	13	2	11	1	11	2
	2	12	3	10	2	12	4
	3	27	4	20	3	18	6
	4	12	5	7	7	6	11
					9	2	13
往来寒热	1					6	
	2					7	
	3					12	
	4					3	
	5					2	
	6					3	
	7					3	
	8					2	
	11					1	

另外,还有 37 例记载了初起证候是恶寒发热,至于是何时转为少阳之往来寒热的,案中没有写明,只是笼统地表述为"数日",所以未予统计,但仍可提示出恶寒发热转变成寒热往来,一般需要数日时间。表中最快转变时间是第二病日,最迟者持续至第五病日而转变为往来寒热。"伤寒二三日,阳明少阳证不见者,为不传也。"二三日,约略之数,喻其病程不长即可传变。本表中第四病日转为往来寒热者

最多，共 20 例。病起即为少阳而见往来寒热 39 例者，其持续时间以二、三天病例最多，这与医疗条件改善，就医方便，治疗及时有关。持续时间最长者 1 例，为十一天而得到治疗。论中有关本方证的病程以四、五日至十三日不等，与上表情况基本吻合。

本证样本中有明确病史记载者 763 例，其中因于外感者最多为 587 例。一是直接起于外感而演发本证，如中医病名的伤寒、温病、时疫、热入血室，西医的流感、上感、高热、肝炎、胸膜炎、急性肝类等；一是外感引动宿疾而变见本证，如有咳喘外邪引动，或水肿痼疾，外感而病情加重等。内伤发病者 253 例，常为情志不遂、惊吓愤怒，或饮食不节，劳逸失调等诱发本证。还有因于外伤跌仆、妇人生产、外科术后而伴发本证。在分析病史时，我们着重观察了热入血室病案，共有本证 111 例，接近样本量的十分之一，其中 77 例发生在经期，20 例发生在产后，14 例发生在多种妇产科病术后。经期、产后、术后均为失血之时，血为气之母，血不足，气亦虚，容易形成"血弱气尽"的体质状态，导致腠理不固，开闭失和，邪气易于侵入，而发为本证。关于第 96 条"伤寒五六日中风，往来寒热"，一般谓伤寒、中风为互文，如方有执说："伤寒五六日中风、往来寒热，互文也。"如《伤寒论》中第 101 条"伤寒中风，有柴胡证，但见一证便是，不必悉具"确有互文之意。但是，如果联系上述热入血室病案的病史，是否可以这样理解：太阳伤寒，正邪在太阳卫表相持，导致卫阳被遏、营阴郁滞，正气数日（五六日，约略之数）不敌邪气，不能驱邪外出，卫营反被邪气所伤。叶天士说："卫之后，方言气；营之后，方言血。"此虽言温病传变的病理层次，也反映了生理的机能特点。疾病是人体生理的病理变化，卫营被伤，邪气深入，累及气血，导致"血弱气尽、腠理开"，邪气得以继续深入，结于胁下，因胁下为少阳分野，故形成正邪分争于少阳的小柴胡汤证。这种"血弱气尽"的病理状态，同太阳中风卫不外固、营不内守、营卫失调的病理状态相似，故仲景把太阳伤寒数日后转为往来寒热、胸胁苦满等表现的临床病理变化喻之为"中风"。

三、症状、舌、脉统计结果

（一）症状及症状诊断指标

1260 例医案共记载症状 751 个，7439 症次，平均每例近 6 个症状。把出现次数占前七位的症状列表如下：

症状	往来寒热	饮食减少	口苦	咽干口渴	胸胁苦满	恶心呕吐	眩晕
例数	549	540	543	424	450	364	359
占样本例数百分比	43.57%	42.85%	43.10%	33.65%	35.71%	28.89%	28.49%

根据上表可以看出,《伤寒论》中少阳病提纲三症和小柴胡汤四症(除外心烦)均为多见症状,说明历代医家是遵从仲景原旨辨证施治的,验之病案,如此应用确是丝丝入扣,行之有效的。此七症作为多见症状具有本方证症状诊断指标意义,反映了邪犯少阳、正邪分争、枢机不利、疏泄失调、胆火上炎、脾胃失和的病理机制。应该说明的是咽干为口渴之渐,口渴为咽干之甚,为三焦枢机不利,津液不能上承和胆火上炎,灼伤津液所致,惟程度轻重有别;眩晕为郁热上干空窍所致头目昏眩,常可同称;恶心呕吐均为胆火内郁,逆犯胃腑,胃气上逆之象,故可并举。

往来寒热是本方证的特征性热型,其症名本身就有寒往热来之意,反映在样本中的主要临床特点有以下几个方面:①在寒热发生次序上均为先寒后热。②在寒热程度上绝大多数为热重寒轻,极少数为寒热并重。③在持续时间上均表现为寒短热长。④在昼夜变化中一般为昼轻夜重,或朝衰暮盛,或午后尤重等。另外在现代1029例医案中有往来寒热症状者,有244例记载了体温情况,占23.71%,即近四分之一有体温升高。其体温情况见下表:

温度	低热 37.2℃~38℃	中热 38.1℃~39℃	高热 39.1℃~40℃	超高热 40℃以上	合计
例数	49	86	90	19	244
百分比	20.08%	35.25%	36.89%	7.78%	100%

由此可见,往来寒热是以体温升高为客观基础的,临床以中、高热多见,在超高热中最高1例为42℃,足可说明其热势鸱张,少数患者可同时伴有意识昏糊,或大渴引饮。但因其热前先寒、寒后发热,故与阳明之大热、不恶寒自有区别,但临床治疗多合白虎汤双解之。有个别作者认为发热体温超过正常值,但呈先低后高表现者,也可认为是寒热往来。此种观点尚欠全面,临床发热体温不是一下升到高峰,而呈逐渐上升趋势。只有在体温变化中,患者同时自觉先寒后热,才符合往来寒热的涵义,单凭体温变化是不能确定的。

关于本方证的临床客观指征,日本汉方医家有"腹诊"一说,即胸胁苦满不特为病人自觉症状,也为医生能诊查到的他觉体征。其具体内容详见日医病案部分,国内一四川作者提出,凡柴胡证疑似之间难以确诊时,医者可用两手指撮捏患者颈两侧肌肉,小柴胡汤证患者反抗(拒按)甚显著,尤其进行第二次撮捏,其敏感异常,医者之手尚未接近患者头颈即躲避。非本方证患者其反抗不甚显著或不反抗,进行第二次撮捏时,患者无显著过敏,不躲避。即颈之两侧肌肉强硬、抵抗为本方证的一个客观体征。此经验尚未得到临床医家承认,迄今未见有相似报道。如是确切体征,作为客观指标,对本方证的临床应用会有所帮助的。

《伤寒论》中小柴胡汤方证俱全的条文(15条)中,有症状30个,63症次,出现最多的前七个症状依次为胸胁症状9次,呕8次,寒热往来5次,不欲饮食、发热、心烦各4次,潮热3次,与样本7个多见症状比较,《伤寒论》中较多的发热、心烦、潮热被少阳病提纲三症替换。口苦、咽干、目眩在《伤寒论》中方证俱全的条文中从未出现。原文出现较多的发热、心烦、潮热,在样本中出现率不很高,发热314例,占24.92%,心烦236例,占18.73%,潮热43例,占3.41%,二者悖经,相去甚远。这是因为发热、心烦、潮热不能明显反映本方证的病机特点。作为兼症,尚有时义;作为主症,嫌理不足。而仲景把口苦、咽干、目眩作为少阳病提纲,缘于三症与胆腑、胆经病变密切相关,且口、咽、目都具半表半里之象,如口能张能合、咽能吐能吞、目能瞪能瞑,颇合枢机之义。少阳为患,每见此一、二症,确有提纲挈领之要,尽管原论出现不多,但提纲张旗,历代贤明自在心目。

反映在我国现代医案中一个值得重点探讨的临床证候特点——休作有时开始引起人们的注意。《伤寒论》97条的"休作有时",144条热入血室的"发作有时",既往在本方证的临床识辨上并没有占据应有的位置,对其机理和临床特征性表现也没有深入探讨。在现代1029例病案中共有201例(19.53%),或多或少,自觉不自觉地反映了本方证休作有时的临床证候特点。分析这些病案,"休作有时"基本可以概括为以下几个方面的内容:

1.疾病发作或病情变化有固定时间

如每月朔日开始出现嗜睡惊恐哭叫的周期性精神病;每至月经前1周必发的经期感冒;每至月经周期便痛经吐泻;每五日一作的定时吐血;每四日一作的伏暑阴疟及三日疟、间日疟;每日子、午两时必发的神识痴迷,四肢不收;子、卯两时加剧的咳嗽;每晨必发的荨麻疹;每日一作的昼日明了、夜则谵语如见鬼状的热入血室;每日子时发作的腰痛、发热;至于每日下午必发的先寒后热,寒轻热重往来寒热病案,更是不胜枚举。

2.发作过程有固定时限

如一女患某日下午未时受惊吓,后每日此时便手足抽掣,二目上吊,十分钟后自止即如常人;每晨必发之荨麻疹,过午自隐;子、午两时的痴迷,1小时后醒如常人;子、午两时的定时发热,每作必持续2小时,移时体温正常;经前1周之身体浮肿,经行则消;经前一周必作的感冒,经行3天自愈;子夜腰痛,子时一过,疼痛自消。

3.发作常有固定原因

如经期诸病,非临经期而不作;少阳头痛,每因饮酒、郁怒而诱发;三叉神经痛多由洗脸、吃饭、情绪激动而触发;慢性胆系疾病多因情志不遂、饮食不节而复发。

4.发作有定证、定位

即病情每次发作证候病位均固定,如子时发热,肌肤灼热;如烙而醒,醒即难眠,每夜如此;如子时腰痛,夜夜痛醒,它处无碍;或定时发热,作即头晕乏力,胸闷时呕;或规律性发热十一年,每月余一次,发即胸胁满闷,腹胀纳差,口中黏腻,咽干吐痰,休时无异。

5.休有定证

即发作过程结束时有固定表现,如寒热往来,休作有时,持续若干时间后,微自汗出,热退身凉,次日此时再作再止。上五种表现即是"休作有时"的临床特征,说明本方证常有"潮汐"现象,病情表现有时相、节律特点。有休有作,作有时,届时而发;休有时,至时而退,呈周期性变化。休作有时在《伤寒论》中是对往来寒热的表现形式的描述,其产生机制仲景指出是"正邪分争"。何谓分争,分争就是有分有争,或分或争,正邪分则病休,正邪争则病作。正邪争时邪胜则寒,正胜则热,故表现为症状上的往来寒热,叫间上的休作有时。现代关于休作有时产生机理的探讨不甚深入,仅对子、午时发作性疾病有所认识,一般都遵从岳美中先生的"子、午之时是阴阳交替之际,小柴胡汤能调整阴阳枢机"的观点。对于发作于其他时间的休作有时性疾病,大多数均为临床报道,都没有对机理予以探讨,有待于进一步深入研究。

休作有时作为本方证的重要临床证候特点,在辨证时可作为本方证的主要参考诊断指标。为了能够说明休作有时在辨证中的重要作用,于此赘述一案予以资证。今年五月中旬,此文未辍,本院一中医邀会诊。患者为十岁男孩,每晚入睡约20分钟必自醒,醒则小便,且恐惧万分,呢喃害怕紧依母怀,其母亲依偎安抚,10分钟后自行入睡,一夜安卧,再无丁点不妥。次日问询,夜间惊醒之事,记忆丝毫不差。夜夜如此,已两月余。到省内几家大医院看过,诊断癫痫病可疑,服中西药不效,气功治疗也无效果,到我院门诊要求针灸治疗,该医以乌梅汤化裁,服之不效,而邀会诊。

细问病史,缘于1989年12月,某晚入睡后,因其父与同事饮酒谈话将其惊醒,而发此病。初时三四日一作,证亦同上,经治疗1月余,发作停止。春节过后复又发作,每夜均见,家长极为苦恼,昼日无异,学习游戏均正常,惟不思饮食,精神智力正常,脑电图正常范围,体格检查未见任何异常。舌质淡,苔中根腻,左脉弦滑。根据病情符合休作有时的临床特点,如发作有固定时间,每晚入睡20分钟后,发作过程有固定时限,持续约10分钟,发作有固定症状,惊醒、小便、恐惧感等,结合舌脉改变,辨为邪伏少阳,枢机不利,伏痰作祟,休作有时。即出方予小柴胡合温胆汤加龙牡、礞石3剂。数日后恰逢其母告之,服药当晚未惊醒,第二夜虽醒未尿未怕,随醒即睡,第三夜亦未惊醒。后因经治医生未能继续守方,中途疗效不甚理想。六月上旬又遇患儿,得知上情力主上方,因虑其病重药轻,加龙牡各至40g,先服3剂,又不复醒,后以每日晚间一服,6夜醒一次,亦未尿未怕。后予归脾合之,以资善后。此案既无往来寒热,也无胸胁苦满等,柴胡主证只见不欲饮食,主要辨证依据就是病情具有休作有时特征,依法施之确有良效。故有作者说:"有病作有时,再兼见往来寒热,或胸胁苦满,或心烦喜呕,或默默不欲饮食,或口苦、咽干、目眩,即可为应用小柴胡汤的一证。"此论确是经验之谈,临证可资为凭。

关于《伤寒论》中休作有时的产生原因,我们认为主要与三焦水火枢机不利有关。少阳主枢,含胆和三焦,胆主枢机在于脏腑。"凡十一脏皆取决于胆",故胆有名俱形;三焦主枢,在于水火阴阳,偏重气化,故三焦有名无形。《内经》论十二脏腑,惟胆为"中精之府",三焦为"中渎之府"。何谓中,不偏不倚,不高不下是谓中。不偏不倚,说明处理公允,不失偏颇,深合中枢度量,故誉胆为"中正之官";不高不下,说明位置居中,即胆和三焦枢机都处在人体的中间部位,胆寄于胁,三焦虽分列上、中、下焦,其枢机部位推之亦应处于相当水平。"血弱气尽,腠理开,邪气因入,与正气相搏,结于胁下,正邪分争,往来寒热,休作有时。"这段经文主要是对邪入三焦枢机的病机阐述。血弱气尽,为何腠理开,因为"腠者,是三焦通会元真之处,为血气所注;理者,是皮肤脏腑之文理也。"血弱气尽,腠理失于气血温养,开阖失机,以致开而不闭;邪气乘虚而入侵犯腠理,为何又深入而结于胁下,因为"三焦者,腠理毫毛其应。"

上述与《金匮要略》原文合看,可以认为腠理是三焦外荣,三焦为腠理内应。腠理开放,邪气侵进,当循三焦深入,其结于胁下者,示人以三焦枢机部位,即犯外荣,循内应,结枢机。"结"字具有郁结,不得舒展之意,符合枢机受邪,郁遏不伸的病机。正邪分争、往来寒热、休作有时,主要阐述了少阳三焦水火阴阳枢机的病理特点,这在一些病案所记述的往来寒热症状中也有所反映。如往来寒热,先寒时顿首战栗,三覆衣被而不解,后热时扬手掷足,大渴引饮而不退,足见寒热程度之剧。这种情况用胆主枢机解释颇觉费力,因脏腑气机不利,难以出现寒热如此起落。可以认为邪入腠理,侵犯少阳,郁遏三焦水火,阴阳枢机,水火阴阳道路不畅,邪欲假三焦入进,正欲循三焦出伸,"故入而并于阴则寒,出而并于阳则热",邪进胁迫三焦之水反入则寒,甚则寒森冰冷;正伸携领三焦郁火出张则热,甚则热势鸱张。邪进正郁,郁极则伸,正伸邪退,"阴阳出入,各有其时",故而形成了"往来寒热,休作有时"的临床特点。

对于三焦水火枢机不利的临床见症,论、案俱多,如仲景在本方证加减法中明示"若胁下痞硬者,去大枣加牡蛎四两",此即为水火枢机不利偏于水之轻者。为何用牡蛎治疗,一般认为牡蛎能软坚散结,故可除痞硬,此释实不明了。明·万密斋治李养晦患伤寒苦左胁痛,他医以本方加枳壳、桔梗,服之不效,已十七日。切之脉,沉弦且急,曰此蓄水证也。只用此方再加牡蛎,以泄其蓄水可耳,一服痛止。伤寒胁痛,证名蓄水,病位在胁,本方加牡蛎可治。说明本方证见胁下痞硬甚或疼痛,就不能单纯认为是胆之枢机不利的表现,应主要考虑三焦水火枢机不利的原因。缘三焦枢机位于胁,水道不能通调,故水气结于胁下,产生痞硬疼痛。已故辽阳中医名宿胡星垣(万魁)先生,凡治本方证见胁痛者,必去大枣加生牡蛎三、四钱,药投辄效。足见胡老先生深得仲景施牡蛎,泄三焦水气,疗少阳胁痛之奥旨。偏于水之重者,见胸胁满结,小便不利,口渴心烦,往来寒热,但头汗出者,大论以柴胡桂枝干姜汤温而泄之。三焦水火枢机不利,偏于火者,则邪气弥漫、胸满烦惊、谵语身重、小便不利,《伤寒论》中以柴胡加龙骨牡蛎汤通阳泄热,镇惊安神。

本方通调水道,治疗少阳水火枢机不利,临床施之效实非常,再附一案聊为补证。今年三月,本科同事刘某之母,年六十四,自河北探亲。患头汗两年余,无论冬夏,日夜多发,静则微汗,动则头汗如流,齐颈而还,身无点温,伴有心烦,别无他苦。舌脉正常。细忖再三,无证可辨。忆及第148条阳微结证有"头汗出",可与本方,和第230条论述本方具有使"上焦得通,津液得下"的治疗作用,揣度此头汗证能否为三焦枢机不利,水道不能通调,上焦不通,津液不下,反蒸溢于上呢?用本方姑妄试之,且加苓、术健脾以助运化水湿之力。孰料3剂服后,头汗顿止,但觉四肢胀紧,尿量尚不减少,按之亦无浮肿,余无他证。再思之,患者年事较高,命门火衰,服汤后虽上焦得通,津液得下,但下焦蒸化无力,以至水气弥漫,而见上证,当以温散水气,予五苓散各15g,加生牡蛎30g,服3剂胀紧俱除,头汗亦未再作。

（二）舌象及其诊断指标

1.舌质

1260 例病案中记载舌质者 651 例,其中舌(边、尖)红出现最多,为 339 例,占有舌质记载的 52.07%,其次为舌质淡 135 例,占 20.74%,淡红 89 例,紫暗 28 例,舌嫩、胖大、齿痕、瘀斑等 23 例。舌质红是小柴胡汤证的舌质诊断指标,反映了邪入少阳,枢机不利,疏泄失调,郁火上炎的病理机制。舌质淡有两种情况,一是外感疾病,虽入少阳但病程较短,邪气不重,其势尚浅;二是内伤疾病,病程日久,气血不足,不能上荣,多见胖大齿痕等。至于舌绛、紫暗多为邪气较重,兼伤阴血,或久病入络,夹有血瘀所致。舌质淡可作为舌质主要参考指标。

2.舌苔

在 1260 例病案中有舌苔记载者 882 例,占 70.0%。言苔色者有黄、白、灰、黑之区别;言苔质者有腻、糙、滑之不同;言苔形者有剥脱、薄、厚之差异。其中白、黄两色舌苔为 775 例,占有舌苔记载的 87.86%,其苔质苔形基本对应,见下表:

苔形 苔色	薄	厚	薄腻	腻	厚腻	滑	糙	合计
白	89	214	10	11	60	8	18	410
黄	51	201	7	22	67	11	5	365

另外,还有苔黄白、灰白、花剥、少苔等共 56 例。一般说来,苔色定病性、病位,辨之表里寒热;厚薄察邪气,辨之深浅轻重;润糙验津液,辨之有无存亡;腻腐应湿浊,辨之三焦脾胃运化利与不利。邪入少阳,病在半里半表,邪气浅者,偏于表寒,苔色多白;邪气深者,偏于里热,苔色多黄。少阳脏腑气机被郁,脾胃升降失司,运化无力,少阳水火枢机被郁,水道不能通调,则湿浊内生,而苔见腻腐。黄白有薄厚,兼腻亦有薄厚,反映了病位深浅,邪气轻重,病程久短,气机郁滞的不同程度,临床施治可依舌象加减进退。舌苔诊断指标为苔白、黄。腻为舌苔诊断参考指标。

（三）脉象及其诊断指标

1260 例病案中有脉象记载者 988 例,占 78.41%,大多数以复脉形式出现,共见脉象 65 种,其中以弦数、弦、弦细、弦滑出现较多,详见下表:

脉象	弦数	弦	弦细	弦滑	合计
例数	209	169	123	74	575
百分比	21.15%	17.11%	12.44%	7.49%	58.20%

余下除弦细数 29 例外,多在 1~10 余次。把复脉拆成单脉进行统计,能够进一步明确本方证的脉象特点。共有单脉 20 种,1877 脉次,把超过脉案(988 例)五分之一以上者统计如下表:

脉象	弦	数	细小	合计(脉次百分比)
脉次	777	392	255	1415(75.39%)
占脉案百分比	78.64%	39.68%	25.81%	

其次,出现较多的单脉为滑脉 154 次,占 15.58%,沉脉 82 次,占 8.29%,浮脉 69 次,占 6.98%。弦、数、细三脉出现率高,弦脉尤其突出,三脉和三脉互兼者 590 例,占脉案的 59.72%。三脉兼他脉者 333 例,占脉案的 33.70%,即三脉共出现 923 例,占脉案的 93.42%。不涉及此三脉的病案仅 65 例,占 6.58%。足见弦、数、细三脉在本方证脉象诊断指标中的重要地位。弦脉历来被认为是本方证的主脉,其在脏腑主肝胆,在气机主郁滞,在六经主少阳。如第 265 条"伤寒脉弦细,头痛发热者,属少阳。"头痛发热,三阳病皆有,所异之于脉。浮脉者太阳,脉洪大滑数者阳明,惟脉弦细属少阳。第 140 条"脉弦者,必两胁拘急。"两胁为肝胆,三焦枢机居处,拘急紧迫,为少阳气机郁滞不舒所致。《伤寒论》中八言弦脉有针药方治者三。如第 100 条的脉阳涩、阴弦,腹中急痛,予小建中汤和本方先补后和;第 231 条的三阳合病,脉弦浮大,投本方治从少阳;第 142 条的太少并病,不可发汗,若误施汗法则谵语脉弦,治同热入血室,刺肝经募穴期门。肝胆互为表里,厥阴少阳经脉相连,调气和于少阳,理血当泻厥阴。至于上述第 265 条的"属少阳"虽未设方,与下条之"本太阳病不解,转入少阳者"两相照应,可以本方治之,其义昭彰。因此弦脉是本方证的脉象诊断指标。数脉主热,随其兼脉显示表里虚实。数脉在《伤寒论》中与本方证无一合拍,在样本中出现较多的原因,分析有两种情况,一是本方证病机为枢机郁遏,郁易化热,而脉见数象;一是本方证在临床表现常见往来寒热和体温升高。寒热往来常表现为程序上的寒轻热重,和时间上的寒短热长,这样也易多见数脉。细脉在样本中出现相对较多,体现了本方证形成的机体状态,"血弱气尽",脉道空虚,充盈不足,故脉呈细象。可以认为数、细二脉是本方证的重要参考指标。

因此,初步认定小柴胡汤证的诊断指标如下:

症状诊断指标:往来寒热,饮食减少,口苦,咽干,口渴,胸胁苦满,恶心呕吐,眩晕。

舌象诊断指标:舌质红,苔白、黄。参考指标:舌质淡,舌苔腻。

脉象诊断指标:脉弦。参考指标:脉数、脉细。

重要诊断参考指标:病情休作有时。

四、用药规律

1260例医案中,共用药282味,12328味次,各类药物均有涉及。小柴胡汤原方药物应用情况如下:

药物	出现次数(次)	有药量记载(次)	最大量(g)	最小量(g)	常用量(g)
柴胡	1260	916	30	1.5	13±6
黄芩	1208	864	30	2.5	10±3
甘草	1135	751	20	2	6±3
半夏	1145	801	30	3	10±3
生姜	859	287	10(片)	1(片)	3±1(片)
		262	24	1.5	8±3
人参	931	人参 78	20	3	10±4
		党参、太子参 西洋参 533	30	3	12±6
大枣	823	399	15(枚)	2(枚)	5±32(枚)
		104	30	3	10±5

从药物出现率来看,柴胡为100%,芩、夏、草均在90%以上,参、姜、枣为70%左右,即三药在应用本方时被减味的几率较大。病案反映出无虚去参枣,胃和舍姜(夏)的现象。观《伤寒论》中本方加减法,除柴、草未易,余五味皆可更代,据证设药,圆机活法。在用参方面,有药名药量记载者611例,其中,用人参78例,用党参、太子参、西洋参533例。党参价廉易得,功用较太子参、西洋参更接近人参,故临床多以党参替代人参。姜以片计、枣以枚算,也是样本中反映出的临床用药特点,现一些药房不备姜、枣,多嘱患者自购,而所以然之。

方中柴胡用量,按仲景原意,量为半斤,近芩、参、草、姜(各三两)的三倍,而样本中多见诸药用量相近,甚或有时柴胡用量最小。既往有柴胡升散能劫肝阴的说法,在一定程度上限制了柴胡的使用剂量。究竟柴胡所劫肝阴导致的临床表现如何,未见明确记述。样本中柴胡用至60g者,也无任何副作用出现,故此说当属推测,推以为凭,不应有囿。诵胡星垣老先生案,柴胡每用至一两,外感内伤,奇证怪病,药投辄响,效如桴鼓。有人体会柴胡用量(成人)每剂不应少于八钱(24g),若证重者用至一两二钱(36g)或一两六钱(48g),效果明显,未见任何副作用,余药可按量递减,否则轻重倒置,难以达到目的。有人认为柴胡功用因剂量而异,小剂量(5~8g)能升提中阳,中等剂量(10~15g)能疏肝解郁,大剂量(16~24g)能和解少阳、退寒热。即根据疾病性质、程度,变化药物剂量,因证施量。还有人把柴胡的用量和煎法结合起来,讨论其药性和治疗作用,认为柴胡有升散和清降二重性,对于病偏里、偏下,欲取其清降之功,柴胡用量宜大,可用至25g,余药以不超过柴胡半量效果最佳,但需久煎、重煎,以防其量大升散太过。煎法为头汁二汁煎出后去滓,再合煎浓缩至一半,如病偏表、偏上,欲取其升散之功,柴胡用量减半(12g),且不需久煎,保全其升发之性。

观样本中各案不论柴胡用量大小,案均有效。说明柴胡用量和选择,不单纯是理论问题,更主要的是经验问题。由于各家对柴胡量效关系体会不同,上述情况当为参考。在柴胡药源选择上,有人提出以伞形科柴胡为好(即北柴胡),否则效果不佳。

样本中除小柴胡汤原方药物外,共加药275味,4967味次,其主要加减情况是:清热药最多为1100味次,依次为补虚药573次,活血化瘀药529次,解表药496次,理气药430次,利水渗湿药372次,止咳化痰平喘药345次,芳香化湿药194次等。在具体用药中,解表加桂枝、葛根、薄荷、菊花(共179次);清热泻火加栀子(102次)、石膏(70次);利水渗湿加茯苓、泽泻、薏仁、茵陈蒿(252次);理气药加陈皮、香附、青皮(255次);化痰止咳平喘加桔梗、瓜蒌、竹茹(184次);活血化瘀加川芎、郁金、桃仁、红花、元胡(371次);平肝息风加钩藤、牡蛎(75次);补气加黄芪、白术(112次);补血加当归、白芍(393次);截疟加常山、草果(45次)等。

样本各案中均未按仲景原旨,即煎半去滓再煎三服的方法进行煎服。有煎法记载者为一剂两煎,或各煎各服,或合煎而服,无去滓再煎,以臻醇和的过程。在服药时间上,发热者多4小时一服,个别者2小时一服,直到热退。对休作有时之病,如疟疾,常在发病前2~4小时内服药;若经行诸病,则在未行经前3天左右开始服药。

施用本方证即使药证合拍,效果也不尽然,大约可见有三种转归,即治愈、好转、变证。有疗效记载者1004例,治愈者947例,好转者59例,好转案中有48例是以它方收功的。如新病寒热,气津耗伤,多以竹叶石膏汤善后,久病痼疾多痰多虚,常以补中、四、六君子诸汤补气健脾,以绝病源。而妇人所患热入血室,多以四物汤、逍遥散、桃核承气汤、桂枝茯苓(丸)养血活血、去瘀生新。变证所见极少。一类是《伤寒论》中有备之变,如第97条"服柴胡汤已,渴者属阳明,以法治之"所言,例如一伤寒三阳合病男患,戴阳、吐血、胁痛、烦渴、谵语,以本方减参加生地半剂,俟其胃实,以承气下之得利愈。一类是未备之变,如一热入血室案,经水适至,往来寒热,身不痛,汗出,本方加辛散药二剂外症已,出现经水中止,少腹剧痛如杖伤。用四物去地、芎加桃仁、红花、桂枝、大黄二剂愈。

五、本证在中医和现代医学疾病中的分布

在1260例中,有中医诊断者633例,涉及病名119个,属外感范畴207例,24个病名,属内伤杂病者330例,95个病名。外感疾病最多见的诊断疾病有"伤寒"、"少阳病(证)"、"热入血室"等;内伤杂病多分布于中医内、外、妇科。有西医诊断的748例,122个病名,包括了内、外、妇、儿、五官、皮肤、传染等科疾病。内科诸系统中,呼吸系以病毒或细菌性上呼吸道感染、渗出性胸膜炎多见;消化系以慢性胆系病多见;泌尿系以结石、急、慢性肾炎多见;神经系以美尼尔氏症、肋间神经痛多见;五官科则以化脓性中耳炎、扁桃体炎多见;传染科则以甲、乙型肝炎、腮腺炎、疟疾多见。总之本方应用广泛,样本中不乏奇症怪案,久病痼疾,诚如胡星垣老先生所云:"余业医四十余年,诊治所及惟小柴胡方证独多,每诊脉见弦形,疾涉少阳一症者,即以小柴胡汤加减治之,无一不效。"

六、日医病案探讨

根据日本汉方医者应用小柴胡汤及其医案的特点,本文对此作为一个独立的部分进行讨论。共收集到日医医案79例,男性40例,女性32例,无性别记录者7例。年龄跨度为最小3个月婴儿、最大77岁老妪。病情特点都是各科慢性疾病,内科疾病最多,共71例,占89.87%。病程较长,少则1个月,多则数十年。罕见急性病例只1例古案,为外感夹杂食滞。最多疾病医案是支气管哮喘,共9例,依次为慢性肾炎6例,荨麻疹5例,夜尿症4例,大多数为单病单案,证候分布除"腹症"外极为分散。

在本组病案中,突出体现了日本汉方医者不行辨证,注重腹症的临床特点。腹症是通过腹诊检查获得的疾病信息,其内容有胸胁苦满,腹部存在抵抗压痛(包括腹直肌紧张、坚硬、拘挛)。胸胁苦满在客观检查上被认为从心窝部到两胁有抵抗或/和压痛。常被形容为轻、中、重度,具体分度标准未见医案记录。其具体检查方法是:"使病者仰卧,医者指头自胁骨弓下,沿前胸壁里面向胸腔按抚压上之际,触之一种抵抗之物并同时有压痛,即是胸胁苦满证也。"在病案中,胸胁苦满常见于右侧

腹部抵抗,压痛多发生于脐之左侧。腹症中胸胁苦满尤为重要,因为"胸胁苦满是应用小柴胡汤的重要目标"(日医语)。一旦腹症存在,便可使用小柴胡汤了。在本组医案中常可见到如下判定模式:腹疗检查有胸胁苦满,或/和腹部抵抗压痛(包括腹直肌紧张/坚硬/拘挛)。根据腹症,投以小柴胡汤。置其他症状于不顾,说明日本汉方医者把本方证和腹症几乎等同起来,视腹症为应用本方的必要条件。以上情况在内科病案中尤为明显。全部 79 例病案中腹症出现 68 次,占 86.08%。其他任何症状的出现次数都难以与其比较,未见腹症均为小儿和五官科疾病。可以认为,日本汉方医的腹症理论,为小柴胡汤临床应用指标客观化做出了贡献,在本方证诊断方面有着重要意义。可借助腹症理论扩大小柴胡汤的临床应用范围,又要避免受其限制,忽略对另外症候的全面辨证,而失于圆机活法。既不能因无腹症而不施小柴胡汤,又不要有腹症而纯施小柴胡汤,这样才能不失偏颇。

在具体遣方治疗上,日本汉方医者有以下特点:

1.喜用合方,共 57 例,如喘息病多合用半夏厚朴汤,荨麻疹合用茵陈蒿汤,夜尿症合用桂枝加芍药汤等。多为一人倡导,效尤纷纷,不讲辨证,不演方理,表现出机械的实用主义痕迹。

2.剂型固定,绝大多数为浸膏制剂,优点是服用方便、卫生,宜于携带存放,患者乐于接受。缺点是药物、药量固定,难于随症加减变化。

3.药量偏少,整方(单方)剂量重 2.5~4.5g,合方剂量 6~9g。

4.服法固定,多为一日 3 次口服。

5.服药时间长,因每剂剂量小,所以必须增加服药时间,治疗时程短者一旬,多为数月,长则逾年。

小结

本文通过对《伤寒论》小柴胡汤古今医案 1260 例统计分析,总结出本方证证治规律如下:

1.本方证男女均可发病,两性罹患几率相近;各年龄组均有发病,以 21~50 岁发病率高,女性病人在 21~30 岁间多见本证;四季均可发病,春季稍多;外感为其多见原因。

2.本方证诊断指标为:往来寒热,饮食减少,口苦,咽干口渴,胸胁苦满,恶心呕吐,眩晕,舌红,舌苔白、黄,脉弦。

诊断参考指标为：病情具有"休作有时"的特点，舌质淡，苔腻，脉数，脉细。

3.本方证的基本病机是邪犯少阳、正邪分争、枢机不利、疏泄失调、郁火上炎、脾胃失和。

4.本方应用时加减出入较大，除柴胡外，余六药均可据症加减。柴胡用量随病情增减，且功用不同。人参常以党参代替，姜以片计，枣以枚算。服法可一日多剂，一日多服。

5.本方证广泛见于中、西医各科疾病过程，不论证之奇恒，病之怪常，辨证精当，施之则效。

小建中汤证

小建中汤是在桂枝汤的基础上,倍芍药加饴糖而成。《伤寒论》中见本方二处:一是治疗伤寒里虚,悸而烦;二是治疗少阳兼中虚腹痛。由于本方具有温中健脾,调和气血的作用,故应用极为广泛。通过对小建中汤古今医案213例统计分析,总结其证治规律如下:

一、发病规律

(一)性别

213例病案中,有性别记载者153例,其中女性68例,男性85例,男女之比为1.3:1,可见男女发病率无明显差别。

(二)年龄

213例病案中有年龄记载者189例,其中最小者1岁,最大者76岁。其具体分布如下表:

年龄	16岁以下	10~30岁	31~45岁	46~60岁	60岁以上	合计
例数	43	29	40	43	34	189
百分比	22.8%	15.3%	21.2%	22.8%	18.0%	100%

从表中可以看出,各年龄组均可发病,其中16岁以下组较16~30岁年龄组发病率偏高,而31岁以上的年龄组发病率明显高于其他年龄组。这可能是由于16岁以下年龄组为儿童成长期,身体发育尚未成熟,脏腑娇嫩,脾胃虚弱。从病案中可以发现,这一组患病,多由饥饱无度或喜食生冷瓜果等物而致。16~30岁年龄组,为青壮年抗病力强,不易形成慢性虚损,因此,发病率较低。31岁以后,由于劳动强度较大,身体日衰,容易形成因劳而虚,最后成为因虚而病的虚劳证,因此,发病率较高。

(三)季节

本资料有发病时间记载者92例。各季节发病情况如下表:

季节	春(2~4月)	夏(5~7月)	秋(8~10月)	冬(11~1月)	合计
例数	34	25	18	15	92
百分比	37.0%	27.2%	19.6%	16.3%	100%

表中显示无明显季节性,春季发病相对较多。

二、病程及病史

（一）病程

213 例病案中,有病程记载者 123 例,病程短者 4~5 天,长者 10 余年之久。其中 15 岁以下年龄组发病持续时间较短, 以 4 个月左右为最多;45 岁以上年龄组发病持续时间较长,以 2 年左右为最多。

（二）病史

有病史记载者 60 例,其中小儿以饥饱无度,喜食生冷为多见,共 22 例;成人多以劳伤过度诱发为多见,共 20 例;也有个别病例,起病之初,未予重视,渐渐而成虚劳。另外,误用寒凉之品,伤脾害胃而成者亦有 7 例。

三、症状、舌、脉统计结果

（一）症状及症状诊断指标

213 例病案中记载症状 64 种,904 症次,平均每例 5 症,具体如下表:

症状	纳呆	疲乏无力	消瘦	面白无华	胃脘痛喜暖喜按
例数	97	80	61	56	44
占样本例数百分比	45.5%	37.6%	28.6%	26.3%	20.7%

以上为国内使用小建中汤原方与加减方 213 例中,前 5 位出现次数较多的症状。

日本医案(使用原方 39 例,加减方 3 例)统计结果与上略有不同,具体如下表:

症状	腹有肌硬	疲乏	消瘦	腹痛喜暖喜按	食少	面白无华
例数	35	27	27	27	21	19
占样本例数百分比	83.3%	64.3%	64.3%	64.3%	50%	45%

可以看出,日本医案中,一是腹症出现次数为最多,二是腹痛喜暖喜按与疲乏

无力、消瘦出现的次数相等,然后是食少、面白无华,其余均在 5 次以下。日本方面对于腹症,提到了特别重要的地位,颇有"但见一症便是"之感。中日两国的医案,就其出现的症状而言,还是一致的,尽管顺序略有不同,但不影响大局。日本方面所出现的疝气、遗尿、肢冷等,也都是在见有腹症的情况下,才使用小建中汤。象疝气等,日本方面认为,这是腹症之一。

考仲景原文,小建中汤是治疗虚劳的主方。关于"虚劳"二字,魏荔彤云:"虚劳者,因劳而虚,因虚而病也。"属慢性消耗性疾病,或机能衰减,营养不良性疾患。《灵枢·终始第九》云:"阴阳俱不足,补阳则阴竭,泻阴则阳脱。如是者,可得以甘药。"仲景根据《内经》指导思想,创立了小建中汤,小建中汤为甘味之品,盖取稼穑作甘之本以缓中焦之急,补其虚而设。仲景所设小建中汤,大致应用两个方面:一是脘腹里急;一是阴损及阳,阳损及阴的阴阳两虚证。尤在泾曰:"欲求阴阳之气和者,必求于中气,求中气之立者,必以建中也。"阴阳两虚证,其表现甚为复杂。如《金匮要略》云:"虚劳里急,悸,衄,腹中痛,梦失精,四肢酸痛,手足烦热,咽干口燥,小建中汤主之。"可见,其典型症状不甚明显,但有一个前提,就是"虚劳"。本文所统计的症状中纳呆、疲乏无力、消瘦、面白无华即是虚劳的表现,可作为小建中汤证的主要诊断指标。其他症状依次为心悸、失眠、面色萎黄、气短、自汗、盗汗、便硬或便溏、口干燥、鼻衄、头痛等,与仲景所述"虚劳里急"以下之症颇相一致,可作为症状参考诊断指标。

本文的研究结果,明确了小建中汤使用的前提条件,一是有虚劳的表现,二是脘腹里急的特点是喜暖喜按。

(三)脉象及其诊断指标

213 例病案中,有脉象记载者 154 例,脉象变化 10 种。具体情况如下:

脉象	细	弦	沉	弱
脉次	66	57	38	20
百分比	42.9%	37.0%	24.7%	13.0%

由上表可见,以弦、细、沉、弱脉为多见。弦脉属肝病,这是因为本方所治之证为虚劳,又多为中气不足,故常伴有肝旺犯脾之证,而脉沉、细、弱均反映为虚劳脉象。

国内医案对脉象颇多重视,而日本方面对此却有疏漏之感(全部医案 42 例,有脉象记载者仅 4 例)。实际上,治疗脘腹里急,依脉象指导治疗是极其重要的。脘腹里急,其脉细弱,这是单纯中气虚损,气血不足。若其脉见弦,往往伴有虚劳里急之证,即仲景所云:"伤寒,阳脉涩,阴脉弦,法当腹中急痛,先与小建中汤,不差者,与小柴胡汤",乃肝旺犯脾之象。因此,脉象是不应忽视的。

(三)舌象及其诊断指标

舌质以淡红,舌苔以薄白为最多,说明虚劳的病机是中气不足、气血两虚。其他舌象不呈现集中趋势。

四、用药规律

213 例病案中,用药 115 味,1113 味次。小建中汤单方用药情况如下表:

药物	出现次数(次)	有药量记载(次)	最大量(g)	最小量(g)	常用量(g)
饴糖	179	126	120	6	30
桂枝	200	150	30	2	15
芍药	206	150	50	3	20
大枣	157	117	20(枚)	2(枚)	10(枚)
生姜	146	108	30	3	10
甘草	200	145	20	1.5	6

由上表可以看出,六味药出现的频率并不一致,原因是饴糖常常无药,有以麦芽代之者,桂枝有时变为肉桂,大枣、生姜又常常自备。从表中可以看出,以饴糖的用量为最大,体现了本方以饴糖甘味药为主的地位,另外,芍药的用量也接近桂枝一倍,足见后世在应用此方时,还是遵仲景立方本意。

本方给药途径,均为口服,煎法为五药同煎,后纳饴糖烊化。

据资料记载痊愈者 159 例,占 74.6%,显效 81 例,占 38.0%,均为有效病例。从病案中发现,治疗单纯虚劳见效较为缓慢,而治疗脘腹里急,则收效较快。

本资料记载根据不同病情况加药 109 种,580 味次。主要加减规律如下:若虚证明显者加黄芪、当归,此即黄芪建中汤与当归补血汤合方;寒象偏重者,多加干姜、党参、肉桂,去生姜、桂枝,此与大建中汤类似;若湿浊较盛者,多加茯苓;气逆明显者,加半夏;腹痛甚者,加元胡;失眠者,加龙骨、牡蛎;兼见少阳证者,多加柴胡。

与此不同的是,日本医案 42 例中,只有 3 例作了加减,其余 39 例均是使用仲景原方,也都是经口服给药,但有三点值得注意:一是将小建中汤制成中成药,多为散剂;二是用量较小,以日量计算;三是服用时间较长,一般都在 3 个月左右。

五、本证在中医和现代医学疾病中的分布

资料中有中医病名诊断者 83 例,虚劳 49 例,腹痛 12 例,食积 3 例,失眠、崩漏、便秘、产后癫狂、产后发热、癫痫、发热、风寒感冒等各 1 例。有西医诊断记载者 83 例,十二指肠溃疡 24 例,胃溃疡 15 例,贫血 9 例,白血病 4 例,胃炎 4 例,结肠炎 3 例,胃肠功能紊乱 2 例,脊髓空洞症 2 例,白塞氏综合征、粟粒性肺结核、慢性胰腺炎、溶血性黄疸、红斑性狼疮、胃痉挛、恶露不绝、阳痿、过敏性紫癜等各 1 例。可以认为,小建中汤主要应用于消化道溃疡的治疗,尤以十二指肠溃疡为多,其他则散见于慢性消耗性疾病。

小结

本文通过对小建中汤古今医案 213 例的统计分析,得出如下结论:

1.小建中汤证男女均可发病;以 16 岁以下及 31 岁以上发病率较高;发病季节性不明显,四季均可发病。

2.主要诊断指标:纳呆,疲乏无力,消瘦,面白无华,胃脘痛喜暖喜按,左右腹直肌强硬或腹力弱,舌淡,苔薄白,脉弦、细、沉、弱。

3.小建中汤证的病机为中焦虚损、气血不足,本方主要应用于消化道溃疡及慢性消耗性疾病的治疗。

4.中日两国就小建中汤的使用情况,有如下差异:①日本方面重视腹症,忽略了舌脉,而中国方面,虽不十分强调腹症,但也注重胃脘部有喜温喜按这一特点,多脉症合参。②在用药上,中国方面普遍加减,剂量较日本方面略重,相反,日本方面很少加减,剂量偏小,服用时间较长。

大柴胡汤证

大柴胡汤出自《伤寒论》第 103 条,由柴胡、黄芩、芍药、半夏、枳实、大黄、生姜、大枣八味药组成。具有内攻外攘,通达表里,既能和解少阳,解怫郁之热,又能清热通腑,除有形实邪的功用。主治少阳阳明同病,其应用范围极为广泛,适用于内、外、妇、儿、五官等多科疾病,特别是对于急腹症的治疗,更是得心应手,疗效显著。通过对收集到的大柴胡汤古今医案 793 例进行统计分析,总结其证治规律如下。

一、发病规律

(一)性别

793 例病案中,有性别记载者 793 例,男 452 例,女 341 例,男女之比为 1.3:1,发病率男性略高于女性,但无显著差异。这与大柴胡汤不是攻下峻剂而是攻里和表的双解剂有关,故对性别的要求不甚严格。

(二)年龄

793 例病案中,有年龄记载者 646 例,最小者 12 天,最大者 84 岁。分布情况如下表:

年龄	16岁以下	16~30岁	31~45岁	46~60岁	60岁以上	合计
例数	36	143	230	181	56	646
百分比	5%	22%	36%	28%	9%	100%

从上表可以看出,16~60 岁的发病人数为最多,这是由于该年龄组情绪波动较大,最易导致肝胆疏泄功能失调,加之体质比较健壮,阳气旺盛,易化燥成实所致。特别是民国以前的病例,几乎都是 30 岁左右的成年人。16 岁以下的儿童组发病人数量少,仅 16 例,主要以外感、传染病、消化系统疾患为主,这与小儿的生理特点有关。儿童身体发育尚未成熟,脏腑娇嫩,气血未充,仍为稚阴稚阳之体,一旦外邪侵

入,或饮食不节,内伤脾胃,常突然发病,传变迅速,变化多端,或表或里,或寒或热,或虚或实,故属大柴胡汤证者少。60 岁以上的老人发病率也较低,这与年老体衰,外邪入里不易化热化燥有关。在日本,以 30~60 岁为最,没有 16 岁以下少儿发病的。这是由于日医多将本方用于治疗高血压、糖尿病的缘故。可见年龄的大小,体质的强弱与发病有一定关系。

(三)季节

在 793 例病案中,有发病时间记载者 482 例。各季节发病情况如下表:

季节	春(2~4月)	夏(5~7月)	秋(8~10月)	冬(11~1月)	合计
例数	130	134	152	66	482
百分比	27%	27.8%	31.5%	13.7%	100%

表中所示四季均可发病,但春秋季为最。以五运六气论,春为厥阴风木当令,在天为风在脏为肝,肝胆互为表里,胆为少阳,主东方万物生发之气;秋为阳明燥金当令,在天为燥,在脏为肺,肺与大肠相表里,胃肠同属阳明。当令之气太过不及,超过了机体的调节能力,则易出现肝胆胃肠同病之证。如将病案中的外感热病单独统计分析,发现 29 例病案中,春秋两季竟为 26 例。由此可见,大柴胡汤证发病有一定季节性,但由于现代应用大柴胡汤比较广泛,因而使其发病季节的相对比提高。

二、病程及病史

在 793 例病案中,有病程记载者 204 例,病程 1 天~16 年不等。其中日本医案 66 例中,最长 16 年,半年以上者 43 例,占 65%,可见日本是以治疗慢性疾病为主。而我国则以治疗外感、急腹症为主,虽有发病时间 10 年以上者,但 30 天以内者 93 例,占 67%。统计中还发现,外感病、急腹症在发病的第 2~3 天出现大柴胡汤证者占三分之一,与《伤寒论》六经病发病规律相一致。但由于大柴胡汤现代应用比较广泛,不仅用于外感病,还用于内伤杂病,故又与六经病传变规律有所区别。在统计时还发现,280 例有大便秘结记载者,便秘时间 1~4 天不等,以发病 2~3 天出现者为最多,尽管便秘形成及持续时间的长短不一,但与疗效的关系却不大,一般 1~3 剂即便通而愈。

三、症状、舌、脉统计结果

(一)症状及症状诊断指标

793 例病案中记载症状 142 种,3232 症次,每个病例平均出现 6.8 个症状,每种症状平均出现 32 症次。按平均每例 7 个症状计算,出现次数最多的前 7 个症状为大柴胡汤临床应用的多见症状,具有症状诊断指标的意义。其余症状,凡超过 23 症次以上具有辨证意义,可作为诊断参考指标。

1. 主要诊断指标

按症状出现次数的多少,列表如下:

症状	便秘	胸胁苦满	恶心呕吐	往来寒热	腹痛	口苦咽干	食欲不振
例数	474	276	342	283	310	169	220
百分比	59.8%	34.2%	43.1%	35.7%	39.1%	21.3%	27.7%

2. 参考诊断指标

尿黄赤 214 次,烦躁 109 次,腹胀 172 次,心下痞硬 88 次,口渴 106 次,眩晕 71 次,自汗 63 次,头痛 66 次,肩颈酸痛 62 次,黄疸 44 次,下利 33 次。

邪入少阳,枢机不利,正邪分争,正胜则热,邪胜则寒,故往来寒热;足少阳经脉上头面下胸中,行于人体两侧,经气不利,则胸胁苦满、肩颈酸痛、头痛、眩晕;胆火内郁,横犯脾胃,则食欲不振、恶心呕吐;少阳经脉起于目内眦,咽为之使,胆火上炎,则口苦咽干;肝胆湿热,胆汁外溢,发为黄疸;少阳病不解,热邪内陷,胃肠燥结,则便秘、心下痞硬、腹胀、腹痛;热盛迫汗外出,或营卫不调,则汗出;热盛扰心,则烦躁;邪热内盛,则口渴,尿黄赤。胸胁苦满、恶心呕吐、往来寒热、口苦咽干基本上符合《伤寒论》少阳病提纲和第 96 条小柴胡汤证证候表现,而便秘、腹痛则反映了阳明病燥结内实的病机特点。

《伤寒论》中记载大柴胡汤证有两条,共出现 7 个症状,其中发热、呕吐与主要诊断指标相同,余症均符合参考诊断指标。《伤寒论》中所提下利一症,一般认为是热结旁流,然而统计结果表明,309 例大便异常病例中,有 29 例为下利,而 29 例下利患者只有 3 例是热结旁流,余为肝胆邪气下迫之热利或湿热积滞之下利。便秘是出现次数最多的症状,但《伤寒论》中却未提及,方中也无大黄,但方后曰:"一方加大黄二两;若不加恐不为大柴胡汤。"考《金匮要略》等所载本方均有大黄。据此,大柴胡汤中应有大黄,以方测证,大柴胡汤当有便秘,之所以未提及为仲景省文笔法,只论其变而略其常。心下急是仲景使用大柴胡汤的主要指征之一,但统计结果没有纳入诊断指标,取而代之的是胸胁苦满、腹痛、心下痞硬。这是因为每个记载病案的人对心下急的认识或叙述方式不同所致,应当注意的是它们的临床表现及表示的意义极为相近。胸胁苦满一般认为是自觉症状,而在日本则须结合腹诊才能确定。还有一点与我国不同,日本将肩颈酸痛作为诊断指标之一。在 168 例医案中,有 34 例记载这一症状,这可能与经络走行有关,其机理有待进一步探讨。此外还有腹痛向腰、背放射症状,占有腹痛记载病案的 38%。虽统计时未作为一单独症状而将其归入腹痛之中,但在具体应用时应予以充分注意。

(二)舌象及其诊断指标

1.舌质

793 例病案中,有舌质记载者 404 例,共有 13 种变化。其中红舌 345 例,占有舌质记载总数的 85%,绛舌 10 例,舌干燥 17 例,还有紫暗 5 例、边见齿痕 4 例、淡紫 3 例、淡胖有瘀点及中裂各 1 例。根据统计结果,可以认定舌质红(红绛)为大柴胡汤证舌质的诊断指标。其余几例舌质表现虽与大柴胡汤舌质不符,但见有便秘、寒热往来、口苦咽干、腹痛、苔黄腻、脉弦数等症,其病机仍为大柴胡汤证所具有,故应舍舌从证。这也提醒我们在治疗时,应注意兼夹症,不要攻伐太过。

2.舌苔

793 例病案中,有舌苔记载者 503 例,其中黄苔(黄、黄燥、黄腻、黄厚)429 例,占记载总数的 85%,其次为白苔共 70 例。单纯的少阳证一般应见白苔,但本证是少阳与阳明同病,故苔白往往与厚、腻、燥并见。苔黄或白与厚、腻、燥并见,反映了大柴胡汤证少阳肝胆气郁、阳明热结的病理特点,故可作为大柴胡汤证舌苔的诊断指标。统计结果表明,见黄苔一般病程较长,热蕴较深,偏于阳明腑实,治疗时应着重攻下;白苔多病程较短,邪热较轻,枢机不利为主,治疗时应偏重和解。

此外,本样本还记载光滑(镜面)舌 4 例,苔灰黑有芒刺 3 例。光滑舌一般认为是由胃阴枯竭、胃气大伤、生发无力所致。但本文所载诸案,均伴见胸胁苦满、上腹疼痛拒按、溺赤等症,实属肝胆湿热、里热腑实、升降失职、胃气不能熏蒸于舌所致。治以清利胆肝、通腑泄热之法。若以光滑舌为虚,不敢施以攻下,势必贻误病机。至于灰黑芒刺,乃邪热炽盛,与大柴胡汤证病机无异。

(三)脉象及其诊断指标

793 例病案中有脉象记载者 650 例,共 22 种变化,984 脉次。取其出现次数最多的四种脉象列表如下:

脉象	弦	数	沉	滑	合计
脉次	495	239	124	126	984
百分比	76.15%	36.77%	19.08%	19.39%	

从表中可以看出弦脉出现的频率最高,为少阳肝胆病证的本脉,数为邪热亢盛,沉为邪在里,滑为气实血涌。弦、数、沉、滑四种脉象,反映了大柴汤证的病机特点,故可作为脉象诊断指标。少阳的生理位置比较特殊,病变涉及的脏腑较多,又多有兼夹之症,故临床多以复合脉出现。如弦脉,则又分为弦、弦滑、弦数、弦滑数、弦大、弦实、弦长、弦洪数等,其中又以弦、弦数、弦滑为多见,共 415 例,占有脉象记载的63.85%。

另外,还有 37 例兼有细脉,细主血虚、诸虚劳损。但此类患者症实而脉细,显系胆腑湿热郁滞,胃肠积滞壅塞,中焦气机阻滞,湿邪阻压脉道所致,不应作虚论。在具体病案中也确有因素体虚弱、阴虚火旺或热盛伤阴而见细脉者,当脉症合参,随症施治。在统计中,记载有纯阴无阳脉 10 例,其中弱脉 5 例,微脉 1 例,虚脉 1 例,结代脉 3 例。这些脉象多见于机体素虚,或病程较长,或新病加入痼疾的患者。临证时应舍脉从症,针对少阳郁滞、阳明热结的病机,治以大柴胡汤,同时要注意扶正,继用调补善后之品。值得注意的是,本样本病例中有两例小儿患者,指纹青紫至命关,这对儿科临床可能具有一定的诊断价值。

四、用药规律

根据统计结果,将大柴胡汤原方各药物使用情况列表如下:

药物	出现次数(次)	有药量记载（次）	最大量(g)	最小量(g)	常用量(g)	备注
柴胡	791	530	50	3	9~15	
黄芩	771	489	24	2	9~15	
白芍	705	377	60	2	9~20	赤芍易白芍77例
半夏	468	195	40	3	9~15	多经不同炮制
大黄	740	472	30	2.5	6~15	生、酒制

续　表

药物	出现次数(次)	有药量记载(次)	最大量(g)	最小量(g)	常用量(g)	备注
枳实	688	426	30	3	9~12	枳壳代枳实 67 例
生姜	586	271	20	3	8~10	干姜 3 例 良姜 4 例
大枣	537	274	30(枚)	2(枚)	8~12(枚)	

从表中可以看出,793 例病案均使用柴胡,而其余 7 味药都有不同程度的减味变化,这说明柴胡为该方主药。然柴胡之用,理气止痛量宜重,升举清阳量宜轻。有瘀血者赤芍易白芍,或赤、白芍同用。半夏则有醋、制、法、清、姜之分。大黄攻下热结宜生用,量重;活血化瘀宜酒制,量轻。宽胸下气,速者宜枳实,缓者宜枳壳。若素体中阳不足者,干姜或良姜易生姜。

全部医案根据不同病情加减用药 96 味,1090 味次,平均每味药出现 11 次,凡超过 11 味次者作为常用加减药,其规律如下:

湿热甚者加茵陈、金钱草、海金沙;热结甚者重用大黄、黄芩,加芒硝;气滞重者加厚朴、陈皮、青皮、槟榔片、香附、郁金;热毒炽盛者加双花、连翘、蒲公英、栀子、败酱草、板蓝根、鱼腥草;食积者加神曲、麦芽、莱菔子、鸡内金;消渴者去半夏,加花粉、生地、玄参;胁痛甚者加金铃子、元胡、旋覆花、乌药、郁金、香附;有瘀血者加丹参、桃仁、红花、当归;阳明经热者加石膏、知母;痰热者加竹茹、瓜蒌、贝母、黄连;痰湿盛者重用生姜、半夏,加陈皮、茯苓、苍术、佩兰;癥瘕积聚者加鳖甲、槟榔片、木香等;肝阳上亢者加钩藤、龙骨、牡蛎;咽喉肿痛者加牛蒡子、蝉衣、山豆根。

给药途径除 2 例鼻饲外皆为口服。剂型以汤剂为主,其次为浸膏,一般为日医所用。每日 1 剂,重则日 2 剂,轻者可 2 日 1 剂,服法有顿服、分服及少量频服之分。有药后情况记载者 364 例,其中有排便记载者 130 例,一般服药后 3~8 小时开始排便,1~3 剂便畅热退痛减,诸症好转或痊愈;有服药剂数记载者 317 例,少者 1 剂,多者连续服药 1 年,一般 1~10 剂,有的间断服药竟达 2 年之久;有排泄物记载者 48 例,其中泻下臭秽或结粪 25 例,余为结石、水便、稀溏、黏液、蛔虫等;还有经行血块及呕吐大量药汁而愈等记载。特别值得注意的是用大柴胡汤治疗热利,有泻下则利止的记述,说明大柴胡汤具有双向调节作用。有善后调理记载者 65 例,其中疏肝理气、调和脾胃 37 例,常用小柴胡汤、逍遥丸、异功散之类。还有补气养血、滋阴养液、温阳利水、活血化瘀等法。

五、本证在中医和现代医学疾病中的分布

在 793 例病例中,有中医诊断者 276 例,含 66 个病名。属于外感者 49 例,内伤者 228 例,两者之比为 1:4.65,表明大柴胡汤主要用于内伤杂病的治疗。有现代医学诊断者 262 例,81 个病名,涉及内、外、妇、儿、五官、皮肤、神经系统、内分泌系统等多种疾病。其中以急腹症为最,其次为高血压、糖尿病等。具体应用情况如下:

（一）外感热病

如肠伤寒、流感、流脑、菌痢、无名高热等病在发展过程中,出现往来寒热、胸胁苦满、恶心呕吐、食欲不振、舌燥苔黄、脉弦数,伴有腹胀便秘者。

（二）呼吸系统

如肺炎、支气管炎、支气管哮喘、支气管扩张、肺气肿、胸膜炎等病,见发热、咳嗽、胸闷气急、胸痛、食少、便秘、脉弦滑或弦滑数等。

（三）循环系统

如风心病、冠心病、心绞痛、心肌梗死、心包炎、肺心病、动脉硬化、高血压、脑出血、脑软化等病,见有心前区憋闷、疼痛、气短、心悸、便秘,或头昏、头痛、心烦失眠、心下满闷、舌红苔黄、脉弦实有力等。

（四）消化系统

急慢性胃炎、肠炎、胃及十二指肠溃疡、胃扭转、胃痉挛、胃癌、胆囊炎、胆石症、胆道蛔虫、胰腺炎、阑尾炎、肠梗阻、肝炎、肝硬化、肝脓肿、亚急性重型肝炎、幽门梗阻、习惯性便秘等,见有口苦、口臭、呃逆、脘腹胁肋胀满、疼痛拒按、恶心呕吐、食少纳呆、或发黄疸、便秘或泄泻、脉弦数或弦滑等。

（五）泌尿系统

急慢性肾炎、肾或输尿管结石、尿道结石、肾盂积水等,见有心下满闷、脐两侧绞痛、尿黄赤、舌红苔黄腻、脉弦滑数,伴有发热恶寒、大便秘结等。

（六）内分泌系统

如糖尿病、肥胖症等,见有口苦、咽干、消渴、便秘等。

（七）神经系统

半身不遂、肋间神经痛、神经官能症,见有胸胁苦满、疼痛、烦躁易怒、失眠多梦、大便干燥、舌红苔黄厚而干、脉弦。

（八）五官科

如角膜炎、虹膜炎等,见有咽干而痛、头晕、目眩、目痛、耳鸣等伴有便秘者。

总之,不论何种疾病,只要见有少阳阳明同病证候,或符合该病病机者,即可使

用大柴胡汤。

小结

根据上述统计结果,大柴胡汤证证治规律如下:

1.四季皆可发病,但以春秋两季为多;男女老幼皆可发病,以青壮年为多。

2.主要病因是外感风寒、内伤饮食或情志不调。基本病机为少阳郁热、枢机不利,阳明热结、腑气不通。

3.病程发展基本符合六经病传变规律。病程的长短与体质的强弱、病邪的盛衰、治病是否得当有一定的关系。疗效与便秘持续时间的长短关系不大。

4.主要诊断指标:便秘,胸胁苦满,恶心呕吐,寒热往来,腹痛,口苦咽干,食欲不振,舌质红,苔黄或白与厚、燥、腻并见,脉弦、数、沉、滑。

5.大柴胡汤证基本治疗原则是和解通下。大柴胡汤各药物的常用量皆在9~15g,药物可随证增减。

6.服药后大便通否可作为有无疗效的重要指标。不论病程长短,适应证皆可使用。恢复期主要以疏肝、和胃、理脾为主。

7.大柴胡汤广泛用于内伤、外感多种疾病的治疗,但急腹症、糖尿病、高血压最为常用。

柴胡加芒硝汤证

　　柴胡加芒硝汤见于《伤寒论》第 104 条,原方由柴胡、黄芩、人参、半夏、炙甘草、生姜、大枣、芒硝八味药组成。现将所收集到的使用柴胡加芒硝汤治疗的医案 2 例情况介绍如下:

　　2 例医案中,一为国内医案,一为日本医案。2 例患者均为女性,年龄记载只有 1 例,21 岁。无发病季节之记载,病程一为 10 天,一为 10 余年;病史分别为腹泻与夜盲症。

　　2 例医案中,共记载 9 种症状,分别为往来寒热,胸胁苦满,胁下痞硬,口苦,目眩,腹满,泄泻,潮热,夜盲。2 例医案皆无舌象记载,只有 1 例记载脉象为脉沉微。

　　2 例医案中均无药量记载及药物加减应用。其诊断分别为腹泻与夜盲症。

桃核承气汤证

桃核承气汤见于《伤寒论》第 106 条,由桃仁、大黄、桂枝、甘草、芒硝组成。本文以"桃核承气汤"提法为依据,收集了古今医案 375 例,对其进行统计分析,初步认识了桃核承气汤证的主要证治规律。

一、发病规律

(一)性别

375 例病案中,有性别记载者 330 例,其中女性 234 例,男性 96 例,男女之比为 1:2.44。由此可见,女性发病率明显高于男性。其原因有三:①以方测证,桃核承气汤主要用于血热互结之血瘀证;②由于女性的生理特点所致,经、带、胎、产、乳等均以血为物质基础,若外感六淫或内伤七情,易导致血热互结、瘀血内停,而出现月经不调、痛经、闭经、癥瘕、恶露不下、崩漏、产后腹痛等疾病;③使用桃核承气汤治疗上述疾病,常收到立竿见影,药到病除的效果。所以,本汤证的发病以女性为多。

(二)年龄

全部病案中,有年龄记载者 306 例,其中最小者 4 岁,最大者 80 岁。分布情况如下表:

年龄	16 岁以下	16~30 岁	31~45 岁	46~60 岁	60 岁以上	合计
例数	15	113	106	55	17	306
百分比	4.9%	36.9%	34.6%	18%	5.6%	100%

由上表可以看出,16 岁以下和 60 岁以上年龄组的发病人数较少,16~30 岁和 31~45 岁的年龄组发病人数较多。可以认为,桃核承气汤证的发生,与人体正气的盛衰有密切关系,正所谓"丈夫 11 岁,肾气实,发长齿更……八八,天癸竭,精少,肾脏衰,形体皆极,齿发去""女子七岁,肾气盛,齿更发长……七七,任脉虚,太冲脉衰

少,天癸竭,地道不通,故形坏而无子也。"这是人体生长发育从少年至青壮年到老年的一般规律。相对而言16岁以下和60岁以上这两个年龄组的人们,身体不甚壮实,感受邪气后,不易出现本汤证之血热互结、正盛邪实的病理变化。所以,青壮年时期的发病人数较多。

（三）季节

全部病案中,有发病时间记载者166例。各季节发病情况如下表:

季节	春(2~4月)	夏(5~7月)	秋(8~10月)	冬(11~1月)	合计
例数	43	37	46	40	166
百分比	25.9%	22.3%	27.7%	24.1%	100%

由上表可以看出,本方证发病的季节性不强,四季均可发病。

二、病程及病史

376例病案中,有病史记载者180例,病程短者1~2天,长者18年。因产褥期瘀血内阻、败血妄行或外感寒、热、湿或饮食房劳而发病者59例;因经期前后、寒温不调或情志不畅、肝气郁结而致热结血瘀、冲任失和、胞脉阻滞者29例;有外伤病史者21例,其他如平素过服暖宫药、嗜酒、暴食、思虑过度、手术创伤、房劳等而致病者均在10例以下。

三、症状、舌、脉统计结果

（一）症状及症状诊断指标

376例病案中记载症状176种,1620症次,平均每例4.3个症状。把出现次数占前6位的症状列出如下表:

症状	小腹疼痛	便秘	神昏谵语如狂	小腹硬痛拒按	发热	小便短赤
例数	196	158	136	108	105	96
占样本例数百分比	52.1%	42%	36.2%	28.8%	28.2%	26.3%

神昏是神志不清,谵语是在神志不清情况下的妄言乱语。二者在意义上类同,故按一种症状处理。小腹疼痛是自觉症状,小腹硬痛、拒按是他觉症状,亦即现代医学所谓的体征而言,故将其分开另立。由上表可见,小腹硬痛、神昏谵语如狂、便

秘、发热、小便短赤是桃核承气汤临床应用的主要依据。因此,具有症状诊断指标的意义。

在其余的症状中,心烦 68 例次,口渴 45 例次,月经量多有块、色暗 39 例次,面色晦暗 38 例次,腰疼痛 30 例次,血尿和小便难各 25 例次,面红目赤 24 例次,头晕、头痛各 20 例次,胸闷痛、少寐、口燥咽干、食少和呕吐各 15 例次,步履困难、心悸、下肢冷麻、衄血、肩背痛、便黑各 10 例次,这些可作为本汤证的症状诊断指标的参考。其他症状均在 10 例次以下,临床意义不大,故忽略不计。

在症状诊断指标中,发热、小便短赤、小腹硬痛拒按、神昏谵语如狂和第 106 条"太阳病不解、热结膀胱,其人如狂……但少腹急结者"基本是吻合的。由此可见仲景理论对后世医家的影响是巨大的,同时也证明了仲景理论科学性、正确性和可重复性。至于大便秘结,乃是后世医家以方测证,临床应用的趋向和疾病的演化不同罢了,也可以看做是弥补《伤寒论》中之不足,丰富了本汤证的内容。

(二)舌象及其诊断指标

1.舌质

376 例病案中,有舌质记载 146 例,共有 9 种变化。其中舌红(包括舌尖红)65例,占 45.9%;有瘀点或瘀斑变化者 30 例,占 20.5%;舌紫暗者 26 例次,占 17.8%;舌绛 12 例;舌淡 6 例;舌黑、舌青、胖舌、裂纹舌各 1 例。舌红、瘀点或瘀斑、舌紫暗、舌绛等,均提示本汤证的病理特点为热结与血瘀,是应用本方的主要依据,可以认为是舌质的诊断指标。6 例淡舌中,有 3 例呈现淡紫、淡青的改变;有 1 例伴有瘀点、瘀斑变化;有 2 例舌淡红者,临床表现为发热、腹痛、便秘等实热之象。此乃舌证不符之例,临床应四诊合参,综合分析,弃舌从证。舌红、紫暗、有瘀点或瘀斑,是热邪炽盛、瘀血内停的病理变化在舌象上的反映,因此,是桃核承气汤证的舌质诊断指标。

2.舌苔

376 例病案中,有舌苔记载者 143 例,共有 12 种变化。其中黄苔 81 例次,占56.7%;白苔 24 例次,占 16.8%;腻苔 11 例次,占 7.7%;苔干燥者 9 例次,占 6.3%;其他有薄、厚、灰、黑、少苔、芒刺等变化,均在 5 例次以下。从上述结果可以发现,苔腻者比苔干燥者多 2 例次,这可能与本汤证起病急骤,热邪在气分稽留时间较短,尚未伤及津液,便入营血有关。因此,本汤证之腻苔,应与舌红、有瘀点或瘀斑并见,而且需要综合全身症状和体征,来全面认识桃核承气汤证。

(三)脉象及其诊断指标

全部病案中,有脉象记载者 236 例,有脉象变化 23 种,402 脉次。其中沉脉 72 脉次,数脉 58 脉次,弦脉 56 脉次,涩脉 25 脉次,滑脉 24 脉次,细脉 13 脉次,实脉 11 脉次,紧脉 5 脉次,其他如洪、大、濡、迟、伏、缓、弱、浮、结、散、坚脉等均在 5 例次以下。现将前 5 种脉象,列表如下:

脉象	沉	数	弦	涩	滑
脉次	72	58	56	25	24
百分比	17.9%	14.4%	13.9%	6.2%	6.0%

在本组资料中,多为相兼脉出现。其中弦数脉 26 例次,沉数脉 21 例次,弦滑脉 10 例次,滑数脉 14 例次,沉涩脉 13 例次,沉弦脉 12 例次,沉紧脉 11 例次,沉实脉 10 例次,其他相兼脉均在 10 例次以下。

综上所述,沉、数、弦、涩、滑脉出现率较高。其表现形式,或五种脉象相兼出现,或同其他脉相兼出现,或单一脉出现,共计 170 例次,占有脉象记载的全部病案的 72%。其中沉脉主里,数脉主热,滑脉主火旺,涩脉主气滞血瘀,弦脉主痛和气滞。因此无论是从弦数、沉数、弦滑、滑数等相兼脉来看,还是从沉、数、弦、涩、滑等单一脉而论,都反映了桃核承气汤证热盛血瘀、阻碍气机、壅遏不通的病理机制。所以,脉沉、数、弦、涩、滑是桃核承气汤证的脉象诊断指标。在研究具体病例中还发现,有些病例尽管表现为脉弱、微、细等虚象,但临床表现确系一派盛实之象。如有一个 29 岁女性病人,患流行性出血热,表现为发热、口唇青紫、月事量多、色暗、有块、下腹刺痛、拒按、心烦、口渴、尿少、大便数日未行、舌淡紫等热盛血瘀之象。尽管脉细弱,仍然用本方加活血之品而获效。因此,临床应脉症合参,全面分析以达治病求本之目的。

通过上述症、舌、脉的统计分析,初步认定桃核承气汤证的诊断指标如下:

症状诊断指标:小腹硬、痛,拒按,便秘,神昏谵语,如狂,发热,小便短赤。

舌象诊断指标:舌红,有瘀点或瘀斑,或舌紫暗,苔黄而干。

脉象诊断指标:沉、数、弦、涩、滑。

由此可见,本汤证诊断指标,基本符合 1982 年 12 月中西医结合研究会,全国活血化瘀研究学术会议订的"血瘀证诊断试行标准"。如"试行标准"中的主要诊断依据:舌质瘀紫或舌质有瘀斑、瘀点,脉涩,固定性刺痛,或绞痛拒按,病理性肿块;其他诊断依据:月经紊乱,精神狂躁,周期性精神异常。

四、用药规律

376 例病案中,用药 149 味,1603 味次。桃核承气汤单方用药情况如下表:

药物	出现次数(次)	有药量记载(次)	最大量(g)	最小量(g)	常用量(g)
桃仁	371	312	50	2	15
大黄	359	306	75	2	10~5
桂枝	351	301	20	2	10
芒硝	331	296	50	2	15
甘草	335	298	20	1.5	10

由上表可见,桃仁、芒硝的最大量为 50g,大黄最大量为 75g,这已超出了人们惯用的常用量。但是,只要详审其具体病例,这种惊奇感便会消失。例如,有位 39 岁的女性患者临床表现为精神失常、骂詈不休、狂躁、口干便秘、小腹胀满、坚硬、舌红绛、脉数等。证属疲劳过度、下焦热结。治用大黄 75g,桃仁 50g,桂枝 15g,芒硝 30g,甘草 25g。用本方治疗一周即愈。又如有位 38 岁的男性患者,临床表现为高热(T39.8℃)、神昏谵语狂躁、颈项强直、角弓反张、手足抽搐、四肢厥冷、二便闭结、舌绛、苔燥、脉沉数有力等里实热证。西医诊断为森林脑炎。治用桃仁 50g,大黄 50g,芒硝 30g,甘草 20g,并加用生石膏 200g,5 剂而愈。

本方给药途径多为口服,仅有 5 例直肠给药,用于治疗流行性出血热,有 2 例胃管给药,用于治疗急性肠梗阻。煎服法多为四药同煎,后入芒硝。

根据原始资料记载,肯定有效者,占 86.5%;记载不明确者,占 13%;无效者 0.5%。用药后有疗效记载者 325 例,少者用药 1 剂获效,多者使用 10 余剂痊愈。一般用药后开始排气排便,1~2 剂后腹痛等诸症消失,但多为 1 周左右痊愈。亦有 1 例用本方治疗不孕症,两年得子者。

本组病例中,根据不同病情,加味药物 144 种,856 味次,其主要加减变化规律如下:清热凉血药,如赤芍、丹皮、生地、犀角等出现 196 味次;行气药,如枳壳、枳实、厚朴、木香等,出现 126 次;清热燥湿、解毒药如黄芩、黄连、黄柏、连翘、银花等 140 味次;活血药,如川芎、三棱、莪术、丹参等出现 172 味次;其他如化痰药、镇惊安神药、利尿药、止痛药等均有 100 味次以下。本汤证随症加减:腹胀痛较甚者,加元胡、川楝、枳壳、枳实、厚朴等;血瘀征象明显者,加当归、赤芍、丹皮、丹参、犀角、生地等;热甚者加黄芩、黄连、黄柏、石膏、竹叶等;痰多者加瓜蒌、南星、竹茹等;尿短赤者加滑石、木通等效果更佳;神昏谵语者,加龙骨、牡蛎、铁落、郁金;热毒壅盛者,加银花、连翘、败酱草、蒲公英等。

五、本证在中医和现代医学疾病中的分布

本组 376 例病案中,有中医诊断者 140 例,所及疾病 45 种,依次为膀胱蓄血 25 例,狂证 15 例,热入血室 11 例,崩漏 10 例,腰痛、热结膀胱、胎死不下和产后腹痛各 6 例,月经先期 4 例,血瘀头痛、产后小便不通、经期发狂和中风各 3 例,其他均在 3 例以下(闭经、不孕症、痛经等中西医病名相同,故省略)。

全部病案中有西医诊断者 209 例,69 种疾病,依次为急性肠梗阻 29 例次,急性坏死性结肠炎 24 例次,闭经 11 例次,胎盘残留 18 例次,不孕症 13 例次,痛经 12 例次,高血压病 11 例次,精神分裂症和流行性出血热各 9 例次,泌尿系统结石 6 例次,其他如溃疡性结肠炎、脑血管意外、阴道血肿、糖尿病、神经衰弱、胸腰椎压缩性骨折、内痔嵌顿、膀胱肿瘤、子宫肌瘤等,均在 6 例次以下。

现将本方所治疗的疾病按系统分类则为:

妇产科:月经不调,闭经,子宫内膜炎,子宫肌瘤,输卵管结核,不孕症,痛经,人工流产,胎盘残留等。

内科:神经衰弱,精神分裂症,高血压病,脑膜炎,森林脑炎,脑出血,动脉硬化,急性肠炎,胃、十二指肠溃疡,痢疾,尿道炎,慢性肾炎,肺心病,肺炎,急性肾小球肾炎等。

外科:泌尿系统结石,前列腺炎,内痔嵌顿,脊柱骨折等。

眼科:眼外伤,结膜炎,麦粒肿,视网膜炎,角膜炎,白内障等。

皮肤科:湿疹,荨麻疹,冻伤。

综上所述,本方在临床各科的应用较广,病种较多。但是在分析病案时发现,无论何种疾病,大多体现了"瘀热互结"的病理特点。

小结

本文通过对《伤寒论》桃核承气汤古今医案 376 例的统计分析,初步认识到桃核承气汤的证治规律,得出如下结论:

1.桃核承气汤证男女均可发病,女性多于男性,男女之比为 1:2.44;各年龄组均可发病,最小者 4 岁,最大者 80 岁,其中以 16~30 岁和 31~45 岁两年龄组发病率较高。发病的季节性不明显,四季均可发病。

2.主要诊断指标：小腹硬痛而拒按，便秘，神昏谵语或如狂，发热，小便短赤，舌红，有瘀点或瘀斑，或舌紫暗，苔黄而干，脉沉、数、弦、涩、滑。

3.基本病机为热邪炽盛、瘀血内停、血热互结。

4.桃核承气汤在临床应用时，大黄最大剂量为75g，桃仁、芒硝均为50g，桂枝、甘草均为20g；给药途径多为口服，也可灌肠或胃管给药。

5.桃核承气汤广泛应用于中西医各科多种疾病的治疗，但以妇产科及精神疾病更著。

柴胡加龙骨牡蛎汤证

柴胡加龙骨牡蛎汤出自《伤寒论》第107条,主治邪气弥漫、虚实互见、烦惊谵语证。由柴胡、黄芩、半夏、人参、生姜、大枣、铅丹、茯苓、桂枝、黄芩、龙骨、牡蛎十二味药物组成。后世医家在《伤寒论》原文的指导下,将本方广泛运用于临床,现将收集到的古今医案158例,进行统计分析,寻找该方证的证治规律,以便更有效地指导临床。

一、发病规律

(一)性别

158例病案中,男57例,女101例,男女之比为1:1.77,女性发病率明显高于男性。这与女性的生理特点有关,女性性格比较脆弱,容易受外界刺激而发生情志方面的改变,故发病见柴胡加龙骨牡蛎汤证较多。

(二)年龄

158例病案中有年龄记载者154例,最小者7个月,最大者72岁。分布情况如下表:

年龄	16岁以下	16~30岁	31~45岁	46~60岁	60岁以上	合计
例数	14	44	58	28	10	154
百分比	9%	28.6%	37.7%	18.2%	6.5%	100%

从上表可以看出16~60年龄组发病人数较多,31~45岁年龄组最为突出,占发病人数的1/3。这是由于这几个年龄组的病人正值青春期或参与社会生活较多,精神情志易于受到影响的缘故。少儿发病与病种关系密切,多见于癫痫,其次由惊吓所致者,其他精神刺激所发者很少。由此可见、精神刺激、情志不舒是引发该方证的主要因素。

（三）季节

在 158 例医案中,有发病时间记载者 97 例。各季节发病情况如下表:

季节	春(2~4 月)	夏(5~7 月)	秋(8~10 月)	冬(11~1 月)	合计
例数	34	29	15	19	97
百分比	35%	30%	15%	20%	100%

表中所示,四季均可发病,春夏季较多。春为风木当令,在脏为肝;夏为暑火当令,在脏为心。肝主疏泄,参与人体的情志调节;心主神明,主宰人体的精神活动。当令之气太过不及,超越了机体的调节能力,则易出现相应的脏腑病变。本方现代临床用于治疗外感而引发者仅 7 例,说明主要用于杂病的治疗,范围比较广泛。因此,发病季节的百分比有所提高。

二、病程及病史

158 例病案有病程记载者 61 例,病程 2 天~30 年不等。其中半年以上者 46 例,占有病程记载总数的 75.4%,而发病在 4 日以内者仅 6 例,可见本方多用于治疗病程较长的内伤杂病。根据病案记载,病程与疗程有一定关系,即病程长疗程亦长,反之则短。但病程与疗效关系不大。

在 158 例病案中,有病因记载者 57 例,其中因气恼所致者 31 例,意外悲讯所致者 3 例,过度思虑所致者 3 例,惊吓所致者 10 例,外感所致者 7 例,外伤所致者 3 例。上述诸因素加以概括,发现由精神因素所致者 47 例,占有病因记载的 82.5%,说明精神刺激是临床使用本方所治疾病的主要病因。此与《伤寒论》原文为表证误下所致有很大差异。

三、症状、舌、脉统计结果

（一）症状及症状诊断指标

158 例病案中记载症状 97 种,679 症次,每个病例平均出现 4.3 个症状。按平均每例 5 个症状计算,出现次数最多的前 5 个症状为柴胡加龙骨牡蛎汤证的多见症状,具有症状诊断指标的意义。其余症状,凡超过 10 症次以上者具有辨证意义,可作为诊断参考指标。

1.主要诊断指标

按症状出现次数的多寡,列表如下:

症状	精神不安或呆滞	失眠多梦	胸胁满痛	心悸	便秘
例数	88	72	53	50	44
占样本例数百分比	55.7%	45.5%	33.5%	31.6%	27.8%

其中,精神不安包括急躁易怒、心烦、喜悲伤欲哭、胡思乱想、毁物打人、哭笑无常等,精神呆滞包括郁郁不乐、不语或懒言、目瞪不瞬、自言自语、精神委靡等,胸胁满痛包括胸胁苦满、胸痛、胸满、胁胀等,便秘包括大便秘结、大便不爽、大便艰涩等。

2.参考诊断指标

头昏目眩 36 次,惊恐 33 次,抽搐 32 次,食少纳呆 30 次,头痛 17 次,月经错乱 16 次,小便不利或短赤 16 次,口干苦 15 次,身重难以转侧 14 次,恶心呕吐 13 次,善太息 10 次。

《伤寒论》中共记载柴胡加龙骨牡蛎汤证 6 个症状,其中胸满、烦两个症状在主要诊断指标中出现,小便不利、一身尽重不可转侧和惊恐在参考指标中出现,唯谵语一症出现 9 次而未能列入诊断指标中。上述情况表明,后人在运用本方时,既遵从了仲景先师的宗旨,又有所扩大推广。

应当指出的是,上述主要诊断指标或参考指标中的症状,无须在临床中全部出现,具备其中部分症状即可确定诊断,如一 4 岁男孩,患脑炎后全身瘫软 1 年,面色苍白,印堂、目下、鼻头青暗,卧不能动,有如死人,时呃逆,不会吞咽食物。医者依据"一身尽重,不能自转侧",投以柴胡加龙骨牡蛎汤原方,经 1 月调理恢复健康。

(二)舌象及其诊断指标

1.舌质

158 例病案中有舌质记载者 65 例,共有 14 种变化。其中红 21 例,边红 4 例,紫红 1 例,尖红 8 例,稍红 6 例,暗红 2 例,皆为内热所致,可合并统计,共 42 例,占有舌质记载病例总数的 64.6%。其余淡红 11 例,淡舌 5 例,暗或紫暗或有瘀点等 7 例。上述统计表明本方证舌质改变的离散度较大。若与具体病案结合分析,发现舌质改变与病种之间关系密切。如以神志改变为主的病变,常因气郁化热而表现为舌质红;奔豚、美尼尔氏综合征等常因水气为患而舌质淡;有些杂病常舌质无改变而见淡红。因此,舌质红虽可作为柴胡加龙骨牡蛎汤证舌质的主要诊断指标,但其他舌质并非不能见到。

2.舌苔

158 例病案中有舌苔记载者 84 例,33 种变化。就舌苔颜色而言,黄(黄腻、薄黄、黄厚等)苔 45 例,占记载总数的 53.5%;白(薄白、白、白厚、白干等)苔 30 例,占记载总数的 35.7%。这其中黄白相间者 5 例。就薄厚而言,薄苔 33 例,厚苔 13 例。另外,还有腻苔 29 例,苔干燥或少津 7 例,少苔或无苔 2 例。本方证的主要病机为肝胆气郁、虚实互见,故其舌苔随气郁是否化火、虚实偏轻偏重变化而变化。如气郁化火、体质偏实则易见黄苔,气郁较轻、体质偏虚则易见白苔。所以,黄苔白苔皆可作为本方证的舌苔诊断指标,临证时应注意具体病情,而不必刻意于舌苔的变化。

(三)脉象及其诊断指标

158 例病案中有脉象记载者 95 例,绝大多数是复合脉,共有 47 种变化。将复合脉分解成单脉进行统计,有 14 种变化,共 200 脉次。现将出现次数最多的 5 种脉象列表于下:

脉象	弦	细	数	沉	滑
脉次	73	33	28	25	22
百分比	76.8%	34.7%	29.4%	26.3%	23.1%

弦为少阳主脉,也是病在肝胆于脉象上的反映,弦脉占有脉象记载病例的 76.8%,说明柴胡加龙骨牡蛎汤证主要病在肝胆。由于本证又为虚实互见,所以表现正气不足的细脉或阳明内热的数、滑脉亦较多见。少阳的生理位置及肝胆的生理功能常常涉及其他脏腑,因而兼夹之症较多,故临床上多以复合脉出现。本统计 73 例有弦脉的病案中,除 1 例为单纯弦脉外,其余均有其他脉象,最多时 4 种脉象混同出现。根据上述统计,可以说弦脉是本方证的主要脉象,但可因证情的偏虚、偏实而兼见细、数、沉、滑等脉象。

四、用药规律

根据统计结果,现将柴胡加龙骨牡蛎汤原方各药物使用情况列表如下:

药物	出现次数(次)	最大量(g)	最小量(g)	常用量(g)
柴胡	158	30	5	5~15
黄芩	146	15	5	9~12
半夏	147	15	4	6~9

生姜	105	10	3	15~24
龙骨	155	30	6	6~12
牡蛎	158	30	6	6~12
大黄	119	60	3	9~12
桂枝	120	12	1.5	3~6
大枣	102	15(枚)	6(枚)	9~12(枚)
铅丹	63	9	1	3~6
茯苓	141	30	6	9~16
人参	106	24	3	6~9

表中人参有 44 例是由党参代替,还有少数病例改龙骨为龙齿,改茯苓为茯神。另外,绝大多数病例是使用生大黄,也有少数病例使用制大黄(如炒、酒等)。表中的最大用量可因人因病而定,而最小用量则出现在小儿病例中。

本方为小柴胡汤去甘草,剂量减半加龙骨、牡蛎、铅丹、桂枝、大黄、茯苓组成。应当指出的是 158 例病案中,有 40 例使用了甘草,占全部病案的 1/4,由此说明本方可用小柴胡汤原方加味组成,加甘草成桂甘龙牡汤更能加强治疗烦惊之效。

全部医案根据病情不同加用药物 121 种,454 味次,平均每味药出现 3.75 次,超过 4 次者作为常用加味药。就药物的功用而言,使用最多的是安神和祛痰安神类药物,共 21 种,160 味次。其余依次为理气药、息风药、活血药、补益药等。常用药物情况如下:

1.安神或祛痰安神药

菖蒲、代赭石、郁金、胆星、远志、朱砂、琥珀、夜交藤、生铁落、磁石、枣仁,竹茹、天竺黄等。

2.理气药

陈皮、枳实、厚朴、香附、浮小麦等。

3.息风药

钩藤、全蝎、蜈蚣、僵蚕等。

4.活血药

当归、川芎、丹参、桃仁等。

5.清热药

黄连、黄柏等。

6.补益药

补益药除白芍较为集中使用外,余者离散度很大,可随气、血、阴、阳不足而分别选用。

给药途径皆为口服,剂型以汤剂为主,日医也有使用浸膏者。服法有顿服、分服及少量频服者。有服药剂数记载者 145 例,少者 1 剂,多者连续服用一年,一般为 10~30 剂。服药剂数与病种及病程关系密切,如癫痫或病久者则服药剂数较多。由于本方主要用于治疗神志改变等杂证,所以多疗程较长,服药剂数较多。日医使用本方多原方不动,少有加减,且剂量小时间长,与国内使用者有别。

五、本证在中医和现代医学疾病中的分布

在 158 例病案中,有中医诊断者 64 例,含 23 个病名,有 1 例属外感,其余皆为杂病。依其病例多少排列,分别为癫狂、心悸、郁证、失眠、脏躁、颤抖、头痛、眩晕、奔豚、遗精、梦游、偏枯等。

有西医诊断者 60 例,涉及内、外、妇、儿、五官、精神等多科及神经、循环、内分泌、泌尿等多系统疾病。依病例多少排列,分别为癫痫、精神分裂症、癔病、神经官能症、高血压病、美尼尔氏综合征、婴儿痉挛症、舞蹈病、窦性心动过速、心绞痛、脑炎后瘫痪、甲亢、脑震荡后遗症、房室传导阻滞等。

小结

根据上述统计结果,总结柴胡加龙骨牡蛎汤证证治规律如下:

1.男女均可发病,但以女性居多,老幼皆可发病,以青壮年居多;四季皆可发病,以春夏季居多。

2.本方证致病原因很多,但以精神刺激为主。本方证病程多较长,病程与疗程多成正比,但与疗效关系不大。

3.主要诊断指标:精神不安或神情呆滞,失眠多梦,胸胁满痛,心悸,便秘等,舌质红,苔或黄或白,脉弦等。

4.本方证的主要病机是肝胆气郁、虚实互见。其治则是疏肝理胆,通阳泄热,重镇安神。药物可随症加减,但柴胡是必用之主药。

5.柴胡加龙骨牡蛎汤现多用于治疗杂病,尤其是精神及神经系统疾病。

桂枝去芍药加蜀漆牡蛎龙骨救逆汤证

桂枝去芍药加蜀漆牡蛎龙骨救逆汤见于《伤寒论》第 112 条,由桂枝、龙骨、牡蛎、甘草、生姜、大枣、蜀漆组成,主要治疗心阳虚惊狂证。对古今应用桂枝去芍药加蜀漆牡蛎龙骨救逆汤病案 22 例,进行统计分析,其结果如下。

一、发病规律

(一)性别

22 例病案中,有性别记载者 19 例,其中男 8 例,女 11 例,男女之比为 0.7:1,女性发病率高于男性。

(二)年龄

22 例病案中,有年龄记载者 19 例,最小者 8 岁,最大者 62 岁。分布情况如下表:

年龄	16 岁以下	16~30 岁	31~45 岁	46~60 岁	60 岁以上	合计
例数	3	4	6	5	1	19
百分比	15.79%	21.05%	31.58%	26.32%	5.26%	100%

从上表可以看出,小儿和青壮年发病率较高,而老年人发病率较低。与小儿为稚阴稚阳之体,尚未发育成熟,中青年多参与社会活动有关。

(三)季节

22 例病案中,有发病时间记载者 14 例。各个季节发病情况如下表:

季节	春(2~4 月)	夏(5~7 月)	秋(8~10 月)	冬(11~1 月)	合计
例数	3	5	3	3	14
百分比	21.43%	35.71%	21.43%	21.43%	100%

由上表可知春、夏、秋、冬均可发病。由于病案少,相对比较夏季为多。

二、病程及病史

22 例病案中,有病程记载者 13 例,病程 1~20 天不等。有伤寒史者 2 例,有同房及惊恐史者各 2 例。一般都在 10 剂左右治愈。

本证的病史和伤寒、惊恐有关。由于伤寒或治不得法,或邪已入里伤及阳气,或惊恐损伤心阳,可见本证。在病程方面,从统计可以看出本证病程长,治愈多在 10 剂以上。

三、症状、舌、脉统计结果

(一)症状及症状诊断指标

22 例病案中,记载症状 23 个,84 症次,平均每例 3.8 个症状。按平均每例 4 个症状,把出现次数占前 6 位的症状列出如下表:

症状	惊恐(叫)	烦躁	心悸	睡眠不佳	胸闷	肢冷
例数	15	10	9	6	5	5
占样本例教百分比	68.18%	45.45%	30.91%	27.27%	22.73%	22.73%

从上表可知,惊恐、烦躁、心悸为本证的主要诊断指标。这三症也基本符合心阳虚、心神失养、痰邪乘机扰心的病理机制。在《伤寒论》第 112 条,即论述了"伤寒,脉浮,医以火迫劫之,亡阳,必惊狂,卧起不安者,桂枝去芍药加蜀漆牡蛎龙骨救逆汤主之。"从统计中可以看出不必拘泥于伤寒以火迫劫之证,只要因心阳虚,痰蒙心窍,症见惊恐、烦躁、心悸等即可应用本方。

(二)舌象及其诊断指标

1.舌质

22 例病案中,有舌质记载者 16 例,共有 4 种变化。其中舌淡 9 例,占 56.25%;舌暗 4 例,占 25%;舌绛 2 例,占 12.5%;舌少津 1 例,占 6.25%。根据舌质变化情况可知,舌淡是桂枝去芍药加蜀漆牡蛎龙骨救逆汤证的舌质诊断指标。

2.舌苔

22 例病案中,有舌苔记载者 13 例,其中薄白苔 6 例,占 46.1%;苔白 3 例,占 23.1%;白腻苔 2 例,占 15.4%;无苔 1 例,占 7.7%;少苔 1 例,占 7.7%。可见薄白苔是舌苔主要的诊断指标。

（三）脉象及其诊断指标

22 例病案中，有脉象记载者 18 例，其中细弱 7 例，占 53.7%；弦细 3 例，占 16.7%；缓 2 例，占 11.1%；浮细数 2 例，占 11.1%；浮细、细数、结、代各 1 例，占 5.6%。为了便于分析，把复脉变成单脉作了统计，共有脉象 7 种，34 脉次。如下表：

脉象	细	弱	浮	数	缓	结	代
脉次	15	8	4	3	2	1	1
百分比	44.12%	23.53%	11.76%	8.82%	5.89%	2.94%	2.94%

从脉象统计中可以看出，本证为虚证，脉以细弱为主，心阳虚是其主要病机。

四、用药规律

22 例病案中，用药 27 味，176 味次。其单方药物应用情况如下表：

药物	出现次数（次）	有药量记载（次）	最大量（g）	最小量（g）	常用量（g）
桂枝	22	15	60	5	12~18
龙骨	20	15	50	15	15~25
牡蛎	18	14	60	10	15~25
甘草	17	13	50	3	12~18
生姜	19	14	15	3	6~9
大枣	17	13	15（枚）	3（枚）	6~9（枚）
蜀漆	10	9	10	6	6~9

给药途径多为口服，有 2 例危重病人用鼻饲给药。

22 例病案中，根据不同病情加药 20 味，53 味次。其主要加减变化规律是：安神药最多为 19 味次，依次是补气药 16 味次、活血药 7 味次、滋阴药 5 味次、补阳药 4 味次、降逆药 2 味次。

在用药变化中，情志变化为主，惊恐、惊狂者加茯神、磁石、菖蒲、远志、枣仁、五味子等；气虚明显者加党参、茯苓、黄芪等；阳虚甚者加附子、干姜等；血瘀者加丹参、三七等。

五、本证在中医和现代医学疾病中的分布

22 例病案中，有中医诊断者 8 例，惊狂 5 例，惊悸 3 例；有西医诊断的 6 例，分

别为频发早搏、风湿性心脏病、多动症、神经病、精神分裂症、房颤,可见与心、脑有关。

小结

通过对桂枝去芍药加蜀漆牡蛎龙骨救逆汤 22 例古今医案统计分析,总结其证规律如下:

1.桂枝去芍药加蜀漆牡蛎龙骨救逆汤证,男女均可发病,女性发病率高于男性;年龄在 60 岁以下多见;春、夏、秋、冬均可发病。

2.桂枝去芍药加蜀漆牡蛎龙骨救逆汤证基本病机为:心阳虚,心神不敛,痰邪扰心,心神被扰。

3.主要诊断指标:惊恐,烦躁,心悸,舌淡,苔薄白,脉细、弱。

4.7 味药同煎口服,牡蛎用量最大,大枣用量最小。

5.桂枝去芍药加蜀漆牡蛎龙骨救逆汤证主要用于精神疾病及心脏病的治疗。

桂枝加桂汤证

桂枝加桂汤见于《伤寒论》第 117 条,由桂枝、芍药、甘草、生姜、大枣五味药组成,方中加重了桂枝用量,是治疗奔豚气的主方。现根据收集到的古今医案 115 例,对桂枝加桂汤证的证治规律分析如下。

一、发病规律

（一）性别

115 例病案中,有性别记载者 102 例,其中男 28 例,女 74 例,男女之比为 1:2.6,女性明显多于男性,这与男属阳、女属阴有关,男性相对阳气旺盛,而女性阴气相对较盛,加之女性有经、带、胎、产的变化,多湿多郁,受病多致肝郁肾虚,心阳受损,下焦寒水上犯,而致奔豚气病。

（二）年龄

115 例病案中,有年龄记载者 89 例,最大者 72 岁,最小者 20 岁,均为成年人。

二、病程及病史

115 例病案中,有病程记载者 44 例,2 天~6 个月不等。经统计分析发现,本证的发病与惊恐郁怒关系密切,多有精神刺激的病史。如一 43 岁男性矿工,在一次瓦斯爆炸中受惊吓,时过 1 周,遂觉气从少腹上冲咽喉;又一 65 岁女性,疑有子宫癌,终日恐惧不已,遂出现小腹有气上冲咽喉之感。以上均是由于情志刺激,伤及心、肝、肾,以致下焦寒水结聚,上冲心胸及咽喉所致。

三、症状、舌、脉统计的结果

（一）症状及症状诊断指标

115 例病案中共记载症状 17 个,596 症次,平均每例 5.2 个症状。按平均每例 5 个症状,把出现次数占前 5 位的症状列出如下表:

症状	逆气上冲	腹冷痛	呕呃	腹有包块	心烦
例数	89	43	38	32	21
占样本例数百分比	77.4%	37.4%	33%	27.8%	18.3%

由上表可见,逆气上冲、腹部冷痛、呕呃、发作时腹有包块、心烦为桂枝加桂汤证的症状诊断指标。

《伤寒论》原著中,载桂枝加桂汤仅一条,论述症状仅有"核起而赤,必发奔豚,气从少腹上冲心。"其中"核起而赤"是由"烧针令其汗,针处被寒",汗出腠理开,外寒从针处侵入,寒闭阳郁所致。115例病案未见"核起而赤"之症,而出现了89例典型的"气从少腹上冲心"的奔豚气症,说明经义与临床是一致的。另有一些症状,症次较少,比较离散,已失去典型意义。

（二）舌象及其诊断指标

1.舌质

115例病案中,有舌质记载者78例,其中淡舌48例,胖嫩舌24例,淡红舌6例。舌淡、胖嫩反映了心肾阳虚的病理变化,为桂枝加桂汤证的舌质诊断指标。

2.舌苔

115例病案中,有舌苔记载者82例,以白、滑、润多见,共为75苔次,占91.5%,亦反映了桂枝加桂汤证阳虚寒逆的特征,为桂枝加桂汤证的舌苔诊断指标。

（三）脉象及其诊断指标

115例病案中,有脉象记载者87例,以弦、沉弦、沉细脉多见。共有单一脉象6种,136脉次,出现次数较多者有弦56次、沉39次、细19次。弦主痛、主气郁水凝,沉主寒凝水聚,细主气血不足,此三脉反映了心肾阳虚、下焦寒水上逆的病理变化,可作为桂枝加桂汤证脉象的诊断指标。

四、用药规律

115例病案中,用药28味,668味次。桂枝加桂汤单方药物应用情况如下表:

药物	出现次数（次）	有药量记载（次）	最大量（g）	最小量（g）	常用量（g）
桂枝	115	103	60	5	15~20
芍药	113	101	60	3	9~12
甘草	110	98	20	3	6~9
生姜	104	89	30	2	6~9
大枣	103	90	20（枚）	5（枚）	6~9（枚）

对桂枝加桂汤理解早有分歧,多数医家认为是桂枝汤重桂枝用量而成,用桂枝振奋心阳、降逆平冲;另有一说为桂枝汤加肉桂,取其温肾散寒、助阳降逆之效。如《伤寒论条辨》注:"所加者桂也,非枝也。"《金匮要略方论》中无"更加桂二两也"六字,近代医家吴考槃认为此六字应是衍文。从资料的统计分析来看,大多数病案虽方中加重桂枝用量,亦有几例加用肉桂。分析病案得出如下结论:如病变偏重于心阳虚、寒气上逆者,加重桂枝;若病变偏重于肾阳虚、下焦寒盛、寒水上逆者,加用肉桂。可见桂枝加桂汤中,加用桂枝还是肉桂,当以临床辨证为准,根据证候的病机症状的不同,决定药物变化。

本组病案中,根据不同病情加药 23 味,123 味次,药物加减主要在散结行气、温阳降逆的范围。在具体用药变化中,降逆气加代赭石、龙骨、降香;郁怒者加柴胡、龙胆草;呕恶甚者加竹茹、半夏;咳喘者加杏仁、麻黄;头痛甚者加吴萸、川芎;下焦寒甚者加附子、干姜。体现了随症加减的原则。

五、本证在中医和现代医学中的分布情况

115 例病案中有中医诊断者 106 例,其中奔豚气占 80 例,腹痛 12 例,头痛 8 例,呃逆 5 例,痛经 1 例,说明桂枝加桂汤主要治疗奔豚气病。

在现代医学领域中,桂枝加桂汤应用于精神、循环、消化系统疾病的治疗,有现代医学诊断者 30 例,其中神经官能症 18 例,心动过速、结肠过敏各 6 例。

小结

本文通过对桂枝加桂汤古今医案 115 例病案的统计分析,总结出其证治规律如下:

1.本证男女均可发病,发病率女性明显高于男性;发病年龄均为成年,年龄跨度为 20~72 岁。

2.本证的基本病机为心肾阳虚、寒水上逆。

3.主要诊断指标:发病时自觉有气从少腹上冲心胸或咽喉,常伴腹中包块,痛苦异常,气降则痛减,或少腹冷痛,呕呃,舌淡、胖嫩,苔白、滑、润,脉弦、沉、细。

4.桂枝加桂汤均为水煎口服。

5.本方主要用于治疗中医的奔豚气、西医的神经官能症。

桂枝甘草龙骨牡蛎汤证

桂枝甘草龙骨牡蛎汤见于《伤寒论》原文第 118 条,由桂枝、甘草、龙骨、牡蛎四味药组成,主治"火逆下之,因烧针烦躁者"。我们收集到桂枝甘草龙骨牡蛎汤证原始病案 14 例,现对其进行统计分析,总结其证治规律如下。

一、发病规律

(一)性别

14 例病案中,男性 6 例,女性 8 例,男女无明显差别。

(二)年龄

14 例病案中有年龄记载者 13 例,最小者 8 个月(1 例),最大者 70 岁(1 例),其余均集中在 20~50 岁年龄组。

二、病程及病史

病程长短差异较大,在 7 例有病程记录者中,最长者为 10 年,最短者为 15 天,多为 1~2 年左右。其疗程与病程长短成正比。

三、症状、舌、脉统计结果

(一)症状及症状诊断指标

14 例病案中共记载症状 36 种,91 症次,平均每例 6.5 个症状。现将出现率较高的症状统计如下表:

症状	心悸善惊	烦躁	失眠	汗出	气短乏力	神志异常
例数	11	9	9	8	7	6
占样本例数百分比	78.6%	64.3%	64.3%	57.1%	50%	42.9%

其中,神志异常包括神志痴呆、表情淡漠、哭笑无常、昏蒙、不知人事、发狂等。其余症状表现较分散,均为1~2例,故无典型意义。《伤寒论》原文所述甚简,唯突出"烦躁"一症。根据其病机和统计结果,可将心悸善惊、烦躁、失眠、汗出、气短乏力及神志异常作为其症状诊断指标。

(二)舌象及其诊断指标

14例病案中,有舌质记载者12例,其中淡舌9例,胖舌有齿痕、绛舌、光舌各1例。有舌苔记载者10例,其中苔薄白7例,无苔2例,苔根淡黄1例,故舌淡苔薄白可作为本汤证的舌象诊断指标。

(三)脉象及其诊断指标

14例病案中,有脉象记载者14例,均为复脉形式。若变成单脉形式统计,共有8种,31脉次。其中细脉9脉次,弱脉7脉次,弦脉5脉次,数脉4脉次,沉脉3脉次,迟脉1脉次,洪脉1脉次,滑脉1脉次。故脉细弱可作为其脉象诊断指标。

四、用药规律

14例病案中,共用药38种,94味次。桂枝甘草龙骨牡蛎汤单方用药情况如下表:

药物	出现次数(次)	有药量记载(次)	最大量(g)	最小量(g)	常用量(g)
桂枝	14	10	12	6	6~9
甘草	14	10	30	3	6~12
龙骨	14	10	30	15	20~25
牡蛎	14	10	30	15	20~25

统计中发现,使用生甘草者8例,炙甘草4例,另两例未作注明。给药途径均为水煎口服。其余加味用药品种较多,使用分散,无明显规律性。其中除茯苓、炒枣仁、黄芪、白芍使用2次外,其余30种药物均只出现1次,说明在应用中,原方使用率极高,为100%。用药变化都是在原方基础上,根据病情加用某些药物。

五、本证在中医和现代医学疾病中的分布

14例病案中,有中医诊断者9例,其中以惊悸、失眠为主,另有遗精、狂证、中风、癫痫证各1例。有西医诊断者7例,以神经官能症为主,另有瘾癖、更年期综合征、过敏性荨麻疹各1例。

小结

通过对桂枝甘草龙骨牡蛎汤 14 例病案的统计分析,总结其证治规律如下:

1.本证男女均可发病,男女无明显差异;各年龄组均可发病,以 20~50 岁为多见。

2.桂枝甘草龙骨牡蛎汤证的基本病机是心阳受损、心神浮越。

3.主要诊断指标:心悸善惊,烦躁,失眠,汗出,气短乏力或兼神志异常。

4.桂枝甘草龙骨牡蛎汤主要用于中医的惊悸、失眠证及西医的神经官能症等病变的治疗。

抵当汤(丸)证

　　抵当汤始见于《伤寒论》第 124 条,抵当丸见于第 126 条,二方均由水蛭、虻虫、桃仁、大黄组成,是治疗蓄血重证之有效良方。本文以"抵当汤(丸)"提法为依据,收集古今医案 66 例进行统计分析,初步总结抵当汤(丸)证的主要证治规律如下。

一、发病规律

(一)性别

　　66 例病案中,有性别记载者 59 例,其中男例 25 例,女性 34 例,男女之比为 1:1.4,女性发病率高于男性。

(二)年龄

　　66 例病案中,有年龄记载者 57 例,最大者 72 岁,最小者 5 岁。分布情况如下表:

年龄	16岁以下	16～30岁	31～45岁	46～60岁	60岁以上	合计
例数	8	21	16	9	3	57
百分比	14%	36.8%	28%	15.8%	5.2%	100%

　　从上表可以看出,中青年组发病率明显高于其他年龄组。这是由于本方为峻逐瘀血,用于治疗蓄血重证,其证属实。中青年身体盛实,致病后易出现实证,故本方证中青年发病率为高。

(三)季节

　　66 例病案中,有发病时间记载者 32 例。各季节发病情况如下表:

季节	春(2～4月)	夏(5～7月)	秋(8～10月)	冬(11～1月)	合计
例数	11	10	7	4	32
百分比	34.4%	31.2%	21.9%	12.5%	100%

从上表统计来看,春夏发病率略高,冬季略低。

二、病程及病史

66 例病案中,有病史记载者 37 例,病程 2 小时~4 年不等。有瘀血病史者 14 例,占有病史记载的 38%,可见瘀血是本方证的主要致病因素,可因外感、外伤或内伤七情使血液凝聚而形成的病理改变。临床大都出现疼痛、包块、出血、瘀斑、舌紫暗有瘀点或瘀斑、脉沉涩等瘀血征象。

三、症状、舌、脉统计结果

(一)症状及症状诊断指标

66 例病案中,记载症状 69 个,225 症次,平均每例出现 3.4 个症状。按平均每例 4 个症状计算,把出现次数占前 4 位的症状列出如下表:

症状	小腹胀痛	发热	便秘	下腹部包块	烦躁
例数	32	13	12	12	9
占样本例数百分比	48.5%	19.7%	18.1%	18.1%	13.6%

上述 5 个症状共计出现 78 例次,可以认为是本方证症状诊断指标。其他症状如食欲不振 8 例,恶心呕吐、停经各 7 例,畏寒、头晕各 6 例,消瘦、头痛、神疲、发狂或如狂、黑便各 5 例,胃脘胀闷不舒、皮肤瘀斑、半身不遂、小便短小、面色苍白各 4 例,上述症状反映出“瘀血”的病理特点,可以作为症状诊断参考指标。

(二)舌象及其诊断指标

全部病案中,有舌象记载者 18 例次,15 种变化,详见下表:

舌象	舌有瘀点瘀斑	舌红	舌紫暗	苔黄腻	合计
病例数	4	7	3	4	18
百分比	22.2%	38.9%	16.7%	22.2%	100%

舌红、舌紫暗有瘀点或瘀斑、苔黄腻,反映出本方证“热盛与血瘀”的病理机制,而且出现次数较多,故可以作为舌象诊断指标。

(三)脉象及其诊断指标

66 例病案中,有脉象记载者 24 例,共有 12 种变化,50 脉次。其单脉出现情况如下表：

脉象	沉	涩	数	弦	滑	小计
脉次	17	7	6	5	5	40
病例百分比	70.8%	29.1%	25%	20.8%	20.8%	

从上表可以看出，沉、涩、数、弦、滑脉出现次数较多。其中沉主里，涩主血瘀，数主热，弦主痛，滑主实热，脉象基本反映了本方证瘀热内阻、血热互结的病理变化，故可以作为脉象诊断指标。其他如脉弱、微、细各2脉次，伏、结、紧、实各1脉次，或为邪实正虚，或为正盛邪实，与本证病机并不矛盾。

四、用药规律

66例病案中，用药100味，465味次。抵当汤(丸)单方用药情况如下表：

药物	出现次数(次)	有药量记载(次)	最大量(g)	最小量(g)	常用量(g)
水蛭	66	42	100	4	5~10
蛀虫	62	38	25	0.4	6~10
桃仁	56	32	30	6	10~12
大黄	54	31	50	3	10

本组资料中加入药物96味，227味次，其中以活血药最多，如赤芍、牛膝、丹参、红花、苏木、乳香、没药、郁金、五灵脂、三棱等，共计出现48例次，以增强原方活血祛瘀之功；清热药次之，如石膏、知母、丹皮、生地、黄柏、白头翁、栀子、菊花、银花、连翘、黄芩、天花粉、苦参、秦皮、黄连、蒲公英、夏枯草等共计34例，以增强清热之功；补气药再次之，如甘草、山药、黄芪、白术、党参等，共计32例，使之祛邪而不伤正。其他如茯苓、薏苡仁、瞿麦、滑石、猪苓、草薢、泽泻、木通、扁蓄、车前子等利水渗湿药14例次。

全部病案中肯定有效者62例，无疗效记载者4例。本方证有丸、汤两种剂型，疗效记载也有按时间统计的。其中1剂有效者4例；2剂有效者5例；3剂有效者5例；3剂内有效者14例，占22%；6剂内有效者24例，占38%；22剂内有效者48例，占77.4%；也有一例百日痊愈者，其所患病症为癫痫。由此可见，本方证疗程长短不一，当视具体病情而定。

五、本证在中医和现代医学疾病中的分布

66 例病案中,有中医诊断者 37 例,所及病证 18 种,依次为闭经 6 例,蓄血证 5 例,痛经 4 例,瘀血证 3 例,热入血室、积聚、癫狂、癥瘕、痛证各 2 例次,喘息、脱疽、胎动不安、下焦湿热、癃闭、皮肤疮疡、热入血分等各 1 例。

有西医诊断者 29 例,所及疾病 18 种,依次为消化道出血 5 例次,血栓性静脉炎 4 例次,慢性前列腺炎、脑血栓、子宫内膜异位症、慢性肝炎等各 2 例次,卵巢囊肿破裂、结核性腹膜炎、急性前列腺炎、脑外伤昏迷、胃癌、增生性肠结核、伤寒、肠梗阻、糖尿病等各 1 例。

小结

本方通过对《伤寒论》抵当汤(丸)古今医案 66 例的统计分析,初步认识到本方证的证治规律,得出结论如下:

1.本方证男女均可发病,男女之比为 1:1.4,女性发病率高于男性;中青年发病率高;发病季节以春秋季多发。

2.主要诊断指标:小腹胀痛,发热,便秘,下腹部包块,烦躁,食欲不振,恶心呕吐,停经,舌红,舌紫暗有瘀点或瘀斑,苔黄燥,脉沉、涩、数、弦、滑。

3.本文临床应用时水蛭常用量 5~10g,蛀虫为 6~10g,桃仁 10~12g,大黄为 10g。随症加入活血药、清热药、补气药等。

4.本方证的病机为内热血瘀,疗程长短不一。凡血热内瘀病皆可由抵当汤(丸)治疗。

5.抵当汤(丸)广泛应用于中西医多种疾病的治疗。

大陷胸汤证

大陷胸汤证是《伤寒论》太阳病变证之一,因其由邪热内陷与有形之痰水凝结于胸膈胃脘而称之为热实结胸。论述本证的原文有第 134、135、136、137 条,其方剂组成是大黄、芒硝、甘遂。以"大陷胸汤"的提法为依据,收集了古今医案 28 例并进行统计分析,初步认识到大陷胸汤证的证治规律如下。

一、发病规律

(一)性别

在 28 例古今医案中,有性别记载者为 22 例,其中男性 15 例,占 68.18%,女性 7 例,占 31.82%,男女之比为 2.14:1,男性发病率高于女性。这可能与男性体质偏实,外邪内陷易从阳化热,女性体质偏虚,易从阴化寒有关,同时妇女受经带胎产的影响,芒硝又被列为妊娠禁忌药,所以也影响了大陷胸汤的使用。当然,也并非妊娠期间绝对禁用,本文收集到的 7 例女性医案中,有 2 例为妊娠期间患病,这 2 例都是在盛夏饮食不慎而发心下至少腹硬满而痛不可近、便秘、烦躁、口渴、发热等一派实热症状。医家抓住病机,果断应用了大陷胸汤,得快利后,以缓药调之,都收到了很好疗效。

(二)年龄

在 28 例医案中,有年龄记载者 22 例,最大者 62 岁,最小者 7 岁。各组发病情况如下表:

年龄	16 岁以下	16~30 岁	31~45 岁	46~60 岁	60 岁以上	合计
例数	5	3	7	6	1	22
百分比	22.37%	13.64%	31.82%	27.27%	4.45%	100%

由上表可见各个年龄组均有发病,以 31~45 岁组发病最多,老年组发病最少,这与本证的证候性质一致。青壮年体质偏实,感受外邪失治误治或表邪内陷易与

痰水搏结形成结胸证,而老年人体质偏衰,不易形成大实大热之证。从本文收集的仅1例老年病例看,年龄并不偏高,为62岁男性,该患一直从事饮食业,平素嗜烟酒,加之情志抑郁,经常头晕头痛,入院前三天不慎跌倒,当即呻吟不止,呕吐。经西医诊断为脑血管意外,用高渗糖、止血敏等治疗无效。中医会诊时,查及神志昏迷、颈项稍强、躁动、气粗、痰鸣流涎、便秘腹胀、尿失禁、舌红苔黄腻、脉弦数,辨为痰热留滞于胸膈肠胃。用大黄12g、芒硝15g加旋覆花、泽泻、黄连、菖蒲、胆星、仙鹤草等水煎灌胃,注入甘遂粉2g。注药两次后,排出恶臭大便4次,发热躁动减轻,复与上方一剂分两次灌胃,症状消失,又以补阳还五场增损调治4个月而痊愈。这一事实又表明,运用大陷胸汤不论年龄大小,只要具备是证,尽可果断施用。

(三)季节

在28例医案中,有12例记载了发病时间,占42.86%。四季发病情况不一,如下表:

季节	春(2~4月)	夏(5~7月)	秋(8~10月)	冬(11~1月)	合计
例数	0	9	0	3	12
百分比	0%	75%	0%	25%	100%

因记载发病时间的病例甚少,尚不能据此总结出本证的发病规律,仅可从中了解到夏季发病较多。

二、病程及病史

在28例医案中,有病程记载者8例,发病1天~7年不等,以发病1天最多(3例),1周以内者6例,占75%。且从治疗时间上都偏短,多数投药1~3剂即可达到热退脉静、痛消烦止、大便通利。分析19例有病史记载者,因于表邪引发者8例,其中表证发汗不解,津伤邪陷者5例,表证虽解但引发里证者2例,妊娠期内伤饮食,外受风寒者1例;伤于饮食者8例;误治而邪热内陷者2例;与妊娠有关者2例(一为伤于饮食,一为内伤饮食、外受风寒)。总之,本证的特征为:起病急,病程短,常与表证不解、邪热内陷或饮食内伤、郁热与痰水相结有关。

三、症状、舌、脉统计结果

(一)症状及症状诊断指标

在28例医案中,共记载症状43种,149症次,平均每例5.32个症状。按平均每

例 6 个症状,依出现频率列表如下:

症状	心下至少腹硬满而痛不可近	便秘	烦躁	发热	口渴	呕吐
例数	19	18	13	11	8	8
占样本例数百分比	67.86%	64.28%	46.43%	39.29%	28.57%	28.57%

在统计时,心下至少腹硬满而痛不可近一症状,包括了脘腹硬满拒按、腹痛拒按等症。发热一症,主要表现热势不高,并包括日晡小有潮热。

在统计之后,我们把《伤寒论》原文中提出的症状加以整理,发现在 4 条原文中,共提出 8 个症状、14 症次,以心下至少腹硬满而痛不可近为最多,并包括了心下痛、按之石硬、心下硬、膈内拒痛等;其次是发热,包括了热实、无大热、日晡小有潮热;其他如不大便六七日、烦躁、口渴、短气、心中懊㤅,但头微汗出等。其中第 134 条提出的"短气,心中懊㤅"及第 136 条提出的"但头微汗出"3 个症状,在病案统计中未能出现多数,其中短气 2 例,心中懊㤅 1 例,但头微汗出 2 例。可见这 3 个症状在临床上属本证的少见症状,故不能列为诊断指标。而在原文中未提到的"呕吐"一症却在统计时出现较多,它反映了本证邪热内陷与痰水相结于胸膈胃脘、胃失和降的病机,所以可作为一个症状诊断指标。此外,还出现了一些较离散的症状,如腹胀 5 例,不欲食 4 例,小便黄赤、不能平卧、吐涎沫各 3 例,胸膈痞满、头痛项强、头晕恶心、多痰等各 2 例。

本证与大承气汤证都有腹痛、便秘、发热、口渴、恶心呕吐的症状,但两者是有所区别的。从病机上看,此为邪热与痰水相结于胸膈胃脘,病变较广泛,彼为无形邪热与肠中糟粕相搏结、阻滞气机、腑气不降;本证腹痛较广泛,以致从心下至少腹硬满而痛,彼证腹痛多限于脐周;本证发病为无大热或日晡所小有潮热,彼证为发热或潮热,甚或伴谵语、手足濈然汗出。尚有舌脉共为参考,在临证时应细致推详,方能得心应手。

(二)舌象及其诊断指标

1.舌质

在 28 例医案中,有舌质记载者 10 例,其中舌红赤 5 例,舌干 2 例,舌燥 3 例。这 3 种舌质变化,基本上一致,反映出本证津液被伤或津不上承的本质。

2.舌苔

28 例医案中有舌苔记载者 17 例,包括 7 种舌苔变化,其中黄燥苔 5 例,黄腻苔 4 例,黄苔 3 例,灰黄苔 2 例,白厚腻、薄、腻苔各 1 例。其规律是苔色以黄为主(14 例),苔质或腻(6 例)或燥(5 例),黄主热甚,腻主湿浊,燥为津伤。舌苔黄腻或黄燥,代表了大陷胸汤证邪热在里,且与痰水互结、邪热伤津或湿浊内阻津不上承的本质,这与第 137 条提出的"舌上燥"有较大的一致性。

(三)脉象及其诊断指标

28 例医案中有 12 例记载了脉象变化,以寸脉浮、关脉沉居多(3 例),沉紧、沉弦次之(各 2 例),另有沉实、沉滑、洪大、洪数、脉形似和各 1 例。

为了进一步分析脉象变化的规律,把全部脉象分解为单脉加以统计,共出现 7 种脉象,20 脉次。有沉脉 7 例,浮脉、数脉各 3 例,紧脉、弦脉、洪脉各 2 例,滑脉 1 例。

沉脉候里又主水,寸脉浮为外邪未尽,数主热,紧主痛,上述统计结果与《伤寒论》所述脉象基本吻合,即脉沉而紧或寸浮关沉是大陷胸汤证的主要脉象指标。

关于第 134 条所论"动数变迟",历史上多数注家认为是迟脉,是由表证之"脉浮而动数"经误下后邪气内陷,脉象因之而变迟脉。我们经过对 28 例古今医案分析可知这样的解释过于拘执,此迟不过是与动数相对而言,是热与痰水相结,以郁结脉道为基础的一种表现,并非实属迟脉,仅为脉率相对减慢,这可从全部医案中无一例迟脉的事实加以证实。

四、用药规律

28 例医案中共用药 35 味,129 味次,平均每例用药 4.61 味。大陷胸汤原方用药规律如下表:

药物	出现次数(次)	有药量记载(次)	最大量(g)	最小量(g)	常用量(g)
大黄	28	20	25	4	9~15
芒硝	28	20	15	4	9~12
甘遂	28	20	10	0.8	3~6

据上表可见,大陷胸汤在临证运用时,大黄、芒硝、甘遂三药同用,以大黄用量最大,当为君药,甘遂用量最小。在入药顺序上,2 例按《伤寒论》中方法先煮大黄,3 例提出后煮大黄,1 例特意标明生用,1 例特意标明制用;芒硝未标明用法者为多,提出冲服或烊化者 5 例;冲服甘遂末者 8 例,用醋制甘遂者 7 例,先煮甘遂者 1 例。

在煎药方法及服药方法上,有 2 例提出淡煎冷服。《伤寒论》大陷胸汤煎药顺序及方法指出"以水六升,先煮大黄,取二升,去滓,内芒硝,煮一两沸,内甘遂末。温服一升,得快利,止后服。"本方三味药物都是比较峻烈的攻下药,在煎服方法上务应审慎处之,归纳古今医案中煎药方法,应以先煮大黄,后下芒硝,冲服甘遂末为佳,只此才能达到泻热逐饮之目的。在服法上,可一次顿服,亦可先服半剂,待 6 小时后再服余半剂,医案中有 3 例就是按此方法分为两次服用的。

大陷胸汤在临证运用时,多数仅用大黄、芒硝、甘遂三味(16 例),表明本方的独立性与完整性深受后人推崇,但仍有 12 例做了必要的增补。在加药中,涉及药物 32 味,45 味次,其中化痰利湿药物最多,共 11 味;清热药次之,共 8 味;理气药 6 味;理血药 5 味。加药中具体药物比较离散,故论述从略。

本文 28 例中有 23 例详细记录了用药后情况,可见医家对此甚为注重。多数病例做到"得快利,止后服",一般服药后 2~4 小时开始排便,且多为恶臭黏便。有 17 例服药 1 剂后即停本方,其中 1 例服药 1 剂后呕吐大量痰涎而停药;有 2 例服药 1 剂得快利后,又于 2 剂分为四次缓服;有 3 例 1 剂得快利后又予 3 剂煎服;有 1 例连续服药 47 剂。就实际病例来看,本方泻下峻猛,易伤正气,使用时做到中病即止是基本原则,但绝不应受"得快利,止后服"之约束。攻邪而不宜留寇,只要停积在胸膈胃脘的有形之邪不去,尽可再攻不殆。在本组病案中,有一 27 岁男患,因发热恶风表证失治、邪陷入里、发热、咳嗽、胸痛口苦、食少纳呆、大便秘结、小便黄赤、舌质红、苔黄少津、脉弦数,西医诊为右下肺胸膜炎伴积液,中医诊为结胸证。立予清热逐饮之法,用大陷胸汤加柴胡、鱼腥草、败酱草 3 剂,大便利下五行,发热稍减,但胸痛口苦及舌脉无变化。又予 3 剂,体温正常,但仍有胸痛,舌苔薄黄,脉为弦缓。医家又加入薏苡仁、茯苓守方治疗,前后用药 47 剂,症状完全消失。

在本证临证中,医家非常注重药后调理,28 例医案中有 12 例明确提出药后调理方法。其中,有的提出药后进食稀粥、白水;有的加服了理中汤、增液汤、大建中汤、逍遥散;有的在配方中加入人参、黄芪、茯苓、薏苡仁;还有 1 例用小陷胸汤调理善后。总的趋势是益气养阴、健脾和胃。这在本证的治疗上成为必不可少的过程之一。

五、本证在中医和现代医学疾病中的分布

在 28 例古今医案中,具有中西医诊断者 12 例,其中中医诊断有结胸证、伤寒证、膈间留饮等。西医诊断有急性阑尾炎、肠梗阻、胆囊炎、胆石症、肝脓肿、胸膜炎、腹膜炎、流行性出血热、脑血管意外等。

小结

本文以"大陷胸汤"的提法为依据,收集了古今医案 28 例,通过统计分析,初步认识到大陷胸汤的证治规律,得出如下结论:

1. 大陷胸汤证男女都可发病,发病率男性高于女性;各个年龄组均可发病,以 31~45 岁组发病偏多,老年发病最少;发病季节以夏季为多。

2. 大陷胸汤证发病急,病程短,常因表证不解或饮食内伤而致邪热与痰水相搏结于胸膈胃脘而成。

3. 主要诊断指标:从心下至少腹硬满而痛不可近,便秘,烦躁,发热,口渴,呕吐,舌红赤,苔黄腻或黄燥,脉沉而紧或寸浮关沉。

4. 在临证运用中,大陷胸汤三药共用,以大黄用量最大,甘遂用量最小,多为原方单用,少数加入化痰利湿清热药物。

5. 大陷胸汤煎服方法极为重要,宜先煮大黄,烊化芒硝冲服甘遂末,一般服药 1 剂,一次温服,痼疾难去者,可反复使用。

6. 必须注重药后调理,以益气养阴、健脾和胃为善后原则。

7. 大陷胸汤证包含了结胸证、膈间留饮等,西医学部分急腹症、胸膜炎、肝脓肿亦多在此之列。

小陷胸汤证

　　小陷胸汤出自《伤寒论》第 138 条,由黄连、半夏、瓜蒌 3 味药组成,具有清热涤痰、宽胸开结之功。主治外感失治误治,邪热内陷,痰热互结,积于心下,证见心下满,按之则痛之小结胸病。统计发现,小陷胸汤证不同于小结胸病,它不仅病因繁多,病机复杂,而且病变涉及的脏腑多,临床表现多样化。现将小陷胸汤证古今医案 367 例进行统计分析,其证治规律如下。

一、发病规律

(一)性别

　　367 例病案中,有性别记载者 332 例,其中男性 178 例,女性 154 例,男女之比为 1:1.15,发病率男性略高于女性,但无显著性差异。

(二)年龄

　　367 例病案中有年龄记载者 309 例,最小 1 岁,最大 75 岁。分布情况如下表:

年龄	16 岁以下	16~30 岁	31~45 岁	46~60 岁	60 岁以上	合计
例数	36	60	120	68	25	309
百分比	11.7%	19.4%	38.8%	22%	8%	100%

　　表中所示,16~60 岁的发病人数较多,尤其是 31~45 岁发病率最高,而儿童与老年人发病较少。这是由于 31~45 岁的成年人,体质比较健壮,阳气旺盛,加之不注意饮食,发病易从热化所致。而儿童身体发育尚未成熟,老年人阳气衰弱,发病易从寒化,故发生小陷胸汤证者少。可见年龄的大小、体质的强弱与发病有一定的关系。

(三)季节

　　367 例病案中有发病时间记载者 177 例。各季节发病情况如下表:

季节	春(2~4月)	夏(5~7月)	秋(8~10月)	冬(11~1月)	合计
例数	47	48	55	27	177
百分比	26.6%	27.1%	31.1%	15.3%	100%

表中所示,四季皆可发病,但以冬季发病最少。冬季为太阳寒水当令,气候寒冷,感受外邪,易从寒化,故发病较少。

二、病程及病史

在367例病案中,有病程记载者180例,病程1天~15年不等。其中发病半年以上者50例,占有病程记载的27.8%;半年以内者130例,其中30天以内者166例,占58.9%。可见小陷胸汤适用于急、慢性病证,但以急性热病,特别是消化、呼吸系统疾病为主。

三、症状、舌、脉统计结果

(一)症状与症状诊断指标

367例病案中记载症状97种,1545症次,每个病例平均5个症状,每种症状平均出现16症次。出现次数最多的前5个症状为小陷胸汤证的多见症状,具有症状诊断指标的意义。其余症状,凡超过16症次以上具有辨证意义的症状,可以为诊断参考指标。

1.主要诊断指标

按症状出现次数的多少,列表如下:

症状	脘腹痛	发热	便秘	食欲不振	脘腹胀满
例数	219	153	150	124	123
占样本例数百分比	59.7%	41.7%	4.9%	33.8%	33.6%

2.参考诊断指标

胸腹胀闷56症次,呕吐54症次,尿黄53症次,胸痛51症次,咳嗽50症次,喘促49症次,咳痰48症次,口渴48症次,口苦36症次,烦躁31症次,恶心31症次,头痛24症次,神疲乏力21症次,失眠18症次,便溏16症次。

脾胃同居中焦,以膜相连。脾为阴土,胃为阳土,脾易寒化,胃易热化,脾升胃降,为人身气机升降之枢纽。心火下降,肾水上济,肝升胆降,皆赖脾胃斡旋。痰热互结于心下,阻塞气机,则脘腹胀满,甚者疼痛;脾失健运,则食欲不振、便溏;胃气上逆,则恶心呕吐;痰热内盛,灼伤津液,津不上承,则口渴;胆火上炎,则口苦;痰热扰心,则失眠多梦、烦躁不安;肝阳夹痰,上扰清空,气血不利,则头痛;津伤热结,肠道失润,则大便秘结;邪入三焦,气化不利,则尿黄;气虚湿盛,则倦怠乏力。肺居胸中,为五脏之"华盖",肺主气,司呼吸,又主宣发肃降。脾为生痰之源,肺为贮痰之器。痰热阻肺,肺失宣肃,呼吸不利,则咳嗽、咳痰、喘促;胸为清阳旋运之所,痰热阻胸,气滞不通,络脉不畅,则胸胁胀闷,甚者疼痛;表证未尽,营卫不调,则发热。

《伤寒论》中只有一条记载小陷胸汤证,仅记载"心下按之痛"1个症状和"脉浮滑"2种脉象。还有一条论述小结胸病成因,是由于表证误下,胃中空虚,邪热内陷,与痰搏结于心下所致。其病变部位比较局限,仅在胃脘部。心下痞满,按之则痛,说明邪热浅轻。脉浮为表为浅,滑为痰为热。原文记述脉症虽简,但充分反映出小结胸病的病因病机及临床应用指征。统计结果发现,本文所指的小陷胸汤证与《伤寒论》原文所指的小结胸病不同,它已不是单纯由外感病误治所致,而是由饮食不节、情志不畅等多种因素所致的综合病证;其病变部位也不局限于心下,而涉及心肺、肝胆、脾胃、胸胁等部位,其症状不只是心下痞满、按之痛,而增加了发热、便秘、食欲不振、脘腹胀满4个主要诊断指标,15个参考诊断指标。

总之,小陷胸汤证的主要诊断指标,从根本上反映出其痰热互结,气机升降失常的病机所在;其参考诊断指标也从不同角度,反映出病理机制,能更加有效的指导临床。

（二）舌象及其诊断指标

1. 舌质

367例病案中,有舌质记载者158例,其中红舌(尖红、暗红、红绛)145例,占有舌质记载的91.8%,紫褐舌8例,淡舌5例。可见红舌是小陷胸汤证的多见舌质,它反映出气血旺盛,痰热互结的病理特点,可作为舌质的诊断指标。紫褐舌说明有夹瘀者;淡舌例数虽少,但揭示个别病例有气血不足者,告诫人们在祛邪的同时要顾护正气,随症加减。

2. 舌苔

367例病案中,有舌苔记载者198例,其中黄苔(黄、黄腻)144例,占有舌苔记载的72.7%;白苔(白腻、薄白)45例,占22,7%;还有光滑无苔、黑垢、浊干、焦黄起刺等9例。分析表明:黄苔之中以黄腻苔为主,白苔之中以白腻为最,苔腻是小陷胸汤证的基本舌苔,反映出痰湿为患的病机要点。但由于病因比较复杂,则又有偏热与偏湿之不同,偏于热者苔黄,偏于湿者苔白。可见黄腻苔或白腻苔是小陷胸汤证的舌苔诊断指标。薄白苔为表证未解,或外邪入里、化热之初,舌苔尚未变黄。若热蕴日久,化燥伤阴,又有光滑无苔之例;若热盛腑实,则又有黑垢、浊干、甚者焦燥起刺之象。

（三）脉象及其诊断指标

367 例病案中有脉象记载者 224 例,共 13 种变化,468 脉次。出现次数较多的 4 种脉象如下表:

脉象	滑	数	弦	浮	合计
脉次	152	117	80	39	388
百分比	67.9%	52.2%	35.7%	17.4%	

表中所示,滑脉为诸脉之首,它反映出小陷胸汤证是以痰为其主要病理变化,弦脉主饮与滑脉同义,数脉主热,浮脉主表,四脉合参,共同反映出痰热互结、气机失调之病机所在。补充了《伤寒论》原文单纯浮滑脉之不足。四种脉象很少单独出现,常以滑数、弦滑、浮滑、弦数的形式出现,故脉次总数大大超过了病例数。此外还有几例微弱之脉,虽不能作为诊断指标,但提示有气血不足本虚标实之可能,在临床应用时要以扶正祛邪为主,病位深者可见有沉脉。细脉与濡脉也说明湿邪为患,与滑脉意义基本相同。故在临床应用时要脉症合参,全面分析。

四、用药规律

根据统计结果,将小陷胸汤原方各药物使用情况列表如下:

药物	出现次数(次)	有药量记载(次)	最大量(g)	最小量(g)	常用量(g)	备注
黄连	367	304	15	1.5	6~9	
瓜蒌	366	303	45	6	15~20	其中瓜蒌仁易瓜蒌 2 例,瓜蒌皮易瓜蒌 7 例
半夏	364	301	30	6	9~12	

表中所示,367 例病案中均使用黄连,可见其在小陷胸汤中的重要地位。清肺化痰,利气宽胸,瓜蒌皮易瓜蒌;润燥化痰,散结消肿,润肠通便,瓜蒌仁易瓜蒌。

在 367 例病案中,共加药 117 味,1853 味次,平均每味药出现 16 味次。凡超过 16 味次以上的药物可作为常用加减药,其规律如下:

肝郁气滞者加柴胡、陈皮;血瘀者加赤芍、红花、丹参、桃仁;痛甚者加郁金、香附、元胡、川楝子;胃气上逆而见嗳气、呃逆、恶心、呕吐者加竹茹、佛手、旋覆花、代赭石、木香;中气不足者加党参、白术、茯苓;气分热盛者加石膏、知母、黄芩、黄柏、栀子;咳喘者加川贝、杏仁、枇杷叶、桔梗;痰涎壅盛者加竹沥、菖蒲、胆南星;大便秘结者加大黄、枳实、厚朴。

367 例病案中,有煎服法记载者 214 例,给药途径均采用口服给药,剂型以汤剂为主,仅有 1 例为丸剂,此乃取"汤者荡也"之意也。一般每日 1 剂,分 2 次口服;若恶心拒纳,可待药凉后少量频服,痰盛者可加竹沥调服。有服药剂数记载者 218 例,少者 1 剂,多者间断服药达 2 月之久,平均 6 剂,但以 2~3 剂者为最多。有药后情况记载者 136 例,主要表现为热退痞散、便畅痛减、胀消纳增等,可见本方具有清热通便、消满除胀之效。此外,还有服药后吐大量黄色痰涎等所谓的瞑眩现象,吐后邪去正安。有善后调养记载者 142 例,其中清热泻火 40 例,滋阴清热 35 例,祛痰降逆 28 例,健脾和胃 27 例,疏肝理气 14 例,补气养血 6 例。分析表明,小陷胸汤证属于热实证,故在善后用药时也同样以清热祛邪为主,以防补虚而滞邪。对于虚实并见者,要根据气血阴阳之不同而扶正祛邪。

五、本证在中医和现代医学疾病中的分布

在全部病案中,有中医诊断者 213 例,含 37 个病名。其中外感所致者 42 例,内伤所致者 171 例,两者之比为 1:4.07,可见小陷胸汤不仅适用于外感热病,更适用于内伤杂病。有西医诊断者 173 例,含 30 个病名,主要为消化、呼吸系统疾病,这与中医病在脾胃的疾病种类分布基本一致。具体分述如下:

(一)消化系统

如食道炎、急性胃炎、十二指肠溃疡、十二指肠炎、肠蛔虫症、粘连性肠梗阻、胃肠神经官能症、胆道蛔虫、梗阻性黄疸、慢性胆囊炎、急慢性肝炎、肝硬化腹水、急性胰腺炎、副伤寒等。中医属噎膈、嗳气、呃逆、反胃、呕吐、胁痛、胃脘痛、腹痛、结胸、黄疸、食积、虫积、鼓胀、暑温、湿温、伏暑等范畴。临床表现为脘腹胀闷不舒,甚者疼痛拒按,连及胸胁,咽喉有异物感,恶心呕吐,嗳气频作,呃逆,心中懊恼,纳呆食少,发热,口渴欲冷饮,便秘溲黄,舌质红,苔黄腻,脉弦滑或滑数。证属痰热内结,中焦郁阻;或肝胃不和,湿热内蕴;或肺胃热结,腑气不通。

(二)呼吸系统

如急慢性支气管炎、支气管扩张、支气管肺炎、肺不张、渗出性胸膜炎等。中医

属咳嗽、喘证、胸痛、胁痛、结胸、悬饮、支饮、肺痿、肺痨等范畴。临床表现为咳嗽,咳白色黏痰,或黄痰,甚者痰中带血,气喘,胸痛,或胸胁胀满,发热,汗出不畅,时烦,面部虚浮,形体消瘦,脘腹胀闷,纳谷不香,便秘,舌质红或暗红,苔白腻或黄腻,脉滑数或虚数。证属痰火结胸,肺气被阻;或肝火上炎,肺热痰实;或脾虚湿盛,饮停胸胁,内蕴化热,胸胁被郁;或风热犯肺,或风寒外束,入里化热,痰阻气滞,肺失宣降,脉络不和,甚者热壅血瘀。

(三)循环系统

如冠心病、心绞痛、心肌梗死、肺心病等。中医属心悸、怔忡、胸痹、真心痛等范畴。临床表现为胸闷憋气,甚者胸痛彻背,心悸,气短,咳逆倚息,面色青紫,大汗淋漓,舌紫红或紫暗,苔腻,脉缓滑或结代。证属痰热血瘀。现代药理研究证明,小陷胸汤具有明显扩张冠状动脉作用,使局部血流量增加,改善供血与供氧条件,达到宣痹通阳的作用,使损伤病灶逐渐恢复。

(四)神经系统

如精神分裂症、植物神经功能紊乱、肋间神经痛等。中医属狂证、不寐、胁痛、结胸等范畴。临床表现为烦躁不安,哭笑无常,失眠多梦,脘腹胀闷,胁痛,嗳气,纳呆食少,发热汗出,舌质红,苔黄腻,脉弦滑数。证属痰热中阻,蒙蔽心窍;或气滞血瘀,经脉不畅。

(五)妇科

如急性乳腺炎、乳腺增生等。中医属乳痈、乳癖范畴。临床表现为乳内肿块,压痛,甚至红肿热痛,伴有发热、口苦、心烦、脘闷纳呆,舌质红,苔黄,脉滑数或弦滑。证属痰瘀滞乳,蕴而不化;或热壅肉腐,血败为脓。

总之,不论是痰热内结,或是湿阻,或是食积,或是气滞,只要见有脘腹闷而不舒、纳呆食少、便秘尿黄、舌质红、苔黄腻、脉滑数、符合小陷胸汤证之病机者,皆可用之。

小结

根据上述统计结果,小陷胸汤证治规律如下:

1.小陷胸汤证男女皆可发病,但以成年男性为多见;四季皆可发病,但冬季发病较少,有一定的季节性。

2.主要病因为饮食不节、感受外邪、情志不畅三个方面。基本病机是痰热互结、气机升降失司。

3.主要诊断指标:脘腹痛,发热,便秘,食欲不振,腹胀,舌质红,苔黄腻或白腻,脉滑、数、弦、浮。

4.基本治疗原则是清热化痰,理气开结。具体应用时要以原方为主,随症加减。

5.服法一般采用水煎口服给药,每日1剂,分2次服,6剂为1疗程。恢复期主要以调补气血、滋阴清热、健脾行气为主。

6.小陷胸汤广泛应用于外感内伤等多种疾病的治疗,但以急性消化、呼吸系统疾病为主,也可用于循环、神经系统疾病的治疗。

文蛤散证

文蛤散见于《伤寒论》第141条,主治"病在阳,应以汗解之,反以冷水潠之,若灌之,其热被劫不得去,弥更益烦,肉上粟起,意欲饮水,反不渴者。"方由文蛤单味组成,但后世医家认为文蛤无解表作用,故一致认为文蛤散应是《金匮要略》文蛤汤。文蛤汤的药物组成是文蛤五两,麻黄、甘草、生姜各三两,石膏五两,杏仁十二枚,即大青龙汤去桂枝加文蛤而成。其煎服法是:"上七味,以水六升,煮取二升,温服一升。"

一、发病规律

本方证仅收集到2例医案,均为男性,1位33岁,1位37岁。

二、病程及病史

无就诊时间记载,也无病史记录。病程均较长,1例反复发作月余,1例已年余不愈。

三、症状、舌、脉统计结果

2例病患症状基本相同,周身风疹,突出于皮肤,大小不一,甚时可连成一片,并见脸肿,手足肿,瘙痒难忍,烦躁不安,伴有失眠、胸闷、纳呆等。其中1例记载上述症状在夜间、遇风、入冷水时加重。仅1例记载舌质偏红,2例均为白苔。脉象一为浮,一为浮滑。上述症状舌、脉皆反映了表邪不解,内有郁热的基本病机。

此2例病案,中医诊断都是瘾疹,西医病名皆为荨麻疹。

四、用药规律

2例均在文蛤汤原方的基础上加味应用,1例加苍术,1例加五倍子。药用剂量与常用量无异。给药途径均为水煎口服。疗效情况皆为1剂轻,3剂愈。

由上可见表郁内热所致之荨麻疹,文蛤汤为有效良方。

三物白散证

三物白散见于《伤寒论》第 141 条,原方由桔梗、巴豆、贝母三味药组成。现将使用三物白散治疗的古今医案 14 例进行统计分析,情况如下。

一、发病规律

(一)性别

14 例医案中,记载性别者 5 例,其中男 4 例,女 1 例。可见,男女均可发病。

(二)年龄

14 例医案中,记载年龄者 7 例,其年龄跨度为 3~70 岁。1~15 岁 2 例,16~30 岁 3 例,60 岁以上 2 例。

(三)季节

14 例医案中,记载发病季节者 4 例,其中春 2 例,冬 1 例。可见,多于冬春季节发病。

二、病程及病史

14 例医案中,有病程记载者 2 例,分别为 5 天及 3 个月。有病史记载者 4 例,分别为胃脘痛、发热、胸痛及咳嗽。

三、症状、舌、脉统计结果

14 例医案中共记载症状 34 种,69 症次,平均每例出现 4.9 个症状。按平均每例出现 5 个症状计算,出现次数最多的前 5 个症状为本证临床应用的多见症状,具有诊断指标的意义。现将这些症状列表如下:

症状	厥逆	大便不通	心下硬痛	咳痰	呕吐
例数	6	6	5	5	4
占样本例数百分比	42.9%	42.9%	35.7%	35.7%	28.6%

《伤寒论》141 条虽未记载上表所述诸症,但这些症状均符合"寒实结胸",即寒邪与胸膈胃脘间素有痰水相结这一病机,故均可作为症状诊断指标。

（二）舌象及其诊断指标

1.舌质

14 例医案中,记载舌质者为 3 例,分别为红、淡红及暗红。

2.舌苔

14 例医案中,记载舌苔者 6 例。记载 6 种舌苔,其中白苔出现 4 次,腻苔 2 次,黄、厚苔各 2 次,薄、干苔各 1 次。可见,舌苔统计不呈集中趋势,但白、腻苔可反映本证之病机,似可作为参考诊断指标。

（三）脉象及其诊断指标

14 例医案中,记载脉象者 10 例,并记载单脉 7 种。其中沉、滑脉各出现 6 例,各占 60%;细脉 3 例,弦、数、微、浮脉各 1 例。可见,沉滑脉出现次数最多,且能反映内有痰饮停滞之病机,故脉沉滑可作为本证脉象之诊断指标。

四、用药规律

根据统计结果,现将三物白散原方各药使用情况列表如下:

药物	出现次数(次)	有药量记载(次)	最大量(g)	最小量(g)	常用量(g)
桔梗	12	5	15	0.5	0.5~15
贝母	12	5	15	0.5	0.5~15
巴豆	13	7	5	0.1	0.1~5

本方多原方应用,少有加减。有 4 例医案记载温开水送下。有 5 例记载服药后先吐后下而病愈。

五、本证在中医和现代医学疾病中的分布

14 例医案中,有中医诊断者 9 例,其中寒实结胸 5 例,喉痹 2 例,癫闭、肺痈各 1 例。有现代医学诊断者 2 例,分别为慢性气管炎及急性胃肠炎并发肺炎。可见,三物白散证可出现于多种内伤疾患之中。

小结

根据上述统计结果,三物白散证的证治规律如下:

1.男女均可发病,多发于冬春季节。

2.主要病因为内有痰饮,外感风寒。基本病机为寒邪与胸膈胃脘间素有痰水相搏结。

3.主要诊断指标:厥逆,大便不通,心下硬痛,咳痰,呕逆,脉沉滑。

4.三物白散方治疗原则为温寒逐水、涤痰破结。

5.三物白散证可见于多种内伤疾患。

柴胡桂枝汤证

柴胡桂枝汤见于《伤寒论》第 146 条,由桂枝、柴胡、白芍、黄芩、人参、甘草、半夏、大枣、生姜九味药组成。本文共收集古今医案 185 例,其证治规律统计分析如下:

一、发病规律

(一)性别

185 例医案中,有性别记载者 145 例,其中男 70 例,女 75 例,男女无显著差别。

(二)年龄

185 例医案中,有年龄记载者 141 例,最小者 4 岁,最大者 72 岁。分布情况如下表:

年龄	16 岁以下	16~30 岁	31~45 岁	46~60 岁	60 岁以上	合计
例数	31	43	27	30	10	141
百分比	22%	30.5%	19.1%	21.3%	7%	100%

从上表可以看出,60 岁以下(含 60 岁)各年龄组的发病人数均较多,而 60 岁以上者病例较少。柴胡桂枝汤为小柴胡汤与桂枝汤合方而成,为少阳兼太阳证而设,分析病案亦发现,精神系统疾病、肝胆疾病占有很大比例,而 60 岁以上患病者,多为泌尿系统、消化系统、心血管及五官科疾病,体现老年病的特点。本组 10 个病例,主要为高血压、肝硬化、胃溃疡等疾病。老年人患少阳兼表证的比率较低,60 岁以上年龄组柴胡桂枝汤的病案少是理所当然的。

(三)季节

185 例病案中,有发病时间记载者 59 例。各个季节发病情况如下表:

季节	春(2~4 月)	夏(5~7 月)	秋(8~10 月)	冬(11~1 月)	合计
例数	15	12	17	15	59
百分比	25.4%	20.3%	28.85%	25.4%	100%

从上表来看,发病的季节性不强,四季均可发病。

二、病程及病史

185 例病案中,有病程记载者 68 例,病程 2 天~3 年不等。有外感病史者 26 例,精神抑郁者 22 例,胁痛病史者 13 例。病理变化均离不开少阳和太阳,多表现为少阳与太阳合病或并病的发病规律。统计中发现,病程与疗程关系密切。一般病程长,疗程亦长,病程短,疗程亦短。

三、症状、舌、脉统计结果

(一)症状及症状诊断指标

185 例病案中,记载症状 95 种,1108 症次,平均每例 6 个症状。按平均每例 6 个症状,把出现次数占前 6 位的症状列出如下表:

症状	发热	恶寒	胸胁苦满	头痛	口苦	腹痛
例数	56	55	47	39	38	33
占样本例数百分比	30.3%	29.7%	25.4%	21.1%	20.5%	17.8%

由上表可见,发热、恶寒、胸胁苦满、头痛、口苦、腹痛是柴胡桂枝汤临床应用的多见症状,因此具有症状诊断指标的意义,体现了柴胡桂枝汤少阳兼表的基本病机。其余的症状中,身痛(包体四肢关节疼)30 例,呕吐 28 例,头晕 24 例,食少 23 例,胁痛 15 例,胃胀 14 例。这些症状虽未列前 6 位,但亦属多见症状,而且在少阳兼表的病理变化中为可见症状,可以作为症状诊断的参考指标。余下的一些症状均在 10 例次以下,失去典型意义。

《伤寒论》所载柴胡桂枝汤原文中,共出现症状 5 个,即发热、微恶寒、肢节烦疼、微呕、心下支结。肢节烦疼、微呕在本统计中,虽未列前 6 位,但亦在参考指标范围。统计中列前的头痛、口苦、腹痛是原文中未载的,但亦反映了少阳兼表的病理变化。

(二)舌象及其诊断指标

1.舌质

185 例病案中,有舌质记载者 29 例,其中红舌 28 例,淡嫩舌 1 例。红舌中,淡红舌 22 例,红和嫩红舌各占 3 例。可见舌淡红可作为柴胡桂枝汤证舌质的诊断指标。

1 例淡嫩舌见于妊娠呕吐证。

2.舌苔

185 例病案中,有舌苔记载者 57 例,共有 9 种变化。舌苔分布比较集中,薄白苔为 32 例,占有舌苔记载总数的 56.1%;薄黄苔为 9 例,占 17.6%。此两种舌苔可作为柴胡桂枝汤证的舌苔诊断指标,说明病变在少阳和太阳两经,既未入阳明转为燥热,又未入三阴转为阴寒。其他 7 种苔象均在 3 例以下,失去典型意义。

（三）脉象及其诊断指标

185 例病案中,有脉象记载者共 63 例。脉次较多者如下表：

脉象	浮弦	弦数	浮数	合计
例数	21	17	11	49
百分比	33.3%	27%	17.5%	77.8%

为了便于分析,把复脉变成单脉加以统计,共有脉象 12 种,115 脉次。出现次数较多者如下表：

脉象	弦	浮	数	合计
脉次	49	34	34	117
百分比	77.8%	. 54%	54%	

从上表分析可见,弦、浮、数脉象出现率较高。其表现形式,或三种脉象互相复合,或同滑实相兼,共 57 例,占有脉象记载例数的 90.5%,基本反映了柴胡桂枝汤的少阳兼表的病理机制。所以可以认为弦、浮、数之脉是柴胡桂汤证的脉象诊断指标。

四、用药规律

全部病案用药 112 味,1613 味次。原方应用情况如下表：

药物	出现次数（次）	有药量记载（次）	最大量(g)	最小量(g)	常用量(g)
柴胡	185	67	30	5	9~15
桂枝	183	61	15	0.3	6~9
黄芩	171	56	15	5	6~9
芍药	163	52	30	4	6~12
半夏	160	50	15	5	6~9

人参	90	1	6	6	6~9
生姜	153	41	15	3	6~9
甘草	149	48	12	3	6~9
大枣	151	41	10(枚)	2(枚)	6(枚)

统计分析中发现,其中 90 例用人参者,除 1 例明言用人参 6g 外,其余 89 例均属某某病证用柴胡桂枝汤证案(即无详细药物及药量记载)。与此相对,方中无人参而用党参者 36 例,其中有药量记载者 31 例,可见柴胡桂枝汤应用于临床时,党参代替人参的案例占有很大的比例。

全部病案中有给药途径记载者,均为水煎口服。

本组病案根据不同病情,加药 103 味,208 味次。其主要加减变化规律:理气药最多,为 72 味次,活血化瘀药 51 味次,解表药 49 味次,止咳平喘药 19 味次。

在用药变化中,发热甚者加双花、连翘、黄芩、石膏;胸胁苦满重者加香附、木香、枳实;血瘀刺痛者加丹参、红花、川芎、桃仁、五灵脂;咳喘者加陈皮、桔梗、瓜蒌、苏子;心烦口苦者加龙胆草、栀子、黄连;胸痛者加瓜蒌、薤白、枳实、丹参、川芎;头身痛者加川芎、防风、蔓荆子、藁本;呕吐者加吴萸、赭石、竹茹、陈皮;食少纳呆者加神曲、内金、麦芽、山楂。

五、本证在中医和现代医学疾病中的分布

185 例中,有中医诊断者 56 例,含 21 个病名。主要有太少两感、咳喘、胁痛、胃痛、胃脘痛、呕吐、发热、水肿、痹证等。其中属于外感范畴的 25 例,内伤杂病 31 例,二者之比为 1:1.24,表明柴胡桂枝汤不仅应用于外感病,而且也广泛用于各种内伤杂病的治疗。

有现代医学诊断者 78 例,包括 39 个病种。在现代医学领域里,柴胡桂枝汤适用于神经、精神、循环、消化、泌尿、内分泌、传染病及五官科疾病,主要有胆囊炎、胆石症、肝炎、胰腺炎、眩晕症、胸膜炎、胁间神经痛等。

小　结

本文通过对《伤寒论》柴胡桂枝汤古今医案 185 例的统计分析,总结出柴胡桂

枝汤证的证治规律如下：

1.柴胡桂枝汤证男女均可发病，男女无显著差异；各个年龄组均有发病，年龄跨度为 4~72 岁，以 60 岁以上发病率最低；发病季节性不明显，四季均可发病。

2.主要诊断指标：发热恶寒，胸胁苦满，头痛，口苦，腹痛，舌淡红，苔薄白或薄黄，脉弦、浮、数。

3.柴胡桂枝汤证的病机为少阳兼表，治法以和解少阳兼解表邪为主，随症加减用药。

4.柴胡桂枝汤广泛用于中西医多科疾病的治疗，其中以肝胆疾病为常用。

柴胡桂枝干姜汤证

柴胡桂枝干姜汤出自《伤寒论》第 147 条,由柴胡,桂枝、干姜、花粉、黄芩、牡蛎、甘草七味药组成。具有解表和里、调和阴阳、宣痞散结、行气蠲饮之功效。广泛适用于外感内伤等多种疾病的治疗。现将古今应用柴胡桂枝干姜汤的 103 例医案统计情况分述如下。

一、发病规律

(一)性别

103 例病案中,有性别记载者 87 例,其中男 45 例,女 42 例,男女之比为 1.1:1,发病率男性略高于女性。

(二)年龄

103 例病案中,有年龄记载者 66 例,最小者 5 岁,最大者 78 岁。分布情况如下表:

年龄	16 岁以下	16~30 岁	31~45 岁	46~60 岁	60 岁以上	合计
例数	5	15	25	14	7	66
百分比	7.6%	22.7%	37.9%	21.2%	10.6%	100%

表中所示,柴胡桂枝干姜汤证可发生于任何年龄,但以 31~45 岁的年龄组为多见,老年人与儿童则较少,这与疾病的种类分布有关。

(三)季节

103 例病案中,有发病时间记载者 38 例,各季节发病情况如下表:

季节	春(2~4 月)	夏(5~7 月)	秋(8~10 月)	冬(11~1 月)	合计
例数	14	11	11	2	38
百分比	36.8%	28.9%	28.9%	5.3%	100%

表中所示,四季皆可发病,但以冬季发病最少,其他季节没有明显差别。其中日本病例以春秋两季发病为主,而我国则以夏季发病为最,这与两国治疗疾病的种类不同有关。

二、病程及病史

在 103 例病案中,有病程、病史记载者 56 例,病程 3 天~15 年不等。发病半年以上者 35 例,占有病程、病史记载的 62.5%,其病程多为 2 年~10 年,可见柴胡桂枝干姜汤主要用于慢性疾病的治疗。慢性病多有消化系统病史,急性病多有外感病史。

三、症状,舌、脉统计结果

(一)症状及症状诊断指标

在 103 例病案中共记载症状 87 种,676 症次,每个病例平均出现 7 个症状,每种症状平均出现 8 症次。出现次数最多的前 7 个症状为柴胡桂枝干姜汤临床应用的多见症状,具有症状诊断指标的意义。其余症状,凡超过 8 症次以上具有辨证意义的症状,可作为诊断参考指标。

1.主要诊断指标

按症状出现次数的多少,列表如下:

症状	往来寒热	胸胁支满	心下悸动	自汗	食欲不振	口渴	胁痛
例数	58	43	42	38	35	32	32
占样本例数百分比	56.3%	41.7%	40.8%	36.9%	34%	31.1%	31.1%

2.参考诊断指标

神疲乏力 25 次,大便不调 23 次,小便不利 19 次,眩晕 14 次,腹胀 12 次,口苦咽干 12 次,恶心 10 次,失眠 10 次,形体消瘦 10 次,腹痛 9 次,肩背酸痛 9 次,喘促 9 次,头痛 8 次,心烦 8 次。

邪入少阳,枢机不利,正邪交争,正胜则热,邪胜则寒,故往来寒热;肝郁脾虚,水饮内停胸胁,络脉受阻,经气不利,则胸胁支满,甚者胁痛、肩背酸痛;饮停中焦,气机阻遏,阳气不得宣化,则心下悸动;饮阻胸阳,肺失宣肃,则喘促;水湿下趋大肠,清浊不分,则腹痛、便溏;痰饮凝结,腑气不通,则腹胀、便秘;脾虚湿停,则纳呆食少;水谷不化精微而为水饮;气血不足,则形体消瘦、神疲乏力;饮阻于胃,胃气上逆,则恶心呕吐;阳气被郁,气不化津,津不上承则口渴;津不布达于全身,偏走腠理,则自汗出;三焦壅滞,决渎失职,水蓄下焦,则小便不利;胆火上扰,则口苦咽干、头痛、眩晕;胆火扰心,则心烦、失眠。分析表明,上述诊断指标集中反映出柴胡桂枝干姜汤证为少阳枢机不利、脾虚湿盛、水饮内停、气机升降失调的病机特点。

《伤寒论》中只有一条记载柴胡桂枝干姜汤证,共出现6个症状,其中往来寒热、口渴、胸胁满、头汗出被纳入主要诊断指标之中,小便不利、心烦被列入参考诊断指标之中。统计结果,还增加了心下悸动、食欲不振、胁痛3个主要诊断指标,扩大了临床应用范围。头汗出是汗出之渐,胁痛是胸胁满之甚,心下悸动与肩背酸痛则为日本人所常用。

(二)舌象及其诊断指标

1.舌质

103例病案中,有舌质记载者21例,共6种变化。其中淡舌(淡、淡红、淡胖边有齿痕、暗淡)19例,占有舌质记载的90.5%。由此可见,淡舌是柴胡桂枝干姜汤证的多见舌质,与病机相符,故可作为舌质的诊断指标。在103例病案中,有67例是日本病例,其中没有一例记载舌质。

2.舌苔

103例病案中,有舌苔记载者35例,其中白苔(薄白、白滑、白腻、白干)31例,占有舌苔记载的88.6%。其余的为薄黄、黄腻、黄白相间苔4例。白苔反映出柴胡桂枝干姜汤证的病机特点,故可作为舌苔的诊断指标。黄苔例效虽少,但提示有寒热错杂之证,在具体应用时要充分注意。

(三)脉象及其诊断指标

103例病案中有脉象记载者47例,共12种变化,90脉次。取其出现次数最多的4种脉象列表如下:

脉象	弦	细	沉	数	合计
脉次	30	12	12	9	63
百分比	63.8%	25.5%	25.5%	19.1%	

从表中可以看出,弦脉出现的概率最高,弦为少阳病本脉,可见柴胡桂枝干姜汤证应以少阳病为主。细为血少,沉为病在里,数为邪热。弦、细、沉、数四种脉象,反映出少阳枢机不利、水饮内停、脾虚血少、虚实相兼、寒热错杂的病机特点,故可作为脉象诊断指标。但临床上多以复合脉的形式出现,故脉次总数往往大于病例数。

四、用药规律

根据统计结果,将柴胡桂枝干姜汤原方各药物使用情况列表如下:

药物	出现次数(次)	有药量记载(次)	最大量(g)	最小量(g)	常用量(g)	备注
柴胡	103	30	20	6	10~15	
桂枝	102	29	10	3	5~9	
干姜	102	29	15	4.5	8~12	
花粉	100	27	30	9	12~15	
黄芩	103	30	15	3	8~12	
牡蛎	100	27	35	10	15~25	煅牡蛎9例
炙甘草	103	30	10.5	1	5~8	生甘草14例

全部医案根据不同病情共加减用药 50 味,306 味次,平均每味药出现 6 次,凡超过 6 味次者作为常用加减药。其规律如下:

少阳邪正交争较剧者,重用柴胡、黄芩;阳虚饮盛者,重用桂枝、干姜,加白术、茯苓;疟疾者加草果、常山;呕吐者加半夏、生姜;气滞腹胀者加枳壳、陈皮;黄疸者加茵陈;阴血不足者加当归、生地、白芍、川芎;心烦、失眠者加五味子;骨蒸盗汗者加黄芪、鳖甲;津伤口渴者加天冬、玉竹、太子参。

全部病例均采用水煎口服给药,每日 1 剂,分 2 次温服,少者服 2 剂,多者连续服药达 4 个月之久,一般 5~7 剂为一疗程。服药后有热减体轻,尿增小便利,下利脓血,或利止便畅,痛减食增及瞑眩现象等记载。《伤寒论》原文有"初服微烦,复服,汗出便愈"的记载,这就是所谓的瞑眩现象。恢复期用药多以补气健脾为主。

五、本证在中医和现代医学疾病中的分布

在 103 例病案中,有中医诊断者 49 例,含 37 个病名。有西医诊断者 41 例,含 29 个病名。我国病例主要为消化系统疾病,而日本病例则病种复杂,没有集中趋势。具体应用情况如下:

（一）消化系统

如胃十二指肠溃疡、胃下垂、慢性胃炎、慢性结肠炎、急性腹膜炎、急慢性胆囊炎、胆石症、胆道感染、急慢性肝炎、肝硬化。中医属胃痛、胁痛、腹痛、泄泻、痞证、黄疸、肝积、鼓胀等范畴。临床表现为脘腹隐痛,痛引胁肋,食欲不振,食后腹胀,大便

不调,小便不利,巩膜及皮肤黄染,寒热往来,口渴不欲饮,心烦,失眠,神疲乏力,舌质淡,苔白或黄腻,脉弦细或弦滑。

（二）外感热病

如流感、疟疾、无名高热等。中医属感冒、发热、少阳牡疟等范畴。临床表现为寒热往来,或但寒不热,自汗,口苦咽干,胸胁胀闷,纳呆食少,神疲乏力,小便短小,舌苔薄白,脉弦细或浮数。

（三）泌尿系统

如急慢性肾炎、肾病综合征、尿毒症。中医属水肿、癃闭、鼓胀、关格等范畴。临床表现为全身浮肿,腰以下尤甚,按之凹陷,甚至腹水,面色㿠白,口渴不欲饮,恶心呕吐,脘腹胀满,纳呆,时有寒热,肢体困重,尿少,便溏,舌胖大边有齿痕,苔白腻,脉沉细或沉弦。

（四）神经系统

如神经衰弱、癔病、神经质、癫痫。中医属眩晕、不寐、心悸、脏躁、痛证等范畴。临床表现为眩晕,头痛,心悸,心烦,失眠,多梦,头汗出,口苦咽干,胸闷食少,时有寒热,神疲乏力,舌质淡,苔白,脉弦细。

（五）呼吸系统

肺炎、肺结核,肺门淋巴腺炎、胸膜炎。中医属咳嗽、肺痨、胸痛等范畴。临床表现为咳嗽,气喘,口苦咽干,盗汗,胸痛,发热,汗出,手足心热,神疲乏力,舌淡少苔或苔黄,脉细数或弦数。

（六）妇科

乳腺增生、月经不调、子宫功能性出血。中医属乳癖、崩漏等范畴。临床表现为月经不调,或经行不止,经色淡红,乳房肿块,胀闷不适,经前加重,伴有口苦咽干,心烦,失眠,胸胁胀满,舌质淡,苔白,脉弦或弦细。

此外,还有急慢性中耳炎、头部湿疹、疖肿、结膜炎、甲状腺肿大、糖尿病等疾病在发展过程中,只要符合柴胡桂枝干姜汤证之病机者,皆可用之。

小结

根据上述统计结果,柴胡桂枝干姜汤证证治规律如下:

1.男女老幼皆可发病,但以成年人为多;四季皆可发病,但以冬季发病为少。

2.主要病因是感受外邪及情志不畅两方面。基本病机为少阳枢机不利、脾胃虚寒、寒热错杂、气化失调。

3.主要诊断指标:寒热往来,胸胁支满,心下悸动,自汗,食欲不振,口渴,胁痛,舌质淡,苔白或黄,脉弦、细、沉、数。

4.对于不完全符合上述诊断标准,但只要符合柴胡桂枝干姜汤证之病机者,皆可用之。

5.给药途径为口服,剂型为煎剂,服法为日服1剂,5~7剂为一疗程。恢复期以健脾益气为主。

6.柴胡桂枝干姜汤主要用于消化系统疾病的治疗,其次为外感热病、神经系统、泌尿系统、妇科疾病等。

半夏泻心汤证

半夏泻心汤见于《伤寒论》第 149 条,由黄连、半夏、黄芩、干姜、人参、甘草、大枣组成,主要治疗痞满证。收集中外古今医案 454 例,对其进行全面系统的统计分析,旨在探讨半夏泻心汤证的证治规律,现总结如下。

一、发病规律

(一)性别

454 例病案中,有性别记载者 440 例,其中男 235 例,女 204 例,男女比例为 1.15:1,男性发病率高于女性。从统计病种中可以见到,病种多为消化系统疾病,如溃疡病、胃炎等。在现代医学中也认为溃疡病等与吸咽、饮酒有关,并且男性饮食多无规律,因此本证男性发病率较女性高。

(二)年龄

全部病案中有年龄记载者 413 例,最小者 2 个月,最大者 86 岁。分布情况如下表:

年龄	16 岁以下	16～30 岁	31～45 岁	46～60 岁	60 岁以上	合计
例数	27	90	164	91	41	413
百分比	6.5%	21.8%	39.7%	22.0%	9.9%	100%

从上表可看出,31~45 岁年龄组发病率最高,居此年龄组之人,生活负担较重,受劳作、饮食、七情等因素影响较大,中焦脾胃功能不健,寒热之邪易于搏结中焦,阴阳难以平调。加之吸烟、饮酒等,故男性发病率明显增高。小儿不受上述因素影响,故发病率最低。

(三)季节

454 例病案中有发病时间记载者 292 例。各个季节发病情况如下表:

季节	春(2~4月)	夏(5~7月)	秋(8~10月)	冬(11~1月)	合计
例数	77	83	82	50	292
百分比	26.4%	28.4%	28.1%	17.1%	100%

从上表可以看出四季均可发病,相对以春、夏、秋季为多。这是由于春季阳升阴敛,气候变化较大,易于感受外邪,外邪不解入里搏结中焦而致。夏秋为收获季节,多食生冷不洁饮食、瓜果,伤及脾胃之故。

二、病程及病史

通过统计可知,病史多为饮食不洁、感寒受凉而致。其中记载感寒、受凉、遇风雨的 23 例,有饮食不洁、伤食的 12 例,少数的几例由情志不畅引起。可见感寒受湿、饮食不慎是其主要原因。病程有 1 天~10 余年不等,一般病程较长,缠绵难愈,服药多在 10 剂左右,有的甚至达到 70 剂。湿邪黏滞,久病寒热错杂不易速去。有一胃脘病 15 年的患者,乃由阴寒凝结久郁化火、气滞血瘀所致。对此沉寒痼冷,热积瘀阻之证,不能单从胃寒、胃热瘀滞或脾胃虚弱论治,而以寒热并用,攻补兼施之法,以本方治疗,服 50 剂痊愈。

三、症状、舌、脉统计结果

(一)症状及症状诊断指标

454 例病案中记载症状 170 种,2763 症次。按平均每例 6 个症状计算,把出现次数占前 6 位的症状列出如下表:

症状	胸脘痞满	纳呆	呕吐	腹泻	神疲乏力	胃脘痛
例数	278	215	180	177	130	111
占样本例数百分比	61.2%	47.4%	39.6%	39.0%	28.6%	24.4%

从上表可知,胸脘痞满居首位,并且达到 61.2%,可见胸脘痞满是本证主要症状。在《伤寒论》149 条提到应用半夏泻心汤的症状也只提心下痞,可见二者相吻合。此外,纳呆、呕吐、腹泻、神疲乏力、胃脘痛在本组病例中的出现率也较高。从本组症状群的总体分析看,符合脾虚寒热互结于中焦、胃气失和之痞证,这与半夏泻心汤的功用是一致的。从其药物组成看,方中以味辛苦之半夏入胃经为主,辛开散结,苦

降止呕,以除痞满呃逆之症;辅以干姜辛温祛寒,黄芩、黄连苦寒泄热;佐以人参、大枣补益中气;使以甘草补脾胃而调诸药。如此寒热互用以和其阴阳,苦辛并进以顺其升降,补泻同施以调其虚实,合奏和胃降逆、开结除痞之功,调和机体阴阳,开化痰湿,恢复气机升降,扶正祛邪,攻邪而不伤正。在《金匮·呕吐哕下利病脉证治》中也提到"呕而肠鸣,心下痞者,半夏泻心汤主之",可知本方是为误下伤中,邪热乘虚内陷,以致脾胃升降失职、寒热错杂之邪干于中焦,或不因误下,而是肝胃功能失调,木土不和而设,仲景于《伤寒论》中强调"心下满而不痛"为本证审证要点。但从统计病证中可以看出,医家不仅不墨守"不痛"这一要点,也不必拘泥于"心下痞"这一症状,凡见纳呆、呕吐、腹泻、神疲乏力、胃脘痛等,只要见半夏泻心汤证的临床指标及湿热蕴结病机便可随机加减应用。

(二)舌象及其诊断指标

1.舌质

454 例病案中,有舌质记载者 279 例,共有 5 种变化。其中舌质红 113 例,占 40.5%;舌质淡红 77 例,占 27.6%;舌质暗 22 例,占 7.9%;舌淡胖有齿印 12 例,占 4.3%;边有瘀斑 5 例,占 1.79%。舌质红与淡红是寒热错杂中焦之征;舌质暗及边有瘀斑是病久入络,气血运行不畅而致;舌淡胖有齿印是脾虚本象。可见舌质红与淡红是其主要舌质变化。

2.舌苔

454 例病案中,有舌苔记载者 381 例。其中记载 10 次以上的如下表:

舌苔	黄腻	白腻	薄白	薄黄	薄黄腻	薄腻	白	白腻	合计
例数	82	48	32	30	26	16	14	12	260
百分比	21.5%	12.6%	8.4%	7.9%	6.8%	4.2%	3.7%	3.1%	68.2%

由上表可知,腻苔(或黄或白)是本证的主要舌苔。黄腻主湿热,白腻主湿主痰,寒热与痰湿互结于心下,这复杂变化在本组病例的舌苔上得到充分体现。心下属中焦,中焦乃气机升降之枢纽,气血运行之通道,中焦功能失职,水湿痰浊内生,上泛舌面而致腻苔。很多医家都将上述舌苔变化视作半夏泻心汤证的诊断依据之一。

(三)脉象及其诊断指标

454 例病案中,有脉象记载者 381 例,其分布比较分散。记载 10 次以上者如下表:

脉象	弦滑	弦细	弦数	滑数	弦	沉细	细弱	合计
例数	41	31	20	19	27	19	13	170
百分比	10.8%	8.1%	5.2%	5.0%	7.1%	5.0%	3.4%	44.6%

为了便于分析,把复脉变成单脉作了统计,共有脉象 13 种,706 脉次,记载 20 次以上者如下表:

脉象	弦	细	滑	数	沉	濡	缓	弱	合计
脉次	176	137	109	87	63	35	29	28	664
百分比	46.2%	36.0%	28.6%	22.8%	16.5%	9.2%	7.6%	7.3%	

从上表可看出,弦脉居诸脉之首,其后依次为细、滑、数等。弦主痰主湿,细脉主气血亏虚,湿邪阻遏脉道也见细脉,滑主湿、痰,数主有热,沉主里,弱主虚,濡、缓均主脾虚湿盛。从脉象变化亦可看出半夏泻心汤证发病的根本原因在于脾虚生湿、生痰与寒热互结而致。在临床中应以弦、细、滑、数为主要脉象诊断指标。

四、用药规律

454 例病案中,用药 171 味,2943 味次。半夏泻心汤单方药物应用情况如下表:

药物	出现次数(次)	有药量记载(次)	最大量(g)	最小量(g)	常用量(g)
黄连	347	297	15	1	3~9
半夏	424	294	25	2	8~12
黄芩	336	281	20	1	6~10
干姜	317	263	15	1.2	4~9
人(党)参	307	252	30	7.5	9~12
甘草	323	256	15	1	5~9
大枣	258	180	15(枚)	2(枚)	5~9(枚)

本组病案的给药途径全是口服,多是上 7 味药同煎。本组病案中,根据不同病情加药 163 味,1025 味次。其主要加减变化规律:健脾、理气和胃最多,为 483 味次,其次是芳香化湿、宣肺化痰药 79 味次,平冲降逆药 42 味次,清热药 119 味次,滋阴养血药 63 味次,温阳药 63 味次,活血化瘀药 62 味次,消食药 32 味次,攻下药 18 味次,祛风药 11 味次,制酸药 10 味次等。

其主要加减药,如气滞、胃气不和加柴胡、陈皮、枳壳、莱菔子、竹茹、砂仁等;脾虚加茯苓、白术、山药等;湿浊上蒙清窍加藿香、佩兰等;气逆于上的加旋覆花、代赭石等;热盛加栀子、黄柏、双花、连翘等;瘀血加桃仁、丹参、地榆等,胃阴虚加石斛、玉竹、白芍;饮食积滞加焦三仙、鸡内金等。加药10味次以上的有茯苓、陈皮、枳壳、白术、竹茹等。由此可以看出,在加减用药方面,亦以行气、健脾、化痰药为主,这与半夏泻心汤证病理变化是一致的。

五、本证在中医和现代医学疾病中的分布

454例中有中医诊断者141例,含40个病名。其中属外感者5例,余者均为内伤杂病,而以呕吐、泄泻、胃脘痛为多,达59例,占41.8%。本方辛开苦降,寒热并用,补泻兼施,能使中焦和调,上下交通,阴阳调和而病愈。

有现代医学诊断者169例,含45个病名。主要以急慢性胃炎、消化性溃疡、胃肠神经官能症等消化系统疾病为主,共123例,占72.8%。可见半夏泻心汤在现代医学中主要应用于消化系统疾病的治疗。

几例慢性肾炎后期的患者应用本方治疗效果比较好。慢性肾炎后期,肾功衰竭,血中有害物质排泄不出去,停留在机体内势必刺激肠胃、心肺、大脑等重要器官和组织而出现一系列恶心、呕吐、腹胀、泄泻等阴阳不和征象,用半夏泻心汤调和阴阳、和胃止呕吐往往奏效。

小结

通过对半夏泻心汤古今医案454例的统计分析,总结出其证治规律如下:

1.本证男女均可发病,男性相对多于女性;发病年龄以壮年为多,而小儿及老年人相对较少;发病季节以春、夏、秋为多。

2.主要诊断指标:胸脘痞满,纳呆,呕吐,腹泻,神疲乏力,胃脘痛,舌质红,舌苔腻(黄、白),脉弦滑、细数。

3.半夏泻心汤证基本病机为脾虚生湿、生痰,与寒热互结阻于心下,中焦胃气失和。

4.用药途径全是口服,人参用量最大,黄芩、黄连、甘草用量最小。

5.半夏泻心汤主要用于消化系统疾病的治疗,以胃肠病变为多。

十枣汤证

十枣汤是由芫花(熬)、甘遂、大戟各等分、捣为散,另先煮大枣肥者十枚而成。本方在《伤寒论》中用于治疗悬饮,由于攻逐水饮之力甚猛,故后世在运用此方时,多谨慎从事,并注意调养,以防体力不支。现将十枣汤证古今医案 422 例进行统计分析,其证治规律如下。

一、发病规律

(一)性别

422 例病案中,有性别记载者 419 例,其中女性 182 例,男性 237 例,男女之比为 1.3:1。可见发病率男性略高于女性。十枣汤为攻逐水饮之峻剂,从体质上看,男性多实,女性多虚,故男性应用较多。从水饮的形成来看,是由于脾阳不振,而男性又大多喜食生冷等物,容易形成脾阳不振,水饮内停。

(二)年龄

422 例病案中,有年龄记载者 171 例,其中最小者 6 个月,最大者 76 岁。其具体分布如下表:

年龄	16 岁以下	16~30 岁	31~45 岁	46~60 岁	60 岁以上	合计
例数	42	35	59	32	3	171
百分比	24.6%	20.4%	34.5%	18.7%	1.8%	100%

从表中可以看出,16~45 岁各年龄组发病高于其他年龄组。16~45 岁之间属青壮年,正气充实,喜食生冷在所难免。十枣汤为竣猛之剂,用之不当,极易损伤正气,即体质强壮是使用十枣汤的前提条件。

(三)季节

全部病案中有发病时间记载者 35 例。各季节发病情况如下表:

季节	春(2~4月)	夏(5~7月)	秋(8~10月)	冬(11~1月)	合计
例数	12	11	6	6	35
百分比	34.3%	31.4%	17.1%	17.1%	100%

春夏两季发病率虽然较高,但由于例数较少,其机理有待进一步探讨。

二、病程及病史

(一)病程

422 例病案中,有病程记载者 93 例,病程最短者 1 天,最长者 10 余年之久,其中以 1 个月以内为最多,共 57 例。

(二)病史

病案中有病史记载者 82 例,其中外感之后为最多 55 例,情志不畅者 8 例,过劳者 8 例,饮服生冷者 5 例,其他无详细记载。从中可以看出,被外邪引发者为最多,即所谓内外相合,而情志不畅、气机阻滞、饮服生冷等也极易引发体内之水饮。

三、症状、舌、脉统计结果

(一)症状及症状诊断指标

422 例病案中,记载症状 53 种,2658 症次,平均每例 7 症次。出现次数占前 7 位的症状如下表:

症状	咳引胸痛	腹胀大	呼吸急	不能卧	纳呆	浮肿	尿少
例数	133	37	78	46	44	33	24
占样本例数百分比	33.7%	9.4%	19.7%	11.6%	11.1%	8.4%	6.1%

考仲景原文:"夫有支饮家,咳烦胸中者,不卒死,至一百日,或一岁,宜十枣汤。""病悬饮者,十枣汤主之。""咳逆倚息,气短不得卧,其形如肿,谓之支饮。""饮后水流在胁下,咳唾引痛,谓之悬饮。""太阳中风,下利呕逆,表解者乃可攻之,其人汗出,发作有时,头痛,心下痞硬而满,干呕短气,汗出不恶寒者,此表解里未和也,十枣汤主之。"可以看出,十枣汤是治疗饮邪泛滥胸胁之间所引起的"咳唾引痛"、"引胁下痛"、"咳烦胸中痛"为主症,病情重,病势急之类的疾患,从统计中得知,出现率最高者为"咳引胸痛",这一点与仲景所论相合。出现率次高者为"呼吸急"及"不能卧",这是由于本资料现代病例较多,现多用本方治疗渗出性胸膜炎、胸腔积

液,故除"咳引胸痛"外,呼吸急促、不能平卧较为多见。出现率第四、五位的为纳呆、不能卧,此为痰饮困脾、脾失健运的表现,继之出现较有鉴别意义的症状为腹胀大,多见于肝硬化腹水,这一点后人据《内经》"水郁折之"之法,结合水饮所致之腹胀大病情,非峻攻不能愈疾,即所谓有形之邪不祛,无形之气难调。在寻找攻逐水饮的方剂中,由于十枣汤祛邪是从二便排出,力量甚猛,选用此方经临床应用,效果良好。考仲景在《伤寒论》中描述十枣汤时,也曾提到过"心下痞硬而满"一症,这一描述与本方统计的腹胀大多同属一类。

对于急性肾炎、肾病综合征、尿毒症等病使用十枣汤,也是大同小异,这类患者多伴有浮肿,以腰以下为甚,且伴有腹胀满等,尤其一个重要的症状是小便不利,即少尿,甚至无尿。此时虽用利尿之法,效果多不显著,在选用攻逐之法的时候,同样选用了十枣汤。"小便少"这一症状,在十枣汤的条文中,虽未见有记载,但仲景在论述水饮内停时,也反复提到"小便不利"一症,如五苓散即是。十枣汤是为水饮在胸胁而设,但由于药物作用的多重性,也同样适合水停中、下二焦,且病情重、病势急的情况。

由于十枣汤所治之水,水势很盛,故呼吸急迫、不能平卧、食少、浮肿等都属自然,其他见症出现频率较低,在7次以下,不呈集中趋势,与仲景所云:"下利呕逆","漐漐汗出","头痛"之类略同。仲景所说的这些症状,除"引胁下痛"、"心下痞硬而满"主症外,示人此类疾患表现甚为复杂,在全面系统收集的基础上,更主要的是抓住主症。

(二)脉象及其诊断指标

422例病案中,有脉象记载者104例,脉象变化14种,259脉次,其中以弦、沉、滑、有力为最多。详见下表:

脉象	弦	沉	滑	有力
脉次	43	36	27	20
百分比	34.1%	28.6%	21.4%	15.9%

其他脉象均未超过10次,如迟、紧、大、浮等也表示内有水饮、正盛邪实之象。统计中也有细、弱、小等正气不足之脉象,这些病案在治疗时,或是在用十枣汤之前进行调补,或是在使用之后再进行调养,正气虽然不足,但邪气之盛又非攻不去,实为不得已之法。

（三）舌象及其诊断指标

1.舌质

422 例病案中有舌质记载者 51 例,其中舌淡 26 例,舌红 18 例,舌紫红、暗红、舌胖大各 2 例,舌有瘀斑 1 例。

2.舌苔

422 例病案中有舌苔记载者 67 例,其中舌苔白腻 30 例、苔薄白 14 例、苔滑 17 例、苔薄黄 5 例、黄白 1 例。

舌象的记载,在仲景著作中,可以说是一大缺欠。后世温病学派有鉴于此,作了深入地探讨。本文的统计以舌淡、红,苔薄白或白腻而滑为主,说明十枣汤的病机为内停水饮。

四、用药规律

422 例病案中,用药 48 味,1275 味次。原方药味应用规律如下表:

十枣汤	例数	用量			备注
		最大用量(g)	最小用量(g)	平均用量(g)	
汤	15	各 9	各 3	约各 4	结合使用糜粥、黄芪粥,红枣粥及苓桂剂群、金匮肾气丸、参术汤等扶正药品
丸	137	6	1	约 1.5	
散	109	各 6	各 0.75	约各 2.5	
胶囊	100	各 1.0	各 0.255	约各 0.5	
膏剂	30	外敷 2-4h	外敷 2-4h		

从表中可以看出,完全使用仲景原方的病例 261 例,占 66.8%,医案中一次最大剂量为各 9g,使用最多次数的剂量为 1.5g,平均每次使用 3g。

值得提出的是,十枣汤是逐水峻剂,就其使用方法,据医案的记载,有丸、散、汤三种形式。109 例为散剂,依仲景法,汤剂 15 例,丸剂 137 例,可见丸剂最多,散剂次之,汤剂最少。散剂作用强于汤剂,医案中有 5 例,先用汤剂不效,后改散剂致泻,也有先用散剂致泻,后用丸剂不效,复用散剂致泻的病例,皆可佐证这一事实。而且,汤剂的副作用比散剂要大,即服药后出现腹疼、恶心、呕吐等。

《丹溪心法》云:"证虽可下,又当权其轻重,不可过用芫花、大戟、甘遂猛烈之剂,一发不收。"后人效法丹溪"治之以峻,行之以缓"之法,将汤改丸,其制作是将枣核去掉再蒸熟打烂与药末和成丸剂,近年随着制剂的发展,又有改胶囊装末,枣汤送下,又或制成膏剂用于外敷,颇有副作用越来越小之势。我们认为,此方作用之峻,使人有生畏之感,从现代的应用来看,多为救急,以骥万一之策,但究嫌伤正太过。仲景当时,以枣汤送服,也是用心良苦,后世曾赞美此方配伍"既不使邪气之盛而不制,又不使元气之虚而不支",随着时代的发展,剂型的改革是极其必要的。本方除渗出性胸膜炎外,更多的是用于肝硬化腹水及肾衰的患者,尤其是肝硬化腹水,即便是轻微的呕吐、恶心等副作用,也是不可取之法。病案中多数医家认为要少量、慢服及服用丸剂等,以防止由于呕吐而引起食道破裂。

剂量问题:422 例医案有用量记载者 391 例,平均每次使用各 3g,丸剂的制作如绿豆大、梧子大等大小不等。

服法:资料统计表明,散剂最多服用 14 次,最少服用 1 次;丸剂最多服用 60 次,最少服用 1 次;汤剂最多服用 10 次,最少服用 1 次;胶囊剂最多服用 12 次,最少服用 2 次;膏剂多用于外贴,使用时间 2~4 小时/次,1 日 1 次。服药时间多遵仲景所云"平旦"空腹服,据医案记载多在上午 10 点左右。服 1 剂后,应仔细观察出现阳性反应的时间,一般散剂多在 30 分钟左右,丸剂多在 2~3 小时。散剂致泻 1 日 10 余次不等,丸剂多在 5 次以内。腹泻后,患者感到全身乏力,应用糜粥调养。病案中有用红枣粥、黄芪粥等调养的记载,例数虽然不多,但服用此方后,用补中益气汤、香砂六君子汤、金匮肾气丸、归脾丸、独参汤及苓桂术甘汤极为普遍。有的病例,患者正气较虚,在此方之前,先用健脾益气、温中补虚等法后,再用十枣汤。总之,在祛邪的同时,时刻不忘顾护正气。尤其应予注意的是,所有病例均提示服药后,攻其大半而止,所谓"大毒治病,十去其六"。

在使用原方的基础上,病案中加减药 45 味,依次为葶苈子 6 次,茯苓 5 次,桑白皮 5 次,白芥子、苍术、桂枝各 4 次,连翘、陈皮各 3 次,其他为 1~2 次。就其规律而言,泻肺利水常用桑白皮、葶苈子;助阳健脾利水多用桂枝、茯苓、苍术;行气多用陈皮、枳壳;有化热倾向多加黄芩、黄柏、连翘;益气多用党参、黄芪等。总之,在原方基础上,增减药味,并不普遍,原因是,运用十枣汤多为救急时使用,而一般药物又缓不济急,所以加减使用不甚广泛。服用此方后,多运用温阳健脾、化气行水之法的苓桂剂和温肾化气行水之法的金匮肾气丸等进行调理善后。

实际上,痰饮的形成,一般是由于脾虚,严重时是由于肾阳虚所致。痰饮一旦形成,就转变为致病因素,可以引起咳、喘、气逆等症状,此时病因便以痰饮为主。因此,在治疗上又不同于一般的咳喘,常运用温化的药物(干姜、细辛、五味子、半夏、桂枝、茯苓),脾肾阳虚,又易感受外邪,伴见形寒、发热等表证,因此,仲景也常用小青龙汤治其"伤寒表不解,心下有水气"。一般情况下,仲景采用"病痰饮者,当以温药和之"之法,用苓桂术甘汤、肾气丸治疗。悬饮、支饮可以看做在痰饮病整个发病过程中的一种急重情况,因此,采用泻法。综合以上仲景治疗痰饮病的规律,推而广之,可将十枣汤作为其中的一个环节,而病案中所反映出苓桂剂与肾气丸的调养,也是整个痰饮病治疗规律中的两个方面,为使痰饮病彻底根治,哪一个环节都不应偏废。

另外,十枣汤作为峻剂救急,虽易伤正气,但仍不失为一种比较好的办法,特别是针对胸腔积液、肾衰等,在辨证准确的前提下,要放胆使用,否则错过时机,正气更加虚极,会贻误治疗,所谓"有故无殒亦无殒也"。病案中有 4 例孕妇使用此方,病祛而胎安,是值得借鉴的。

五、本证在中医与现代医学中的分布情况

422 例病案中,有中医诊断者 174 例,依次为悬饮 90 例,鼓胀 23 例,支饮 18 例,浮肿 11 例,绿风内障 31 例,石淋 1 例;有西医诊断记载者 386 例,其中结核性胸膜炎 123 例,四肢新鲜骨折肿胀 100 例,小儿病毒性肺炎 38 例,恶性肿瘤晚期胸水 34 例,青光眼术前顽固性高眼压 31 例,渗出性脑膜炎 27 例,肝硬化腹水 17 例,急性肾炎 4 例,肾病综合征 2 例,尿毒症 3 例,其他如类风湿、精神分裂、自发性气胸、腹膜炎、红斑狼疮、慢性肥厚型胃炎、十二指肠球部溃疡各 1 例。

小结

通过对《伤寒论》十枣汤古今医案 422 例的统计分析,得出如下结论:

1.十枣汤证男女均可发病,以男性发病多见;年龄在 16~45 岁发病率最高;发病季节性不强,四季均可发病。

2.主要诊断标准:咳引胸痛,呼吸急,不能平卧,腹胀大,纳呆,浮肿,舌淡红,苔白腻或薄白而滑,脉弦、沉、滑、有力。

3.十枣汤的使用有汤、丸、散三种剂型,现汤剂使用较少。散剂的剂量每次各为 2.5g,丸剂的剂量是每丸含生药 1.5g。不论散、丸,服用后,要衰其大半而止。服药时间为上午 10 点左右。

4.十枣汤为救急之剂,平时应遵"缓则治其本"之大法,以苓桂术甘汤与肾气丸

调理为佳,当然也不排除益气养血、和胃健脾方法,以防正虚体力不支。

5.十枣汤主要应用于渗出性胸膜炎、肝硬化腹水、肾衰等疾病的治疗。

大黄黄连泻心汤证

大黄黄连泻心汤出自《伤寒论》第 154 条,由大黄、黄连组成,是仲景治疗热痞之剂。《金匮要略》以泻心汤治疗热盛吐衄之证,方由大黄、黄芩、黄连组成。然据林亿等考证,《伤寒论》中大黄黄连泻心汤中应有黄芩,故后世医家认为大黄黄连泻心汤与泻心汤为同一方剂,但二者煎服法不同,所治证候有别。下面就对收集到的 91 例古今医案进行统计分析,总结其证治规律如下。

一、发病规律

(一)性别

在 91 例医案中,有性别记载者 75 例,男性 45 例,女性 30 例,男女之比为 1.5∶1,男性多于女性。可能与男性阳气有余,易成热盛之候有关。

(二)年龄

91 例医案中有年龄记载者 66 例,最小者只 1 个月,最大者 75 岁。各年龄组分布情况如下表:

年龄	16 岁以下	16~30 岁	31~45 岁	46~60 岁	60 岁以上	合计
例数	11	17	14	15	9	66
百分比	16.7%	25.8%	21.2%	22.7%	13.6%	13.6%

从表中看出,各年龄组差异不大,似以 16~60 岁各组所占比例略大。

(三)季节

全部医案中有发病时间记载者 30 例。各季节发病情况分布如下表:

季节	春(2~4 月)	夏(5~7 月)	秋(8~10 月)	冬(11~1 月)	合计
例数	12	8	3	7	30
百分比	40%	26.7%	10%	23.3%	100%

从表中看,春季病例数较多。春季乃阳气升发之季,若阳气内郁,则易成痞满,或阳郁化火,火热迫血妄行而成吐衄之血证。

二、病程及病史

病程长短不一,从 2 天到 10 余年不等,差异性较大。

三、症状、舌、脉统计结果

(一)症状及症状诊断指标

大黄黄连泻心汤证的症状,在《伤寒论》和《金匮要略》原文中各有不同阐述。在《伤寒论》中主要表现为"心下痞,按之濡,其脉关上浮",在《金匮要略》中为"吐血、衄血"。91 例古今医案统计分析中发现,其临床症状也趋于两大方面,一方面为胸腹证,包括心下痞满、胸痞满、胸痛、胸中滞痛、脘痞、胃痛、腹胀满等症状,以此为主要表现者 41 例;另一方面为血证,包括衄血(鼻衄、肌衄、目衄)、吐血、呕血、咯血、便血,共 34 例。除上述两大系统症状外,尚有符合实热内蕴病机的伴随症状,较有规律的是口干渴 32 例,小便短赤 31 例,大便秘结 29 例。据上述统计,临床可将胸腹痞满或血证、口干渴、小便短赤、大便秘结作为大黄黄连泻心汤证的症状诊断指标。

(二)舌象及其诊断指标

91 例病案中,有舌象记载者 60 例,舌绛红 3 例,舌淡红 2 例,舌晦暗瘀点 2 例,舌稍褐 1 例,舌黑 1 例,舌面溃疡 1 例。有舌苔记载者 48 例,其中苔黄 44 例,干燥少津 15 例,苔厚 16 例,苔薄 8 例,苔腻 11 例。据以上统计结果,临床上可将舌红、苔黄、干燥少津作为大黄黄连泻心汤证的舌象诊断指标。

(三)脉象及其诊断指标

91 例医案中有脉象记载者 69 例,计有弦、数、滑、有力、无力、濡、涩、沉、缓、细、大、浮、虚、弱、微、洪、迟、芤、紧、实 20 种脉象。其中以数、弦,滑、有力四种脉象出现频率最高。如下表所示:

脉象	数	弦	滑	有力
例数	45	20	14	10
百分比	65.2%	29%	20.3%	14.5%

其余脉象出现频率较低。四种常见脉象中多以两种或三种兼见,其中弦数、滑数兼见者各 7 例,数而有力 5 例,为多见兼脉,也可作为大黄黄连泻心汤证脉象诊

断指标。值得提出的是,《伤寒论》第 154 条指出痞证脉象为"其脉关上浮",而在病案统计中发现,69 例脉象记载病案中,无 1 例为浮脉,只有 2 例浮数脉,但均非痞证。此外,病例中有 1 例记载小儿指纹紫者,属心脾积火之鹅口疮毒。泻心汤证与小儿指纹的表现,有待进一步研究。

四、用药规律

大黄黄连泻心汤,由大黄、黄连、黄芩三味药组成,大黄泄热和胃开结,黄连清心胃之火,加入黄芩增加清热之功。三药若以麻沸汤浸渍绞汁,取其气之轻扬,不欲其味之重浊,以清上部无形邪热,用于热痞之治疗。若煮取顿服,则苦寒泄热,用于火热内盛,迫血妄行之吐血、衄血等血证。

在 91 例病案中,大黄黄连泻心汤单方用药情况如下表:

药物	出现次数(次)	有药量记载(次)	最大量(g)	最小量(g)	常用量(g)
大黄	91	56	30	1	9~12
黄连	91	56	12	1	6~9
黄芩	75	49	15	3	9~12

在本方用药时,特别提出用生大黄者 13 例,酒炒大黄 1 例。在煎药过程中,大黄后下 14 例,先煎大黄 2 例,冲服大黄 1 例。病案中特别指出用麻沸汤渍药者仅 5 例,1 例为高血压病,表现为头晕,面红目赤;2 例为食滞胃脘,主要表现为胃脘热痛,大便干燥;2 例为心胃之火,上犯阳络,表现为鼻衄、心下痞满。可见虽然《伤寒论》与《金匮要略》中提出了大黄黄连泻心汤用于不同疾病治疗时有不同的煎服法,但后世医家多采用水煎法。麻沸汤渍药法主要用于治疗热痞,病案中有 2 例鼻衄同时伴心下痞满者,用麻沸汤渍药口服,也取得了良好的临床效果。至于两种煎服法在临床运用中的疗效差异,有待进一步研究探讨。

在临床应用大黄黄连泻心汤时,多加减用药。91 例病案中,共加药 87 味,主要为清热药、疏肝理气药、凉血止血药。清热药中,用于清热解毒时多加银花、连翘、大青叶等,清热泻火多加石膏、知母、栀子等;疏肝理气药有利于消除痞满,多加入柴胡、枳壳、川楝子等;属血证者,多加入清热凉血止血之生地、三七、茅根、柏叶、蒲黄、艾叶、大小蓟等。

五、本证在中医和现代医学疾病中的分布

在 91 例病案中,有中医诊断者 48 例,共含中医病名 25 个,辨证则属心胃火炽、实热内蕴。25 个病名分别为头痛、头汗、白喉、麻疹、狂证、大笑不止、失眠、热痞、哮喘、腹泻、胃脘痛、失精、口舌生疮、鹅口疮毒、衄血、咯血、吐血、血汗、目衄、瘀血贯睛、胬肉、天行赤眼、凝脂翳、湿毒疡。

有西医诊断者 34 例,包括 24 个病名,分别为白喉、高血压病、血卟啉病、支气管扩张合并感染、肺结核、急性溃疡性口腔炎、上消化道出血、失血性休克、胆道出血、口腔溃疡、急性胃炎、慢性胃炎、消化性溃疡、急性胃肠炎、动脉硬化、急性咽炎、化脓性腮腺炎、三叉神经痛、面瘫、急性结膜炎、胬肉攀睛、角膜溃疡、眼外伤、外伤性前房积血。

值得注意的是,在中医病名中有目衄、瘀血贯睛、胬肉、天行赤眼、凝脂翳,分别属现代眼科疾病的眼外伤、外伤性前房积血、胬肉攀睛、急性结膜炎、角膜溃疡等,用本方治疗取得疗效,可见本方在眼科领域有广泛的应用前景。

小结

本文通过对大黄黄连泻心汤古今医案 91 例统计分析,总结其证治规律如下:

1.大黄黄连泻心汤证男女均可发病,男性多于女性;各年龄组均可发病,年龄跨度为初生后 1 个月~75 岁,其中以 16~60 岁各组病例数较多;从季节性看,似以春季为多。

2.大黄黄连泻心汤证的病程长短不一。

3.主要诊断指标:胸腹证和血证两大系统症状,多伴有口干渴、大便干燥、小便短赤。舌象表现为舌红、苔黄而干燥少津。脉象以数、弦、滑、有力为多见。小儿可有指纹发紫。

4.大黄黄连泻心汤中,大黄常用量 9~12g,黄连 6~9g,黄芩 9~12g,多采用水煎法,大黄后下者居多。临床多加味使用,以增强疗效。

5.大黄黄连泻心汤具有清热泻火、凉血止血之功,用于多种疾病的治疗,特别是在眼科领域的应用,收到了很好的临床疗效。

附子泻心汤证

附子泻心汤出自《伤寒论》第 155 条,由大黄、黄连、黄芩、附子四味药组成,具有温阳散寒、泄热消痞之效。本方适用于外感内伤等多种疾病,其中主要为消化系统疾病。现将古今 51 例附子泻心汤证医案统计情况分述如下:

一、发病规律

(一)性别

51 例病案中,有性别记载者 47 例,其中男 28 例,女 18 例,男女之比为 1.6:1,发病率男性高于女性。这与男性以阳气用事,易致阳虚的生理特点有关。

(二)年龄

51 例病案中,有年龄记载者 46 例,最小者 7 岁,最大者 72 岁。分布情况如下表:

年龄	16 岁以下	16~30 岁	31~45 岁	46~60 岁	60 岁以上	合计
例数	2	5	8	25	6	46
百分比	4.4%	10.9%	17.4%	54.4%	13%	100%

表中所示,附子泻心汤证可发生于任何年龄,其中 46~60 岁的年龄组段发病率最高,这是由于该年龄组正处于阴阳交替之时,易发生寒热错杂之证,从而提高了百分比。

(三)季节

51 例病案中,有发病时间记载者 36 例。各季节发病情况如下表:

季节	春(2~4月)	夏(5~7月)	秋(8~10月)	冬(11~1月)	合计
例数	9	10	8	9	36
百分比	25%	27.8%	22.2%	25%	100%

表中所示,四季皆可发病,各季节发病例数基本相等,统计学处理没有显著性差异,说明附子泻心汤证发病没有季节性。

二、病程及病史

在全部病案中,有病程、病史记载者33例,病程1小时~8年不等。其中发病1年以上者17例,占有病程、病史记载的51.5%,发病半年以内者16例,占48.5%。可见附子泻心汤证可发生于各种急、慢性疾病,两者无明显差别。急性病例多有感冒病史,慢性病例多有消化系统疾病史。

三、症状、舌、脉统计结果

(一)症状及症状诊断指标

在51例病案中记载症状34种,309症次,每个病例平均出现6个症状,每种症状平均出现9症次。出现次数最多的前6个症状为附子泻心汤临床应用的多见症状,具有症状诊断指标的意义。其余症状,凡超过9症次以上具有辨证意义的症状,可作为诊断参考指标。

1.主要诊断指标

按症状出现次数的多少,列表如下:

症状	心下痞满	恶寒	便秘	恶心呕吐	口苦咽干	手足不温
例数	46	40	24	22	19	18
占样本例数百分比	90.2%	78.4%	47.1%	43.1%	43.1%	35.3%

2.参考诊断指标

食欲不振14次,自汗出14次,神疲乏力12次,心烦10次,脘腹痛10次,腹胀9次,下利9次。

邪热壅聚胃肠,阴阳升降无度,中焦气机痹阻,则心下痞满,甚者疼痛;寒热搏结阳明,腑气不通,则腹胀、便秘;胃气上逆,则恶心呕吐,甚者呕血;邪热上扰,则心烦、口苦咽干;卫阳不固,腠理疏松,则自汗出;阳虚不能温煦肌肤、四肢,则畏寒肢冷;脾虚气少,则食欲不振、神疲乏力;湿热下注大肠,则下利不爽。

《伤寒论》中只有一条记载附子泻心汤证,共出现心下痞、恶寒、自汗3个症状。统计结果,心下痞、恶寒被纳入主要诊断指标,然而心下痞并不是必具之症,有的表现为吞酸嘈杂、腹部烧灼,甚至疼痛;恶寒也不一定是全身恶寒,有的只是身体的某个局部怕冷,如下肢畏寒、脘部冷痛、从咽部到尾骨有冷风感等。尽管临床表现不一,但病理机制一致。

(二)舌象及其诊断指标

1.舌质

在51例病案中,有舌质记载者34例,共3种变化。其中淡舌18例,占有舌质记载的52.9%;红舌(暗红、尖红)16例,占47.1%。红舌主热,淡舌主虚,两者共同反映出附子泻心汤证寒热错杂、虚实并见的病机特点,故可作为舌质的诊断指标。

2.舌苔

51例病案中,有舌苔记载者40例,其中黄苔(黄腻、黄干、黄厚、薄黄)28例,占有舌苔记载的70%;白苔9例,占22.5%;灰腻苔1例。附子泻心汤证为寒热错杂之证,故黄苔与白苔均可出现,但以黄苔为主,两者均可作为舌苔的诊断指标。

(三)脉象及其诊断指标

51例病案中有脉象记载者45例,共13种变化,77脉次。取其出现次数最多的4种脉象列表如下:

脉象	沉	弦	数	细	合计
脉次	26	20	6	6	58
百分比	57.8%	44.4%	13.3%	13.3%	

从表中可以看出沉脉出现的概率最高。沉主里主虚,弦主气滞,数主邪热,细主血少。沉、弦、数、细四种脉象,反映了附子泻心汤证阳气不足、邪热内陷、气机失调的病机特点,故可作为脉象诊断指标。但临床上多以复合脉的形式出现,故脉次总数大于病例数。

四,用药规律

根据统计结果,将附子泻心汤原方各药物使用情况列表如下:

药物	出现次数(次)	有药量记载(次)	最大量(g)	最小量(g)	常用量(g)	备注
附子	51	38	31	3	9~12	
黄芩	51	38	10	2	6~9	
黄连	51	38	12	1	3~6	炒黑1例
大黄	50	37	10	2	6~8	酒军1例

全部医案根据不同病情加减用药 42 味, 110 味次, 平均每味药出现 3 次, 凡超过 3 味次以上者作为常用加减药, 其规律如下:

脘腹胀痛者加枳壳、陈皮; 恶心呕吐者加半夏; 便溏者去大黄, 或减轻大黄用量, 或熟大黄易生大黄, 加白术、茯苓; 食滞者加神曲、麦芽、山楂。

全部病案均采用口服给药, 其中四味药同时煎煮者 26 例, 附子先煎 5 例, 用麻沸汤渍三黄, 另煎附子 30 例, 大黄后下或研末服各 1 例。统计结果表明, 四味药同时煎与单煎附子, 另用麻沸汤渍三黄之法, 疗效没有显著性差异。后世医家认为, 仲景用麻沸汤渍三黄, 是取其轻清之气, 泻三焦浮火, 开痞泄热; 附子另煎取汁, 是取其力重醇厚之味, 温阳固表, 祛下焦阴寒。这一结论, 有待于进一步研究。

有用药剂数记载者 41 例, 少者 1 剂, 多者 30 剂, 一般 2~5 剂, 每日 1 剂, 分 2~3 次温服, 7 剂为一疗程, 忌生、冷、油腻。有服药后情况记载者 20 例, 主要为痞满除、恶寒消、呕吐止、大便畅。有善后用药记载者 18 例, 主要为疏肝理脾、益气和胃。

五、本证在中医和现代医学疾病中的分布

在 51 例病案中, 有中医诊断者 36 例, 含 12 个病名。有西医诊断者 15 例, 含 8 个病名。主要为消化系统疾病, 其次为外感热病。具体应用情况如下:

(一)消化系统

如急、慢性胃炎, 肠炎, 溃疡出血, 食物中毒。中医属胃痛、痞证、伤食、泄泻、吐血、便血等范畴。临床表现为心下痞满, 甚者灼热疼痛, 恶心呕吐, 甚者吐血, 纳呆食少, 腹胀, 便秘, 或下利, 甚者便血, 口苦咽干, 心烦, 畏寒肢冷, 自汗出, 舌质淡或红, 苔黄或白, 脉沉弦、沉细或浮芤。

(二)外感热病

如流感, 菌痢。中医属感冒、发热、痞证、下利等范畴。临床表现为发热, 汗出, 恶风, 头痛, 口干苦, 烦躁, 全身不适, 胸满脘痞, 纳呆食少, 或下利脓血, 腹胀, 腹痛, 里急后重, 舌质红或尖红, 苔薄白或黄, 脉浮数或弦数。

(三)五官科

如鼻衄, 临床表现为鼻出鲜血不止, 面色㿠白, 汗出, 恶风, 手足不温, 神疲乏力, 舌质淡, 苔白, 脉虚大。

小结

根据上述统计结果,附子泻心汤证证治规律如下:

1.本证四季皆可发病,但无明显季节性;男女老幼皆可发病,以 46~60 岁的男性为多。

2.主要病因为外感与饮食不节,基本病机为肾阳虚衰、胃中蕴热。

3.主要诊断指标:心下痞满,畏寒肢冷,便秘,恶心呕吐,口苦咽干,舌质淡或红,舌苔黄或白,脉沉、弦、数、细。

4.对于不完全符合上述诊断标准,但只要符合本虚标实、寒热错杂之病机者,即可应用。

5.具体应用时要以原方为主,随症加减。给药途径应为口服,剂型应为汤剂。煎法要先煎附子,后入三黄,若热盛腑实应最后入大黄,或研末冲服。服法为每日 1 剂分 2~3 次温服,7 剂为一疗程,忌生、冷、油腻。

6.附子泻心汤主要应用于消化系统疾病的治疗,其次为外感热病的治疗。

生姜泻心汤证

生姜泻心汤见于《伤寒论》第 157 条,由生姜、黄连、半夏、黄芩、人参、干姜、甘草、大枣组成,在《伤寒论》中主要治疗水气内停痞满证。我们收集了古今 51 例应用生姜泻心汤的医案进行统计分析,旨在探讨生姜泻心汤证证治规律,其结果如下。

一、发病规律

(一)性别

51 例病案中,有性别记载者 35 例,其中男 21 例,女 14 例,男女之比为 1.5:1,男性发病率高于女性,可能与男性体质相对偏实有关。此证与甘草泻心汤证相比,甘草泻心汤证脾胃虚弱明显,而本证虽有脾胃虚弱但还夹有水气内停等,相对以实证为主,故男性发病率高于女性。

(二)年龄

51 例病案中,有年龄记载者 30 例,最小者 3 岁,最大者 63 岁。分布情况如下表:

年龄	16岁以下	16~30岁	31~45岁	46~60岁	60岁以上	合计
例数	1	10	13	5	1	30
百分比	1.3%	33.3%	41.3%	16.7%	3.3%	100%

从上表可以看出,16~30 岁、31~45 岁两年龄组发病率较高。这两个年龄组的人体质偏实,正邪斗争相对激烈,且疲劳、饮食无规律。而小儿和老年人患病人数较少,是因为小儿和老年人体质偏虚,正邪斗争不甚激烈,寒热错杂中焦的疾病也较少。从患病情况看,多是胃肠疾病,青壮年往往饮食无规律,故青壮年易发。

(三)季节

病案中有发病时间记载者 13 例。各个季节发病情况如下表:

季节	春(2~4月)	夏(5~7月)	秋(8~10月)	冬(11~1月)	合计
例数	3	3	6	1	13
百分比	23.1%	23.1%	46.2%	7.7%	100%

从上表可以看出,发病的季节以春、夏、秋为多见,尤以秋季为甚。秋主燥热,胃喜润恶燥,燥邪易伤胃津,而致脾胃疾病较多。另外秋季为收获季节,各种瓜果上市,由于饮食不节也可造成脾胃疾病增多。

二、病程及病史

51 例病案中有病程记载者 30 例,病程 1 天~60 天不等,有饮食不慎史者 6 例,情志不畅史者 2 例,嗜酒史者 1 例,外感史者 1 例。本病证病程一般较长,需要 5 剂治愈的较多。说明本证多由于饮食不慎伤及脾胃,而致寒热之邪乘虚入侵脾胃形成虚实夹杂证。

三、症状、舌、脉统计结果

(一)症状及症状诊断指标

51 例病案中记载症状 42 种,261 症次,平均每例 5.1 个症状。把出现次数 10 次以上的列表如下:

症状	胸脘痞满	泄泻	肠鸣	恶心	胃脘胀痛	纳呆	干噫食臭
例数	40	27	23	16	16	15	15
占样本例数百分比	78.4%	52.9%	45.1%	31.4%	31.4%	29.4%	29.4%

统计中把心下痞满和胸痞满归纳在一起统称胸脘痞满。从上表可知,胸脘痞满、泄泻、肠鸣、恶心、胃脘胀痛是生姜泻心汤临床应用的多见症状,并具有症状诊断指标的意义,体现了生姜泻心汤证脾胃虚弱,寒热之邪错杂,互结于中焦,夹有水气内停的基本病机。

《伤寒论》157 条:"伤寒汗出,解之后,胃中不和,心下痞硬,干噫食臭,胁下有水气,腹中雷鸣,下利者,生姜泻心汤主之。"《伤寒论》中记载的症状基本上与我们统计的结果相符,其余症状也是围绕着生姜泻心汤证的病机而出现,生姜泻心汤证的病机是脾胃不和、升降失常、气机痞塞并夹水气、脾虚不适、水邪流于胁下或走于肠间。《伤寒论》原文中先提及伤寒汗出等,而应用中不必拘泥,只要出现上述统计的 2~3 个症状即可应用。《伤寒论》中偏于胃中不和、干噫食臭等,从统计中可知水气内停比较明显者,只要抓住主要病机,往往会收到好的效果。

(二)舌象及其诊断指标

1.舌质

51 例病案中,有舌质记载者 12 例,共有 5 种变化。其中舌红 4 例,占 33.3%;舌淡红 3 例,占 25%;舌质胖大 2 例,占 16.7%;舌有齿痕 2 例,占 16.7%;舌暗淡 1 例,占 8.3%。根据舌质变化情况可知,舌红、舌淡红是生姜泻心汤证的舌质诊断指标。脾胃虚弱、寒热错杂互结中焦是其病理改变依据,舌质胖大有齿痕为脾胃虚弱、水气内停之象。舌暗淡亦为脾胃虚、水气停、气血运行不利而致。由此可见,舌质的 5 种变化都有诊断本证的意义。

2.舌苔

51 例病案中,有舌苔记载者 36 例,以白、白腻、薄白苔为多。列表如下:

舌苔	白	白腻	薄白	黄	滑	合计
例数	11	8	6	4	3	32
百分比	30.6%	22.2%	16.7%	11.1%	8.3%	88.9%

苔白、白腻、薄白为脾胃虚弱,水气内停,浊邪不化,上泛舌面而致。滑苔主湿,脾胃虚弱、水湿不化可见。黄苔主热,为邪有化热趋势之征,寒热之邪互结中焦亦可见黄苔。可见舌苔白、白腻、薄白是生姜泻心汤证的舌苔诊断主要指标。但滑苔、黄苔也有诊断意义。

(三)脉象及其诊断指标

51 例病案中,有脉象记载者 29 例,其中以弦滑、弦紧、沉滑较多见。如下表所示。

脉数	弦滑	弦紧	沉滑	弦细	合计
例数	8	6	5	2	21
百分比	27.6%	20.7%	17.2%	6.9%	72.4%

为了便于分析,把复脉变成单脉作了统计,共有脉象 9 种,62 脉次。出现次数较多者如下表:

脉象	弦	滑	沉	紧	细	合计
脉次	19	14	11	9	5	58
百分比	65.5%	48.3%	37.9%	31%	17.2%	

从上表可以看出,弦、滑、沉、紧脉出现率较高。其表现形式,或四种脉象互相复合,或同细、数等脉相兼。弦主痰湿、水气内停,滑脉亦主水停,沉脉主里,紧脉主寒,基本上反映了生姜泻心汤证的脾胃虚弱、水气内停、寒热错杂之病理机制。

四、用药规律

51 例病案中,用药 52 味,218 味次,生姜泻心汤单方药物应用情况如下表:

药物	出现次数(次)	有药量记载(次)	最大量(g)	最小量(g)	常用量(g)
生姜	50	25	25	3	12~15
黄连	48	24	15	2	6~9
半夏	49	24	15	3	9~12
黄芩	44	25	25	3	9~12
人参	40	24	25	3	9~12
干姜	41	20	25	3	9~12
甘草	38	21	15	3	6~12
大枣	31	20	10(枚)	2(枚)	6~9(枚)

本组病案的给药途径全是口服,多 8 味药同煎。

本组病案中根据不同病情加药 44 味,57 味次。其主要加减变化规律是:理气药最多,35 味次,依次是健脾消食药 10 味次、祛湿利水药 8 味次、和胃降逆药 5 味次。

在用药变化中,气滞明显者加柴胡、厚朴、枳壳、木香、青皮等;胃脘痛者加元胡、白芍等;胀痛者加陈皮、莱菔子等;脾虚食积者加山楂、鸡内金、神曲、茯苓、山药等;水停湿盛者加薏苡仁、藿香、腹皮等;胃气不和上逆者加竹茹等。

五、本证在中医和现代医学疾病中的分布

51 例中有中医诊断者 19 例,含 12 个病名,属外感者 2 例,内伤杂病者 17 例,并且多是脾胃疾病,呕吐、泄泻 13 例,占 68.4%。

在现代医学领域中,生姜泻心汤广泛用于多个系统疾病的治疗,以消化系统疾病为多,如胃下垂、慢性结肠炎、慢性胃炎、十二指肠球部溃疡、十二指肠吸收不良综合症、胃窦炎、胃扩张等。在有西医诊断21例中,上述疾病占15例,达71.4%,可见生姜泻心汤是治疗消化系统疾病尤其是胃肠疾病较好的方剂。在应用中只要胃肠疾病出现上述统计的症状即可应用。

小结

通过对生姜泻心汤51例古今医案的统计分析,总结其证治规律如下:

1.本证男女均可发病,发病率男性高于女性;发病年龄多在31~45岁;发病季节以秋季为主。

2.主要诊断指标:胸脘痞满,泄泻,肠鸣,恶心,胃脘胀痛,舌质红,苔白或白腻,脉弦、滑、沉、紧。

3.生姜泻心汤证的基本病机为脾胃虚弱,寒热之邪错杂,互结于中焦,并夹水气内停。

4.临床应用时,生姜泻心汤中生姜、黄芩、人参、干姜用量最大,黄连、大枣用量较小,多是8味药同煎口服。

5.生姜泻心汤主要用于消化系统疾病的治疗,以胃肠道疾病为主。

甘草泻心汤证

甘草泻心汤见于《伤寒论》第 158 条,由甘草、黄芩、干姜、黄连、半夏、人参、大枣组成,在《伤寒论》中主要治疗痞利俱甚痞。本文收集应用甘草泻心汤病案 101 例,进行统计分析,旨在进一步探讨甘草泻心汤证证治规律,现总结如下。

一、发病规律

(一)性别

101 例病案中,有性别记载者 99 例,其中男 36 例,女 63 例,男女之比为 1:1.75,女性发病率高于男性,这可能与女性体质偏虚有关。甘草泻心汤证脾胃虚弱明显,妇女经产之后,气血不足,脾胃虚弱,故女性发病率高。

(二)年龄

101 例病案中,有年龄记载者 94 例,最小者 3 岁,最大者 84 岁。分布情况如下表:

年龄	16 岁以下	16~30 岁	31~45 岁	46~60 岁	60 岁以上	合计
例数	9	22	34	22	7	94
百分比	10.1%	24.6%	34.8%	26.1%	4.3%	100%

从上表可以看出,老人和小儿发病率较低,而青壮年发病率高,尤以 31~45 岁年龄组最高,这与各年龄段的体质因素有关。小儿和老年人体虚,正气很难与邪气相争。青壮年体质偏实,正邪相持不下,寒热错杂互结中焦较多。这与前面说的妇女发病似乎矛盾,但在病史统计中可以看出,此证多是妇女产后、流产后所引起的,而妇女此时也多属青壮年。

(三)季节

全部病案中有发病时间记载者 51 例。各个季节发病情况如下表:

季节	春(2~4月)	夏(5~7月)	秋(8~10月)	冬(11~1月)	合计
例数	14	16	16	5	51
百分比	27.5%	31.4%	31.4%	9.8%	100%

从现有病例来看,发病季节以春、夏、秋三季为多。春季主风,夏季主热,秋季主燥,患病机体易成寒热错杂、脾胃虚弱之证。由于能够说明发病季节的病案数尚少,上述推测仅供参考。

二、病程及病史

101 例病案中,有病程记载者 43 例。病程 2 天~10 年不等。有流产及产后史者 8 例,有胃穿孔术后史者 2 例。在统计病程中,我们发现此证病程都较长,多缠绵难愈,服用剂数也较多,有达 20 剂治愈的,多在 5 剂后有效果,1 剂有效的病例几乎没有记载。

三、症状、舌,脉统计结果

（一）症状及症状诊断指标

全部病案中,记载症状 79 种,468 症次,平均每例 4.6 个症状,按平均每例 5 个症状,把出现次数占前 5 位的症状列出如下表:

症状	口腔、阴部溃疡	泄泻	纳呆	心下痞满	肠鸣
例数	40	39	38	33	24
占样本例数百分比	39.6%	38.6%	37.6%	32.7%	23.8%

如上表所示,口腔或阴部溃疡、泄泻、纳呆、心下痞满、肠鸣是甘草泻心汤临床应用的多见症状,因此具有症状诊断指标的意义,体现了甘草泻心汤证脾胃虚弱、寒热错杂、痞塞中焦的基本病机。

《伤寒论》中只有 158 条记载了此证症状:"其人下利日数十行,谷不化,腹中雷鸣,心下痞硬而满,干呕,心烦不得安。"这与统计的症状基本相符,为脾胃不和,升降失常,气机痞塞,寒热错杂而致。口腔、阴部溃疡也为脾胃失和,痰浊内生,气机不利,血行不畅,寒热错杂而致。在《金匮·百合狐惑阴阳毒》中记载:"狐惑之为病……蚀于喉为惑,蚀于阴为狐,不欲饮食,恶闻食臭……甘草泻心汤主之。"此为脾胃失和、湿热内蕴、上蒸下注的一种疾患。方中甘草解毒,且合人参、大枣以补中扶正,黄芩、黄连清热燥湿解毒,半夏、干姜化湿散结。全方苦降泄热,辛开散结,甘以缓中,使中气健运而湿热自化。用于治狐惑,甘草易生用为好,用量适当加大,根据病情再随症加减用药。

(二)舌象及其诊断指标

1.舌质

101 例病案中有舌质记载者 49 例,共有 4 种变化,其中舌质红 24 例,占 49%;舌质淡 14 例,占 28.6%;舌淡嫩 3 例,占 6.1%;舌质胖大有齿痕 4 例,占 8.2%。根据舌质变化情况可知,舌质红是甘草泻心汤证寒热错杂热象偏重的舌质诊断指标,而舌质淡及淡嫩、胖大有齿痕均属于脾胃虚弱之象,均可作为诊断指标。

2.舌苔

101 例病案中,有舌苔记载者 56 例,以白腻、黄腻、薄白为多,如下表所示:

舌苔	白腻	黄腻	薄白	薄黄	白	黄白腻	无苔	合计
例数	12	11	10	8	6	5	4	56
百分比	21.4%	19.6%	17.9%	14.3%	10.7%	8.9%	7.1%	100%

白腻、黄腻、黄白腻苔,为脾胃虚弱,湿浊内生,寒热错杂,上泛舌面而致。薄白苔为脾胃虚弱,热邪不甚;薄黄为邪有化热趋势或热邪相对偏盛;白苔主里、主寒;无苔为脾胃虚弱,气血不足,不能上荣于舌面而致。苔腻主痰湿,黄、白为偏热偏寒不同罢了。

(三)脉象及其诊断指标

101 例病案中,有脉象记载者 67 例,其中以虚数、沉细、弦数、滑数较为多见。详见下表:

脉象	虚数	沉细	滑数	弦数	弦细	合计
例数	8	8	6	5	4	31
百分比	11.9%	11.9%	9.0%	7.5%	6.0%	46.3%

为了便于分析,我们把复脉变成单脉加以统计,共有脉象 10 种,132 脉次。出现次数较多者依次为:数脉,28 脉次,占 41.8%;细脉,27 脉次,占 40.3%;沉脉,20 脉次,占 29.9%;弦脉,17 脉次,占 25.4%;滑脉,17 脉次,占 25.4%;虚脉,10 脉次,占 14.9%。可见数、细、沉、弦、滑脉象出现率较高。数主热,虚数主虚热;细主虚、主气血不足,湿邪内阻脉道也见细脉;沉主里;弦主痰饮、湿浊;滑脉主湿、主痰。这些脉象

基本反映了甘草泻心汤证脾胃虚弱、寒热带杂互结于中焦的病机。所以可以认为数、细、沉、弦、滑是甘草泻心汤证的脉象诊断指标。值得注意的是此数脉多是虚数，即数而无力，非实热之数脉。

四、用药规律

全部病案中,用药74味,488味次。甘草泻心汤单方药物应用情况如下表:

药物	出现次数(次)	有药量记载(次)	最大量(g)	最小量(g)	常用量(g)
甘草	95	54	50	4	15~20
黄芩	86	52	15	3	9~12
干姜	77	45	30	1	6~9
黄连	77	50	15	1	6~9
半夏	76	48	24	3	9~12
人(党)参	63	38	30	3	9~15
大枣	55	32	30(枚)	3(枚)	6~9(枚)

用药途径全部是口服,一般是7味药同煎。本组病案根据不同病情加药67味,163味次,其主要加减变化规律是:清热药最多为44味次,其次是健脾祛湿药31味次,滋阴药13味次,理气药11味次,活血化瘀药7味次,重镇安神药5味次,化痰药3味次。

在用药变化中,热盛加双花、连翘、竹叶、石膏、知母、元参等;脾虚湿盛明显加茯苓、白术、黄芪、山药等;阴虚重加麦冬、白芍、沙参等;气滞重加青皮、厚朴、陈皮等;瘀血明显加桃仁、红花、丹参等;以神志表现为主加龙骨、牡蛎以重镇安神。

五、本证在中医和现代医学疾病中的分布

101例中有中医诊断者30例,含10个病名,全部是内伤杂病,以狐蜃病、胃痛、便秘、泄泻、呕吐为多。

在现代医学中,甘草泻心汤主要用于消化系统疾病和口、眼、生殖器三联症的治疗。在有现代医学诊断记载的35例中,口、眼、生殖器三联症占17例,达48.6%,余下多为消化系统疾病,如十二指肠球部溃疡、慢性胃肠炎、胃窦炎、胃下垂等。

小结

通过对甘草泻心汤 101 例古今医案的统计分析,总结其证治规律如下:

1.甘草泻心汤证男女均可发病,以女性为多;小儿、老人少,而 31~45 岁年龄组最多;发病季节以春、夏、秋为多。

2.主要诊断指标:口腔、阴部溃疡,泄泻,纳呆,心下痞满,肠鸣,舌红,苔白腻、黄腻、薄白,脉数、细、沉、弦、滑。

3.甘草泻心汤证的基本病机是脾胃虚弱,升降失调,寒热错杂互结于中焦,阻滞气机。

4.甘草泻心汤在临床运用中全部口服。甘草用量最大,干姜、黄连用量较小。广泛用于治疗内科杂病,以口、眼、生殖器三联症和消化系统疾病为多。

赤石脂禹余粮汤证

赤石脂禹粮汤见于《伤寒论》第 159 条,由赤石脂与禹余粮两味药物组成。现将使用赤石脂禹粮汤治疗的古今医案 11 例进行统计分析,情况如下。

一、发病规律

(一)性别

11 例医案中,有性别记载者 7 例,皆为男性,可见本证发病率男性多于女性。

(二)年龄

11 例医案中,有发病年龄记载者 6 例,年龄跨度为 2 岁~70 岁。其中 16 岁以下 1 例,16~30 岁 2 例,31~45 岁 1 例,46~60 岁 1 例,60 岁以上 1 例。可见,各年龄组均可发病。

(三)季节

11 例医案中,有发病季节记载者 4 例,其中夏 2 例,秋、冬各 1 例。

二、病程及病史

11 例医案中,有病程记载者 5 例,病程为 20 天~10 年不等。有病史记载者 6 例,其中发热 2 例,泄泻、痢疾、便血、脱肛各 1 例。

三、症状、舌、脉统计结果

(一)症状及症状诊断指标

11 例医案中共载症状 24 种,44 症次,平均每例医案出现 4 个症状。按平均每例医案 4 个症状计算,出现次数最多的前 4 个症状为本证临床应用的多见症状,具有诊断指标的意义。现将这些症状列表如下:

症状	下利	形体消瘦	便血	面色苍白
例数	8	4	3	3
占样本例数百分比	72.7%	36.4%	27.3%	27.3%

上表中的"下利"包括泄泻 5 例、痢疾 3 例,"便血"为大便下血或便脓血,此二症皆由下元不固、滑脱不禁所致。至于面色苍白及形体消瘦,乃下利日久之虚象.此四症状反映了赤石脂禹余粮汤证的病机,故可作为症状诊断指标。

（二）舌象及其诊断指标

1.舌质

11 例医案中,记载舌质共 5 例,记载 4 种舌质,其中淡、红、绛舌各 2 例,燥舌 1 例。可见,舌质记载不呈集中趋势。

2.舌苔

11 例医案中,记载舌苔共 4 例,记载 5 种舌苔,其中白、薄苔各 2 例,黄、腻、干苔各 1 例。可见,舌苔记载不呈集中趋势。故本统计中舌象诊断指标难以确定。

（三）脉象及其诊断指标

11 例医案中,记载脉象者 9 例,记载了 11 种单脉,出现率最高者为细脉,出现 6 次,占 66.7%;其他如濡、数、虚脉各出现 2 次,沉、弦、滑、涩、浮、弱脉各出现 1 次。可见,细脉反映出本证下利日久、正气虚弱的特点,可作为本证脉象诊断指标。

四、用药规律

根据统计结果,现将赤石脂禹余粮汤原方药物使用情况列表如下:

药物	出现次数(次)	有药量记载(次)	最大量(g)	最小量(g)	常用量(g)
赤石脂	11	7	25	9	9~15
禹余粮	11	7	20	9	9~15

五、本证在中医和现代医学疾病中的分布

11 例医案中,有中医诊断者 4 例,其中泄泻 2 例、痢疾 1 例、脱肛 1 例;有现代医学诊断者 3 例,分别为肠壁糜烂、肠伤寒并发肠出血、溃疡性结肠炎。可见,赤石脂禹余粮汤证多见于肠道疾患而以久泻久利为主要表现。

小结

根据上述统计结果,赤石脂禹余粮汤证的证治规律如下:

1.本证男性发病率多于女性;各年龄组均可发病。

2.主要病因为下利(泄泻、痢疾)日久,基本病机是下元不固、滑脱不禁。

3.主要诊断指标:下利(泄泻、痢疾),形体消瘦,大便下血,面色苍白,脉细。

4.赤石脂禹余粮汤治疗原则为涩肠固脱止利,临证可在本方基础上随症加减。

5.赤石脂禹余粮汤证多出现于肠道疾患,而以久泻久利为主要表现。

旋覆代赭汤证

旋覆代赭汤出自《伤寒论》第 161 条,由旋覆花、代赭石、半夏、人参、炙甘草、生姜、大枣七味药组成,具有扶正祛邪、宣气涤痰、升清降浊、镇肝和胃之功能。现将 403 例古今医案统计情况分述如下。

一、发病规律

(一)性别

在 403 例病案中,有性别记载者 357 例,其中男性 182 例,女性 175 例,男女之比为 1.04:1,发病率男性略高于女性。统计学处理没有显著性差异。

(二)年龄

403 例病案中,有年龄记载者 315 例,最大者 80 岁,最小者 5 个月。分布情况如下表:

年龄	5个月~15岁	16~30岁	31~45岁	46~60岁	61~80岁	合计
例数	5	55	135	95	26	315
百分比	1.6%	17.5%	42.5%	30.2%	8.3%	100%

表中所示,旋覆代赭汤证可发生于任何年龄,但以 31~45 岁的成年人为多,儿童发病最少。这是由于成年人社会活动频繁,家庭负担较重,易受精神、饮食等因素影响,故发病率最高。

(三)季节

403 例病案中,有发病时间记载者 119 例。各季节发病情况如下表:

季节	春(2~4月)	夏(5~7月)	秋(8~10月)	冬(11~1月)	合计
例数	25	31	30	33	119
百分比	21%	26.1%	25.2%	27.7%	100%

表中所示,四季皆可发病,而且各季节发病例数基本相同。由于旋覆代赭汤证主要由情志因素所致,故与季节关系不大。尽管也有因外邪所致者,但在总体上看,只是少数病例,故不影响其百分比。

二、病程及病史

在 403 例病案中,有病程、病史记载者 217 例,病程最长达 27 年,最短只有 1 天。发病半年以上者 129 例,占有病程、病史记载的 59.5%;发病半年以内者 38 例,占 40.6%。可见旋覆代赭汤证主要为慢性病例。本证多有消化与神经系统疾病史,病程多在半年至 5 年左右。急性病例多有外感、外伤、妊娠、精神刺激的病史。

三、症状、舌、脉统计结果

(一)症状与症状诊断指标

403 例病案中共记载 87 种症状,2023 症次,每个病例平均出现 5 个症状,每种症状平均出现 19 症次。出现次数最多的前 5 个症状为旋覆代赭汤临床应用的多见症状,具有症状诊断指标的意义。其余症状,凡超过 19 症次以上具有辨证意义的症状,可作为诊断参考指标。

1.主要诊断指标

按症状出现次数多少,列表如下:

症状	恶心呕吐	食欲不振	脘腹胀满	便秘	呃逆
例数	228	182	130	96	85
占样本例数百分比	56.6%	45.2%	32.3%	23.8%	23.6%

2.参考诊断指标

嗳气 81 次,眩晕 81 次,便溏 65 次,咽喉异物感 63 次,精神抑郁 55 次,神疲乏力 56 次,胸闷 50 次,胃脘痛 41 次,形体消瘦 39 次,面色不华 38 次,口干舌燥 33 次,少气懒言 28 次,咳嗽 28 次,畏寒肢冷 22 次,尿黄赤 22 次,腹痛 20 次,失眠 20 次。

人之气血贵在周流有序,脾胃为人身气机升降之枢纽,脾主升清,胃主降浊。中气虚弱,气血乏源,则面色不华、形体消瘦、少气懒言、神疲乏力;脾失健运,水液留滞,聚湿生痰,痰气交阻中焦,气机升降失调,则食欲不振、脘腹胀满,甚至疼痛;虚气上逆,冲和失常,则恶心呕吐、呃逆、嗳气;痰湿上渍于肺,顽痰聚膈,肺胃不降,则胸闷、咳嗽、喘促；痰气交阻于咽，则咽喉有异物感；肝气不疏，则精神抑郁；阳气不伸，则畏寒肢冷；痰浊上泛，蒙蔽清窍，则眩晕；津液不布，或热盛伤津，则口干舌燥；痰热扰心，则失眠多梦；热盛于内，则尿黄赤；痰积肠道，腑气不通，则便秘；脾虚湿盛，水走肠间，则便溏。分析表明，主要诊断指标反映出旋覆代赭汤证为中焦虚弱、痰气交阻、纳运失调、气机升降失司的病机特点。参考诊断指标也从不同侧面反映出旋覆代赭汤证的病理机制。

《伤寒论》中记载旋覆代赭汤的条文只有一条，共出现心下痞硬、噫气两个症状。其中心下痞硬与脘腹胀满意同，被纳入主要诊断指标；噫气被纳入参考诊断指标。发病原因，《伤寒论》中所载为伤寒发汗不得法，或经吐下之误，表邪虽解，但胃中空虚，浊气不降，逆冲于上，故心下痞硬，虽噫气而痞硬不为之减轻。统计结果以情志刺激、饮食劳倦为主，只有个别病例为汗、吐、下所致。可见旋覆代赭汤不仅能治外感病，更主要的是治内伤杂病，扩大了应用范围。

（二）舌象及其诊断指标

1.舌质

403 例病案中，有舌质记载者 108 例，其中淡舌(淡、淡胖、淡红)66 例，占有舌质记载的 61.1%；红舌(尖红、红、红绛)42 例，占 38.9%。根据统计结果，可以认定舌质淡为旋覆代赭汤证舌质的诊断指标。然红舌例数也不少，多见于外感病恢复期、外伤、妊娠以及情志不畅所致的急性病例，故红舌也具有诊断意义。

2.舌苔

403 例病案中，有舌苔记载者 201 例，其中白苔(薄白、白厚、白腻、白浊、白滑、白润)155 例，占有舌苔记载的 77.1%；黄苔(黄、淡黄、黄腻、黄厚)38 例，占 18.9%；还有 2 例灰苔，6 例无苔。统计结果显示白苔是旋覆代赭汤证的多见舌苔，白苔之中尤以白腻与薄白为主，白浊、白滑、白润、灰苔同白腻的意义相同，反映出痰湿内停的病机特点，故可作为舌苔的诊断指标。黄苔为痰湿郁久化热，并常与红舌同时出现，故黄苔也具有诊断意义。6 例光剥无苔是因胃气不足，胃阴已伤，不能熏蒸于舌所致。由此可见，旋覆代赭汤有寒热虚实之不同，故在临床应用时，要四诊合参，随症加减。

（三）脉象及其诊断指标

403 例病案中，有脉象记载者 268 例，共 17 种变化，573 脉次。取其出现次数最多的 4 种脉象列表如下：

脉象	弦	细	滑	沉	合计
脉次	197	131	63	40	431
百分比	73.5%	48.9%	23.5%	14.9%	

　　表中所示,弦脉出现率最高,占有脉象记载的73.5%。弦为肝病之脉,又主痰饮,与发病原因以情志不畅、气机逆乱相符合;细为血虚湿阻;滑为痰热;沉为病在里。弦、细、滑、沉四种脉象,反映了旋覆代赭汤证的病机特点,故可作为脉象诊断指标。由于临床上多以复合脉的形式出现,故表中的脉次总数大大超过了病例数。复合脉以弦细、弦滑、沉细为多见,共140例,占有脉象记载的52.2%。其余脉象,如缓、弱、濡、紧、实、迟等脉出现的次数也不少,其临床意义与主要脉象相似,也具有一定的诊断意义。20例数脉说明旋覆代赭汤证有湿郁化热之倾向,但有虚实之分,虚者为细数,常与舌红、少苔、失眠并见。

四、用药规律

　　根据统计结果,将旋覆代赭汤原方各药物使用情况列表如下表:

药物	出现次数	有药量记载(次)	最大量(g)	最小量(g)	常用量(g)	备注
旋覆花	403	340	25	5	9~12	
代赭石	403	340	50	3	18~24	
半夏	389	326	30	5	9~12	炮制有清、姜、法、制之分
人参	366	303	12	3	6~9	太子参16例、白参1例、沙参10例、参叶2例、参须1例、党参9例
炙甘草	345	282	15	2	3~6	生甘草42例
生姜	340	277	20	0.9	3~6	干姜4例、姜汁7例
大枣	324	259	30(枚)	3(枚)	5~10(枚)	

表中所示,403 例病案中均使用旋覆花与代赭石。代赭石在原方中的用量最少,是旋覆花及甘草的三分之一,是人参的二分之一,主要是佐旋覆花降逆除噫。统计结果其用量却是旋覆花的一倍以上,并以此获得了满意的疗效。然而对脾胃虚寒者,用量不宜过大,并相应加大健脾和胃药的用量,或增加健脾药,半夏有清、姜、法、制之分。阴虚沙参、太子参易人参,由于人参价格昂贵,现代药理认为人参对胃肠平滑肌及神经系统的调解作用不如党参平和,故现代应用党参代人参者较多。中焦虚寒干姜易生姜;饮盛于内用姜汁。甘草有生、炙之不同。

方中旋覆花苦辛咸、微温,辛可升,苦可降,咸能软坚,故有宣气涤饮、消痰散痞、降逆止咳、和胃止呕之效,诸花皆升,唯此独降,能升能降,疏肝利肺;代赭石苦寒,质重,平肝降逆其为主药;半夏降逆祛痰,消痞散结;生姜温胃散寒;姜、夏同用温脾肺、化痰饮、散痞结,助旋覆花、代赭石宣气涤痰、和胃降浊而为辅药。人参补中益气,甘草、大枣益胃和中而为佐使,参、草、枣合用培土升清,调和诸药。诸药合用,下气降逆而不伤正,益气和中而不留邪,共奏扶正祛邪、宣气涤痰、升清降浊、镇肝和胃之功。

全部医案根据不同病情共加药 177 味,1917 味次,平均每味药出现 10.8 次,凡超过 11 味次以上者作为常用药,其规律如下:

阳虚寒盛者加附子、吴茱萸、丁香、柿蒂、砂仁;阴虚者加沙参、麦冬、生地、石斛,太子参易人参;气血不足者加黄芪、当归;表邪未解者加桂枝、苏叶;胃酸过多者加瓦楞子、良姜;便溏者减少代赭石用量,加白术、茯苓、泽泻、薏苡仁;食滞纳呆者加神曲、麦芽、谷芽、焦山楂;肝旺犯胃者加白芍、佛手、柴胡、白蒺藜;脘腹胀甚者加陈皮、木香、厚朴、枳壳、莱菔子;胃脘痛者加元胡、川楝子;气滞血瘀者加郁金、香附、川芎、丹参;热盛苔黄者加黄连、黄芩;腑气不通而便秘者加大黄、枳实,重用代赭石;肺气不宣、咳逆上气者加杏仁、苏子、枇杷叶、川贝母、苏梗、橘红;肝阳上亢者加夏枯草、钩藤、菊花、牡蛎。

有煎服法记载者 123 例,均采用水煎口服给药,旋覆花要包煎,呕吐者少量频服或鼻饲,梅核气要徐徐咽下,或水煎代茶饮。有用药剂数记载者 262 例,少者 1 剂,多者 40 剂,平均 7 剂,一般 2~10 剂;重者日 1 剂,轻者隔日 1 剂,或研细末每次 3g 口服。有服药后反应记载 184 例,一般为呕吐止、呃逆停、眩晕减、痞满除、鼻衄瘥、大便通、饮食增、喘逆平、矢气得、疼痛止等。有的服后呕吐大作,吐出大量清冷水液,杂有少量食物残渣,或痰涎、肉米状物等,吐后诸症除。这是机体内正气借药力相助与胃中浊邪剧争并驱之于外的表现,是疾病迅速趋愈而发生的一种治疗反应。有善后调养者 87 例,其中调理脾胃 84 例,疏肝理气 3 例,这说明过用降逆之品,有碍胃伤脾之嫌,故用理脾和胃善后,以提高临床疗效。

五、本证在中医和现代医学疾病中的分布

在 403 例病案中,有中医诊断者 237 例,含 29 个病证,其中呃逆 33 例,嗳气 24 例,梅核气 23 例,呕吐 23 例,反胃 22 例,眩晕 21 例,妊娠恶阻 19 例,胃脘痛 14 例,咳嗽与喘证 12 例。有西医诊断者 256 例,含 53 个病名,其中消化系统疾病 144 例,神经系统疾病 994 例,呼吸系统疾病 10 例,循环系统疾病 9 例,泌尿系统疾病 5 例,其他疾病 4 例。以消化系统疾病为主,与中医病在胃的意义相同。具体应用情况如下:

(一)消化系统

如食道痉挛、食道弛缓症、食道癌、贲门痉挛、幽门痉挛、幽门梗阻、胃痉挛、膈肌痉挛、胃扭转、胃下垂、胃扩张、瀑布状胃、胃癌、急慢性胃炎、胃十二指肠溃疡、胃肠神经官能症、不完全性肠梗阻、急慢性胆囊炎、阻塞性黄疸、肝硬化、肝癌等。中医属呕吐、呃逆、嗳气、反胃、噎膈、梅核气、胃脘痛、痞证、便秘、胁痛、黄疸等范畴。临床表现为恶心呕吐,噫气,呃逆,咽喉异物感,或食不下,或食后即吐,或早食暮吐,胸闷胁痛,黄疸,脘腹胀闷不舒,甚者疼痛,纳呆食少,倦怠乏力,形体消瘦,畏寒肢冷,大便不调,舌质淡或红,舌苔白腻或黄腻,脉弦缓或弦滑。

(二)神经系统

如美尼尔氏综合征、神经官能症、脑动脉硬化、脑血管痉挛、脑震荡、脑脓肿、脑血管意外等。中医属眩晕、头痛、中风、痰饮、呃逆、呕吐、郁证、梅核气等范畴。临床表现为恶心呕吐、呃逆、嗳气、善太息、眩晕、耳鸣、头痛、失眠、多梦、心悸、气短、胸胁胀闷、脘痞不舒、食欲不振、倦怠乏力、舌质淡或红、舌苔白腻或黄、脉弦细或弦滑。

(三)呼吸系统

如急慢性支气管炎、支气管扩张、百日咳、肺结核等。中医属咳嗽、顿咳、喘证、痰饮、肺痨等范畴。临床表现为咳嗽、喘促、痰白而黏或黄白相间或痰中带血、面色㿠白或颧红、口唇紫绀、胸闷纳呆、时有呕吐、呃逆、神疲懒言、舌质紫暗或红、苔腻或少苔、脉缓滑或细数。

(四)循环系统

如高血压病、高血压性心脏病、冠心病、心肌梗死等。中医属眩晕、胸痹、心悸、真心痛等范畴。临床表现为眩晕,耳鸣,胸闷,气短,心悸,怔忡,甚者心前区憋闷疼痛,大汗淋漓,时有呕恶,舌质暗淡,苔白润,脉弦迟或结代。

（五）泌尿系统

如慢性肾炎、肾病综合征、尿毒症等。中医属关格、水肿范畴。临床表现为全身浮肿，按之凹陷，尤以下肢为甚，小便不利，口渴不欲饮，恶心呕吐，心下痞满，面色无华，头痛，神疲乏力，腰膝酸软，畏寒肢冷，舌质淡胖边有齿痕，苔白润，脉沉迟或沉细。

（六）妇科

如妊娠恶阻、月经不调、子悬等。临床表现为恶心呕吐，纳呆食少，经行前后无定期，少腹胀痛，失眠，多梦等。

综上所述，旋覆代赭汤广泛用于呕吐、呃逆、嗳气诸症，既可治便秘，又可治下利，其理妙在和解表里、斡旋中焦、升清降浊，这种双向调解作用有待进一步探讨。半夏、代赭石均为妊娠禁忌之品，而妊娠恶阻却用之有效，并无任何副作用，这就是"有故无殒"之妙。中医学认为"气有余便是火"、"气降火自灭"。故本方也可治咯血、吐血、鼻衄之证。治胃气上逆，古有三方，胃虚热者，橘皮竹茹汤主之；胃虚寒者，丁香柿蒂汤主之；痰浊上逆者，旋覆代赭汤主之。三者既可单独使用，也可兼而用之。

小结

根据上述统计结果，旋覆代赭汤证证治规律如下：

1.本证男女皆可发病，但以成年男性为多；四季皆可发病，无明显季节性。

2.主要病因是情志因素、饮食不节、感受外邪、过度劳累四个方面。基本病机为痰浊中阻、胃虚气逆。

3.主要诊断指标：恶心呕吐，食欲不振，脘腹胀满，便秘，呃逆，舌质淡或红，苔白或黄与滑、润、腻、浊、厚、薄并见，脉沉、弦、细、滑。

4.对于不完全符合上述标准，只要符合旋覆代赭汤证之病机者，即可诊断。

5.基本治疗原则是降逆化痰、益气和胃。具体应用时要以原方为主，随症加减。旋覆花要包煎，代赭石宜先煎。

6.服法一般采用口服给药，每日1剂，呕吐者要少量频服，或代茶饮，甚至鼻饲。恢复期要以健脾和胃为主。忌油腻、生冷之品，注意精神调节。

7.旋覆代赭汤广泛用于外感内伤等多种疾病的治疗，涉及内、外、妇、五官科等。但主要用于治疗消化系统疾病，其次为神经系统疾病。

桂枝人参汤证

桂枝人参汤出自《伤寒论》第 163 条,由桂枝、甘草、白术、人参、干姜五味药组成,具有解表温里、健脾和胃之效,主要用于治疗消化与呼吸系统疾病。现将古今 54 例病统计结果分述如下。

一、发病规律

(一)性别

54 例病案中,有性别记载者 41 例,其中男 34 例,女 14 例,男女之比为 2.4:1,发病率男性明显高于女性。这是由于男性为阳刚之躯,阳气用事,易损伤阳气,复因外感、饮食等因素而致桂枝人参汤证。

(二)年龄

54 例病案中,有年龄记载者 47 例,最小者 10 个月,最大者 71 岁。分布情况如下表:

年龄	16 岁以下	16~30 岁	31~45 岁	46~60 岁	60 岁以上	合计
例数	11	3	20	11	2	47
百分比	23.4%	6.4%	42.5%	23.4%	4.3%	100%

表中所示,桂枝人参汤证可发生于任何年龄,但以儿童与 31~45 岁的发病人数最多。儿童多见于麻疹、病毒性肺炎,成年人多见于消化道溃疡病。儿童为稚阴稚阳之体,脏腑娇嫩,气血未充,外邪侵入,易致表里之证;成年人家庭负担较重,饮食常无规律,复因外感导致表热里寒之证。

(三)季节

54 例病案中,有发病时间记载者 27 例。各季节发病情况如下表:

季节	春(2~4月)	夏(5~7月)	秋(8~10月)	冬(11~1月)	合计
例数	9	3	12	3	27
百分比	33.3%	11.1%	44.4%	11.1%	100%

表中所示,四季皆可发病,但以春秋两季为最。春为厥阴风木当令,小儿易患感冒、麻疹、肺炎,而消化性溃疡多在秋季复发。可见桂枝人参汤证具有一定的季节性。

二、病程及病史

在 54 例病案中,有病程、病史记载者 28 例,病程 3 天~20 年不等。其中发病半年以上者 22 例,占有病程病史记载的 78.5%,可见桂枝人参汤证多有慢性病史,常因感受外邪而发病。发病 30 天以内者 6 例,多为小儿外感而失治、误治所致。

三、症状、舌、脉统计结果

(一)症状及症状诊断指标

54 例病案中记载症状 41 种,311 症次,每个病例平均出现 6 个症状,每种症状平均出现 6 症次。出现次数最多的前 6 个症状为桂枝人参汤证的多见症状,具有症状诊断指标的意义。其余症状,凡超过 6 症次以上具有辨证意义,可作为诊断参考指标。

1.主要诊断指标

按症状出现次数的多少,列表如下:

症状	下利	心下痞硬	发热恶寒	食欲不振	神疲乏力	脘腹痛
例数	38	29	26	25	20	20
占样本例数百分比	70.4%	53.7%	48.1%	42.3%	37.0%	37.0%

2.参考诊断指标

腹胀 12 症次,手足冷 12 症次,头痛 10 症次,呕吐 10 症次,面色苍白 8 症次,咳嗽 7 症次,心下动悸 7 症次,泛吐清水 7 症次,气急 6 症次,头重 6 症次。

脾胃虚寒,运化失职,水走肠间,清浊不分,则下利清谷;水饮上犯,则头重、泛吐清水、心下动悸;胃气上逆,则恶心呕吐;气机阻滞,则心下痞硬、脘腹胀闷、纳呆食少;寒湿凝滞,则脘腹冷痛、喜热喜按;营卫不调,则发热恶寒;肺气不宣,则咳嗽、气急;中阳不足,不能温煦四肢,则手足厥冷。

《伤寒论》中记载桂枝人参汤只有一条,共出现下利、心下痞硬两个症状。文中提到表里不解当有发热、恶寒、头痛等表证。统计结果下利不止、心下痞硬、发热恶寒被纳入主要诊断指标,同时还增加了神疲乏力、食欲不振、脘腹冷痛 3 个主要诊断指标,扩大了临床应用范围。

(二)舌象及其诊断指标

1.舌质

54 例病案中,有舌质记载者 21 例,全部为淡舌。可见舌质淡是桂枝人参汤证的多见舌象,它反映出阳虚寒盛的本质,可作为舌质的诊断指标。

2.舌苔

54 例病案中,有舌苔记载者 31 例,其中白苔(薄白、白厚、白滑)29 例,占有舌苔记载 93.5%。此外,无苔与灰腻苔各 1 例。白苔主寒,根据病情则有厚薄、滑润之分,偏里、偏表、偏湿之别。可以认定白苔是桂枝人参汤证的舌苔诊断指标。

(三)脉象及其诊断指标

54 例病案中有脉象记载者 43 例,共 11 种变化,65 脉次。取其出现次数最多的 4 种脉象列表如下:

脉象	弱	数	沉	缓	合计
脉次	12	10	10	10	42
百分比	28.6%	23.8%	23.8%	23.8%	100%

数脉为表热,沉脉主里寒,缓弱为脾虚。弱、数、沉、缓四种脉,反映出桂枝人参汤证的病机特点,故可作为脉象诊断指标。

四、用药规律

根据统计结果,将桂枝人参汤原方各药物使用情况列表如下:

药物	出现次数(次)	有药量记载(次)	最大量(g)	最小量(g)	常用量(g)	备注
桂枝	54	39	15	3	9~12	后下 3 例
炙甘草	53	38	12	3	6~9	生甘草 2 例
白术	53	38	30	3	9~15	苍术 2 例,焦白术 1 例
人参	53	38	30	3	9~15	党参 22 例,西洋参 1 例,最大量指党参
干姜	53	38	12	3	6~9	

全部医案根据不同病情加减用药 18 味，619 味次。平均每味药出现 34 次，凡超过 34 味次者作为常用加减药，其规律如下：

腹痛甚者加白芍、黄芪、饴糖；食滞胃脘者加麦芽、神曲、谷芽；脘腹痞硬胀满者加陈皮、枳壳、砂仁；下利不止者苍术易白术或用焦白术。

全部病例均采用水煎口服给药，桂枝宜后下。日服 1 剂，分 2~4 次，有 1 例服药后啜热稀粥一杯以助药力。

五、本证在中医和现代医学疾病中的分布

在 54 例病案中，有中医诊断者 41 例，含 12 个病名。有西医诊断者 35 例，含 9 个病名。主要为消化系统疾病，其次为呼吸系统疾病。具体应用情况如下。

（一）消化系统

如急慢性胃炎、肠炎、胃及十二指肠溃疡、胃下垂。中医属下利、胃脘痛等范畴。临床表现为胃脘部冷痛、喜暖喜按、脘腹胀满、纳呆食少、肠鸣腹泻、手足不温，伴有发热恶寒、舌质淡、苔白、脉缓弱或沉缓。证属脾胃虚寒，营卫不调。

（二）呼吸系统

病毒性肺炎。中医属咳嗽、喘证范畴。临床表现为发热、咳嗽、气促，甚者喉中痰鸣、心下痞满、纳呆、大便稀溏、舌质淡、苔白腻、脉浮数或缓滑。证属脾虚湿停，复感外邪。

（三）皮肤科

顽固性荨麻疹。中医属风疹、鬼风疙瘩等范畴。临床表现为全身大小不等的风团，瘙痒，兼有恶风、胃脘痛、恶心、气短、便溏、倦怠乏力、舌质淡、苔白、脉浮细。证属中焦素虚，风邪袭表。

此外，还可以治疗习惯性头痛、腹型感冒、麻疹、心肌梗死等病。

小结

根据上述统计结果，桂枝人参汤证的证治规律如下：

1.本证男女老幼皆可发病，但以青壮年男性为多；四季皆可发病，但以春秋两季为多。

2.主要病因是感受外邪，过食生冷。基本病机为脾胃虚寒，营卫不调。

3.主要诊断指标:下利,心下痞硬,发热恶寒,食欲不振,神疲乏力,脘腹冷痛,舌质淡,苔白(薄白、白厚、白滑),脉弱、数、沉、缓。

4.对于不完全符合上述诊断指标,但只要符合桂枝人参汤证之病机者,无论外感内伤,皆可用之。

5.临床应用桂枝人参汤应以原方为主,随症加减。均采用水煎口服给药,桂枝宜后下,一般服 3~5 剂。

6.桂枝人参汤主要用于消化系统与呼吸系统疾病的治疗。

瓜蒂散证

瓜蒂散出自《伤寒论》第 166 条,由瓜蒂、赤小豆、淡豆豉三味药组成,具有涌吐痰实之效,专为寒饮停蓄胸中而设。统计结果显示,本方主要用于痰热食滞交阻胸膈之证。其病变部位已不单纯在胸中,而涉及肝胆、脾胃等脏腑。其临床表现也极为复杂,补充了原文之不足,扩大了应用范围。通过对收集的 242 例古今医案进行统计分析,总结了瓜蒂散证的证治规律如下。

一、发病规律

(一)性别

在 242 例病案中,有性别记载者 180 例,其中男 103 例,女 82 例,男女之比为 1.3:1,发病率男性略高于女性。

(二)年龄

242 例病案中,有年龄记载者 17 例,最大者 59 岁,最小者 5 岁。其中 0~15 岁 4 例(23.5%);16~45 岁 10 例(58.8%);46~60 岁 3 例(17.6%)。可见瓜蒂散证多发生于 16~30 岁的年龄组。

(三)季节

242 例病案中,有发病时间记载者 11 例,其中 2~4 月春季发病 5 例(45.5%);5~7 月夏季发病 2 例(18.2%);8~10 月秋季发病 2 例(18.2%);11~1 月冬季发病 2 例(18.2%)。可见春季发病较多,外邪入里,内陷厥阴,易致瓜蒂散证,具有一定的季节性。

二、病程及病史

242 例病案中,有病程、病史记载者 130 例,病程最长者 10 年,最短者 15 分钟(口服药物或毒物),其中发病半年以上者 67 例,12 天以内者 63 例。可见瓜蒂散适用于治疗急慢性病证。急性病证多为外感或药物中毒，慢性病证多为痰饮一类的疾患。

三、症状、舌、脉统计结果

（一）症状与症状诊断指标

在 242 例病案中共记载症状 735 种，1000 余症次，每个病例平均出现 4 个症状，每种症状平均出现 3 症次。出现次数较多的 5 个症状为瓜蒂散证的多见症状，可作为主要诊断指标。其余症状，凡超过 3 症次以上的症状，可作为参考诊断指标。

1.主要诊断指标

按症状出现次数的多少列表如下：

症状	食不下	胸脘痞满	烦躁狂妄	恶心呕吐	尿黄
例数	138	133	124	80	10
占样本例数百分比	57.02%	54.95%	51.23%	33.06%	26.8%

痰食阻滞中焦，气机升降失常，则胸腹痞满、食不下；胃气上逆，则恶心呕吐；清阳不升，则头痛；痰气交阻于咽，则咽中有异物感；痰火上扰，则烦躁、狂妄；痰蒙清窍，则精神抑郁或突然昏倒、不省人事；湿热熏蒸肝胆，胆汁外溢，则尿黄而发为黄疸；阳郁不伸，则发热、神疲乏力、手足不温；气机阻滞，脾气不运，则便秘。

（二）舌象及诊断指标

242 例病案中，有舌象记载者 76 例，其中舌质仅出现了 4 例红舌，可见其气血旺盛；舌苔出现黄腻苔 33 例，白腻苔 39 例。可见瓜蒂散证既可有热，也可无热，但痰湿则是必备之象。

（三）脉象及脉象诊断指标

242 例病案中，有脉象记载者 76 例，共 12 种变化，116 脉次。取其出现次数较多的三种脉象为滑脉 67 次，弦脉 61 次，数脉 23 次。三种脉象反映出痰饮、湿热、痰热为患的病理特点，故可作为脉象的诊断指标。

《伤寒论》曰："病如桂枝证，头不痛，项不强，寸脉微浮，胸中痞硬，气上冲喉咽，不得息者，此为胸有寒也。当吐之，宜瓜蒂散。"病如桂枝证，当有发热、汗出、恶风等。统计结果，胸中痞硬被纳入主要诊断指标；发热被纳入参考诊断的指标；脉浮没有被纳入诊断指标，而增加了弦、滑、数三种脉象。

四、用药规律

根据统计结果,将瓜蒂散原方各药物使用情况列表如下:

药物	出现次数(次)	有药量记载(次)	最大量(g)	最小量(g)	常用量(g)
瓜蒂	242	231	21	5	10~15
赤小豆	95	84	30	5	10~20
淡豆豉	21	10	20	10	10~15

表中所示的用量是指汤剂而言,若用散剂,取瓜蒂、赤小豆各等份研末为散,每次 0.5~3g,用淡豆豉适量煎汤或盐水送服。

本方的服药情况是,瓜蒂散原为瓜蒂、赤小豆各等份为散,取一钱匕,以淡豆豉煎汤取汁合散,温而顿服。《本事方》中有纳鼻之瓜蒂散,是将仲景瓜蒂散中之淡豆豉易为秫米,3 味药为丸如豆大许,纳鼻中,专治头中寒湿、黄疸。现代应用,一为遵古炮制,取散 0.5~3g,用淡豆豉适量煎汤取汁或盐水送服,使用盐水送服,与洗胃的意义一致,正如张璐曰:"咸能下气,过咸则涎水聚于膈上,涌吐以泄之也。"或取散 0.1g,分四次早晨吹鼻孔用。二为取 3 味药同煎,温而顿服,或用鼻饲,不吐者可加大剂量。服药时间多为空腹,若需急吐,可用羽毛或棉签探喉。由于瓜蒂散为催吐峻剂,易伤正气,故体虚、孕妇、久病、失血之人当慎用,非用不可时,可先服补中益气汤等扶正之品,待正气恢复后再服。即使正气旺盛之人,亦需中病即止,不可过剂,故曰:"得快吐乃止",据统计最多为 3 剂。

服药后有呕吐痰涎、黏液、血液,汗出,热退,身凉,痞满除,大便通的记载,还可出现躁动不安,甚至昏迷的所谓瞑眩现象,一般 2~3 天后痰去神安,气息调匀而愈。恢复期以健脾和胃之品善后,如香砂六君子汤、归脾汤、参苓白术散等;若痰热未尽,不可再用瓜蒂散以伤胃气,可取温胆汤、半夏厚朴汤等清热涤痰、解郁散结。

五、本证在中医学与现代医学疾病中的分布

在 242 例病案中,有中医诊断者 26 例,如支饮、隔痰、胸痛、麻木、脏结、黄疸、痰饮、淋证、癫证、狂证、痫证、中暍、痞证、喘证、腹痛、食厥、咳嗽、梅核气、伤寒等。其中发病较多的为痫证、狂证,其次为痰饮、黄疸、食厥、喘咳等证。有西医诊断者 159 例,主要为病毒性肝炎(90 例)及神经系统疾病,如神经衰弱、癔病、癫痫、精神分裂症等。

瓜蒂散自古即为催吐峻剂,专治寒饮停聚胸中之证。现代应用,无论寒痰、热

痰,只要符合瓜蒂散证之病机,即可用瓜蒂散治之,其病变部位已不局限于胸中,而涉及肝胆、脾胃。

小结

根据统计结果,瓜蒂散证证治规律如下:

1.瓜蒂散证男女均可发病,但以青年男性为多见。

2.四季皆可发病,但以春季发病为最,具有一定的季节性。

3.主要病因为感受外邪、情志因素、饮食不节三个方面,基本病机为痰湿宿食阻滞胸脘,气机升降失调。

4.主要诊断指标:食不下,胸脘痞满,烦躁狂妄,恶心呕吐,尿黄。

5.对于不完全符合上述标准,但只要符合瓜蒂散证之病机,无论外感内伤,皆可用之。

6.基本治疗原则为涌吐痰实、调畅气机。给药途径为口服或纳入鼻中,剂型为散剂或煎剂。方中瓜蒂、赤小豆缺一不可,豆豉可用盐水代。一般中病即止,最多不过3剂。恢复期主要以健脾和胃,清热除痰之品善后。

7.瓜蒂散主要用于病毒性肝炎及神经系统疾病的治疗,病毒性肝炎中主要治疗黄疸等证。

黄芩汤证

黄芩汤证见于《伤寒论》第 172 条,其方剂组成为黄芩、芍药、甘草(炙)、大枣。本文以"黄芩汤"提法为依据,收集古今医案 19 例对其统计分析,初步总结出黄芩汤证的证治规律如下。

一、发病规律

(一)性别

在 19 例医案中,有性别记载者 16 例,占 84.21%,其中男性 9 例,女性 7 例,男女之比为 1.29∶1,表明本证在发病方面男女无明显差异。

(二)年龄

19 例医案中,有年龄记载者 13 例,占 68.42%,年龄最小者 22 岁,最大者 81 岁。各年龄组发病情况如下表:

年龄	16 岁以下	16～30 岁	31～45 岁	46～60 岁	60 岁以上	合计
例数	0	4	3	3	3	13
百分比	0	30.76%	23.8%	23.08%	23.08%	100%

上述统计结果表明,本文收集到的病例全部为成年人,而成人各组发病无显著差异,这可说明本证发病的广泛性。同时,进一步究其小儿发病少,甚或无病案可查的原因,一是似可认为小儿乃稚阴稚阳主体,感受太阳风寒之邪或从阳化热,或从阴化寒,病情演变急骤,很少停留在太阳与少阳合病之阶段,因而黄芩汤用之甚少,以至未留下医案;二是本文总体病例较少,未能收到小儿病例或古今医家尚无此方治疗小儿疾病案例。

(三)季节

在 19 例医案中,记载发病季节者 9 例,占 47.37%。其中春季 3 例(春温 2 例),

夏季 4 例,秋季 2 例(伏暑 1 例),因记载例数过少故无典型意义。冬季发病较少,以致案中无冬季发病者,且在春季发病者有 2 例系春温,表明本证虽有冬令受邪,但邪气伏于体内,郁久化热,当春阳回升、阳气开泄之际,里热外达或因春季新感引动伏邪,其人中气本虚不能一时尽泄于上,故而走下作利。

二、病程及病史

在 19 例医案中,仅 2 例提到发病到就诊时间,为 1 天,其余均无具体时间,但有 4 例提到"突患"、"陡患"等,表明本证总的发病趋势为病程短暂,提示了"太阳与少阳合病"的特征,或邪从太阳表解,或邪从阳明入里,病理变化较快。即便有伏邪为患,也多发生春温、伏暑等起病较急的病理变化。

本证发病的病因,多为饮食所伤(5 例)或由暑热所袭(4 例),其病机为食积暑热导致积热不化下注胃肠,引起下利、里急后重诸证。

三、症状、舌、脉统计结果

(一)症状及症状诊断指标

在 19 例医案中共出现症状 36 种,104 症次,平均每例 5.47 个症状。按每例 5 个症状,依次如下表所示:

症状	下利	腹痛	里急后重	发热	恶寒
例数	15	11	9	5	4
占样本例数百分比	78.95%	57.89%	47.37%	26.32%	21.05%

还应指出,把"赤白利下、赤多白少"作为一个症状提出者竟有 8 例(42.11%),说明了本证下利的特点,以区别太阳自利。所以本证的常见症状应为下利(赤白利下,赤多白少)、腹痛、里急后重、发热、恶寒。

《伤寒论》在论述本证时,提出了"太阳与少阳合病",合病者,当具太阳发热恶寒及少阳口苦咽干目眩,本文收集到病案有 3 例具有口苦咽干目眩,因其出现频率较低,未能作为主要症状,但这也不能影响本证以太少合病、少阳火郁为主的特征。下利、腹痛、里急后重是太少两热并炎,少阳火郁为主,其热从少阳之气而向外发,外发未久,内郁已深,不能一时尽泄于外,势必走下而作利,所以不应受制于"往来寒热,口苦咽干目眩"在统计中出现的多寡。

（二）舌象及其诊断指标

1.舌质

在 19 例医案中，记载舌质变化者 7 例，有淡白、红、紫绛、少津、卷缩等，其变化无规律可循。

2.舌苔

19例医案中，记载舌苔变化者9例（占47.36%），其中以黄为主6例（占66.67%），包括黄、薄黄、黄薄腻、黄腻，以薄为主3例（占33.3%），有薄黄、薄而干、黄薄腻等，还有白苔、黑苔各1例。舌苔色黄质薄可以代表黄芩汤证的舌苔变化，反映了太阳少阳合病、病未入里、太阳少阳郁热以少阳为主的病理机制。

（三）脉象及其诊断指标

在 19 例医案中有 12 例记载了脉象变化，占63.16%。脉率以数为主（7 例，占58.33%），包括数、弦数、滑数、细数、沉数；脉体以弦（4 例）、滑（3 例）为主，包括弦、弦数、弦滑、弦滑数；脉位以沉为主（4 例），有沉数、沉滑、沉迟、沉弱。脉象变化的总趋势为阳热实证，揭示了黄芩汤证属热属实，太少合并以少阳为主的本质。

四、用药规律

在 19 例医案中，共出现药物 46 味，122 味次，平均每例用药 6.42 味。黄芩汤原方药物应用情况如下表：

药物	出现次数（次）	有药量记载（次）	最大量(g)	最小量(g)	常用量(g)
黄芩	19	9	20	3	9~15
白芍	19	9	20	9	12~15
甘草	16	6	6	1	6~9
大枣	10	1	6(枚)	6(枚)	6(枚)

在全部医案中以黄芩汤原方应用者6例，其余13例都依病情做了加减化裁，涉及药物42味，58味次，平均每例加药3.05味。主要加用了木香（5例）、枳壳（5例）、黄连（4例）、椰片（3例）等。各类药物加减变化规律是理气药最多（19味次），清热药次之（9味次），辛凉解表药亦较多（5味次），其他类药物因过于离散而未于罗列。在配伍变化时，黄芩汤常与香连丸伍用，食火内伤多加木香、黄连、枳壳、椰片，春温暑利多加连翘、杏仁、薄荷、滑石。19例医案中18例记载了用药剂数，最少者1剂，最多者4剂，平均用药2.18剂。用药治愈下利腹痛诸证后，有以真人养脏汤善后者，有以清热导滞

之剂调理者。

五、本证在中医和现代医学疾病中的分布

19 例医案中有中医诊断者 10 例,包括协热下利、太少合病、胃肠积热、春温、伏暑下利、妊娠暑利、暑热崩漏等。在现代医学领域里,本证分布于痢疾、急性肠炎、阿米巴痢疾等疾病。正如汪昂所言:"仲景此方,遂万世治痢之祖矣。"

小结

通过对黄芩汤证古今医案 19 例进行统计分析,初步认识到黄芩汤证的证治规律,得出如下结论:

1.黄芩汤证男女均可发病,男女发病无显著差异;发病以成年为主,22~81 岁不等,成年各组无显著差异;发病季节以春、夏、秋三季为多,冬季无发病。

2.黄芩汤证病程偏短,起病偏急,多由饮食所伤或暑热所袭。

3.黄芩汤证的诊断指标为:下利(赤白利下,赤多白少),腹痛,里急后重,发热,恶寒,舌苔色黄质薄或腻,脉数、弦、滑、沉。

4.黄芩汤证的基本病机是太阳与少阳合病,以少阳郁热为主。

5.临证运用时,黄芩汤中以黄芩、芍药用之最多,白芍用量可大于黄芩,可视病情酌加香连丸、枳壳、连翘、薄荷等理气、清热、辛凉解表药物。

6.黄芩汤主要用于治疗胃肠疾病,以下利为多,西医用治痢疾,肠炎等病。

黄连汤证

黄连汤见于《伤寒论》第173条,由黄连、人参、半夏、干姜、桂枝、甘草、大枣组成,主治上热下寒证。我们收集古今应用黄连汤医案42例,对其进行系统统计、全面分析,旨在探讨黄连汤证的证治规律,其结果如下。

一、发病规律

(一)性别

42例病案中,有性别记载者35例,其中男19例,女16例,男女之比1.2:1,男性发病率略高于女性。

(二)年龄

42例病案中,有年龄记载者32例,最小者17岁,最大者74岁。分布情况如下表:

年龄	16岁以下	16~30岁	31~45岁	46~60岁	60岁以上	合计
例数	0	5	12	11	4	32
百分比	0	15.6%	37.5%	34.4%	12.5%	100%

从上表可以看出,16岁以下小孩没有应用,可能因为小儿脾常不足,为稚阴稚阳之体,病多单纯寒热,而黄连汤寒温兼施,故少用。从上表可知,31~45岁,46~60岁应用较多,上述年龄段之人社会活动较多,饮食不当,故易患黄连汤证。

(三)季节

42例病案中有发病时间记载者22例。各个季节发病情况如下表:

季节	春(2~4月)	夏(5~7月)	秋(8~10月)	冬(11~1月)	合计
例数	7	2	9	4	22
百分比	31.89%	9.1%	40.9%	18.2%	100%

从现有病例看,发病季节以春、秋为多,尤以秋季为最。秋季为收获季节,各种瓜果成熟,又贪凉饮冷,故易形成本证。

二、病程及病史

42 例病案中有病程记载者 15 例,病程 1 天~35 天不等。有食油腻、饮酒史者 3 例,食生冷者 1 例,感风寒 1 例。从统计中可以看出,黄连汤证与饮食不节关系密切。病程一般不长,服药多在 3~5 剂治愈。其中有记载的 9 例,1~2 剂治愈的 4 例,5 剂治愈的 3 例,3 剂治愈的 2 例。

三、症状、舌、脉统计结果

(一)症状及症状诊断指标

42 例病案中记载症状 43 种,201 症次,平均每例 4.79 个症状。按平均每例 5 个症状计算,把出现次数占前 5 位的症状列出如下表:

症状	呕吐	泄泻	胃脘痞满	腹痛	纳呆
例数	18	15	15	14	14
占样本例数百分比	42.9%	35.7%	35.7%	33.3%	33.3%

从上表可以看出,呕吐、泄泻、胃脘痞满、腹痛、纳呆是黄连汤临床应用的多见症状,因此具有症状诊断指标的意义,体现了黄连汤证胸中有热、腹中有寒、胃失和降、脾失健运、阻滞经脉的基本病机。

《伤寒论》173 条:"伤寒,胸中有热,胃中有邪气,腹中痛,欲呕吐者,黄连汤主之。"在《伤寒论》中只提到两个症状,即腹痛、欲呕吐。从统计的症状看,已经包括了这两个症状,但又有泄泻、胃脘痞满、纳呆等,说明不必拘泥于原文的症状,只要体现出"胸中有热,胃中有邪气"的基本病机即可应用。黄连汤即是半夏泻心汤去黄芩加桂枝。两方虽仅一药之差,但主治证明显不同。本方乃治寒热之邪分踞上下,重用黄连并加桂枝,黄连清胸胃之热以坚胃阴,桂枝能交通阳阳以温寒邪,对于出现上五个症状虽然寒热不明显者,也可应用以和胃降逆、健脾和中。

(二)舌象及其诊断指标

1.舌质

42 例病案中,有舌质记载者 10 例,共有 3 种变化。其中舌尖红 9 例,占 50%;舌淡红 7 例,占 38.9%;舌紫红 2 例,占 11.1%。根据舌质变化情况可知舌红是黄连汤的舌质诊断指标。2 例舌紫红说明热盛血阻、气血运行不利,与黄连汤的病机并不相悖。

2.舌苔

42 例病案中,有舌苔记载者 29 例,以白腻苔、黄腻苔为多。请见下表:

舌苔	白腻	黄腻	薄黄	薄白	白苔	合计
例数	6	6	4	3	3	22
百分比	20.7%	20.7%	18.8%	10.3%	10.3%	75.8%

从上表可以看出,白腻苔或黄腻苔是本证的主要舌苔。白腻苔或黄腻苔均是胃中浊气不降、上腐舌面而致,白或黄只是寒热不同,而本证就是治疗寒热之证的,白腻苔说明寒偏胜,黄腻苔说明热偏胜,不必拘泥于一项。

(三)脉象及其诊断指标

42 例病案中,有脉象记载者 33 例,其中以弦数、沉细较多见。详见下表:

脉象	弦数	沉细	弦缓	沉弱	弦滑	合计
例数	5	4	3	3	3	15
百分比	15.2%	12.1%	9.1%	9.1%	9.1%	45.5%

为了便于分析,把复脉变成单脉作了统计,共有脉象 10 种,64 脉次。出现次数较多者如下表:

脉象	弦	沉	细	滑	缓
脉次	18	8	8	6	6
百分比	54.5%	24.2%	24.2%	18.2%	18.2%

从上表可以看出,弦、沉、细脉出现率较高。弦脉主湿,本证上热下寒、邪气阻滞、气机不利,也可见弦脉;沉脉主里;细脉主虚,湿邪阻遏脉道亦可见细脉。说明本证有湿邪阻滞、气机不利的情况,从统计症状上也可见这一点。因此,弦、沉、细脉为本证的主要脉象。

四、用药规律

42 例病案中,用药 46 味,195 味次。黄连汤单方药物应用情况如下表:

药物	出现次数(次)	有药量记载(次)	最大量(g)	最小量(g)	常用量(g)
黄连	42	28	12	2	4~8
党(人)参	42	28	20	3	9~12
半夏	40	27	15	7.5	7~12
干姜	37	25	10	3	5~8
桂枝	35	25	10	3	5~9
甘草	30	22	10	3	3~6
大枣	28	22	10(枚)	2(枚)	3~6(枚)

给药途径多为口服,一般7味药同煎。

本组病案中根据不同病情加药38味,40味次。其主要加减变化规律:健脾燥湿药为11味次,理气宽中药11味次,清热药8味次,和胃降逆药6味次,活血药30味次,温阳药1味次。在用药变化中,脾虚湿盛者加茯苓、白术、黄芪、苍术、山药等;气滞胸闷者加柴胡、瓜蒌、砂仁、郁金、檀香、厚朴、枳实等;热盛者加黄芩、大黄、黄柏等;胃失和降者加竹茹、元胡、蔻仁等;血瘀者加丹参、赤芍等;阳虚者加肉桂等。可见在加减用药变化规律上也符合本证的病机,与统计的症状也是一致的,以脾虚湿盛、寒热阻滞、胃失和降为主。

五、本证在中医和现代医学疾病中的分布

42例病案中,有中医诊者11例,含7个病名,全部是内伤杂病,分别为泄泻、胃脘痛、呕吐、痞满、蛔厥、关格、不眠。在现代医学领域中,黄连汤主要用于治疗消化系统疾病,在有现代医学病名记载的15例中,含12个病名,其中消化系统疾病为13例,占86.7%,病名分别为慢性胃炎、胃溃疡、慢性胆囊炎、十二指肠球部溃疡、结肠炎、浅表性胃炎,肝癌、粘连性肠梗阻。

小结

通过对黄连汤证古今医案42例进行统计分析,总结出黄连汤证的证治规律如下:

1.本汤证男女均可发病,以男性为多;年龄以31~60岁居多;发病季节以秋季为多。

2.主要诊断指标:呕吐,泄泻,胃脘痞满,腹痛,纳呆,舌红,苔白腻或黄腻,脉弦、沉、细。

3.黄连汤证的基本病机为胸中有热、腹中有寒、胃失和降、脾失健运、阻滞经脉。

4.临床应用黄连汤以人(党)参用量最大,多是口服。

5.黄连汤主要用于治疗消化系统疾病。

桂枝附子汤证

桂枝附子汤出自《伤寒论》174 条,由桂枝、附子、甘草、生姜、大枣五味药组成。本汤证共收集到古今医案 51 例,其证治规律统计分析如下。

一、发病规律

(一)性别

51 例病案中,有性别记载者 39 例,男 18 例,女 21 例,男女之比无明显差别。

(二)年龄

51 例病案中,有年龄记载者 37 例,最大者 89 岁,最小者 21 岁,均为成年人。

二、病程及病史

本组病案,病程有长有短,长者为一患风湿证 25 年,短者是一外感风湿之人,仅 1 天。统计病案中发现,病程与疗程有一定关系,一般病程长疗程亦长,病程短疗程亦短。疗程最长者,达 35 剂药,并需善后调理。疗程短者仅 1 剂而愈,这是因为久病痼疾,根深难除,新邪病轻,邪浅易愈。

三、症状、舌、脉统计结果

(一)症状及症状诊断指标

51 例病案中,共记载症状 19 种,252 症次,平均每例 4.9 个症状。按平均每例 5 个症状,把出现次数占前 5 位的症状列表如下:

症状	身体疼痛	气短	心悸	恶风寒	自汗
例数	37	33	29	24	14
占样本例数百分比	72.55%	64.71%	56.86%	47.06%	27.45%

由上表可见,身体疼痛、心悸、气短、自汗、恶风寒是桂枝附子汤证的多见症状,为桂枝附子汤证的症状诊断指标,体现了阳气不足、邪气痹阻的基本病理变化。

未列入表内的 14 种症状,由于症次较少,已失去典型意义。

（二）舌象及其诊断指标

51 例病案中,有舌质记载者 26 例,均为淡舌。有舌苔记载者 29 例,分别为白苔 20 例,薄白苔 9 例,所主之证均为虚寒证。舌淡、苔白或薄白反映了桂枝附子汤证寒湿痹阻、阳气虚弱的病理变化。

（三）脉象及其诊断指标

51 例病案中,有脉象记载者 36 例,共有脉象 13 种,84 脉次。出现次数较多者依次为沉 18 次,紧 14 次,弱 13 次,迟 11 次。以上脉象可互相复合,亦可与细、弦、涩、浮等脉相兼。脉沉、紧、迟、弱出现率较高,可作为桂枝附子汤证脉象的诊断指标。

通过上述症、舌、脉的统计分析可知,桂枝附子汤证的诊断指标是身体疼痛,心悸,气短,自汗,恶风寒,舌淡,苔白或薄白,脉沉、紧、弱、迟。《伤寒论》第 174 条:"伤寒八九日,风湿相搏,身体疼烦,不能自转侧,不呕,不渴,脉浮虚而涩者,桂枝附子汤主之。"其主症是身体疼烦,不能自转侧,与统计出的身体疼痛相一致。但其症表现轻重不一,有的表现拘急而痛,有的为痛剧而烦,更甚者身痛不能自转侧。均由邪阻经络、气血运行不畅所致。脉"浮虚而涩",病案中未见 1 例。这可能是仲景借脉象之理来说明其证候,并非是指实质脉象。原文中的脉浮,指风湿阻滞肌表,虚涩指阳气虚,提示桂枝附子汤证是风湿在表、阳气虚弱之证。统计出的心悸、气短、恶风寒、自汗正是营卫不和、阳气虚弱的表现,与脉"浮虚而涩"同意。

四、用药规律

51 例病案中,共用药 19 味,316 味次,平均每例约 6.2 味次。其原方应用情况统计如下表:

药物	出现次数（次）	有药量记载（次）	最大量(g)	最小量(g)	常用量(g)
桂枝	51	38	20	5	9~12
附子	51	38	30	5	9~12
甘草	44	32	12	5	6~9
生姜	42	26	10	6	3~6
大枣	41	25	12(枚)	6(枚)	3~6(枚)

全部病案,有给药途径记载者均为水煎口服。

51例病案中,根据不同病情,加药14味。在药物加减变化中,风湿痹证者,常加秦艽、苍术、威灵仙;气虚甚者加人参、黄芪;血虚者加当归、生地;食少纳呆者加神曲、鸡内金、麦芽;心烦者加栀子、龙胆草;失眠者加龙骨、牡蛎。

五、本证在中医和现代医学疾病中的分布

51例病案中,有中医诊断者24例,含5个病名,主要为风湿痹证、心悸、胃痛、痿证,既有外感病,也有内伤杂病。在现代医学领域里,桂枝附子汤证用于治疗神经、循环、免疫、消化系统的病变,有现代医学诊断者16例,包括6种疾病,其中以风湿病为多见。

小结

通过对《伤寒论》桂枝附子汤证古今医案51例的统计分析,现总结出桂枝附子汤证的证治规律如下:

1.本证男女均可发病,男女无明显差别;各年龄组均有发病,年龄跨度为21~89岁。

2.主要诊断指标:身体疼痛,心悸,气短,自汗,恶风寒,舌淡,苔白或薄白,脉沉、紧、弱、迟。

3.本证病机为风湿痹阻、阳气虚弱。

4.桂枝附子汤应用于治疗中西医多科疾病,其中以风湿证为常用。

桂枝附子去桂加白术汤证

　　桂枝附子去桂加白术汤见于《伤寒论》第174条,原方由附子(炮)、白术、生姜、甘草、大枣五味药组成。现将所收集到的使用桂枝附子去桂加白术汤治疗的医案1例,情况介绍如下:

　　该患男,62岁,冬季初诊。患习惯性便秘多年。因冒雨涉寒,遂致恶寒,发热,肌肉骨节疼痛,大便秘结,舌苔白厚而润,舌淡红,脉弦缓。治以桂枝附子去桂加白术汤,白术60g,附子10g,炙甘草6g,生姜10g,红枣5枚。

甘草附子汤证

甘草附子汤见于《伤寒论》175 条,由甘草、附子、桂枝、白术四味药组成。根据收集到的 23 例古今医案加以统计分析,从中总结出甘草附子汤证的证治规律。

一、发病规律

(一)性别

23 例病案中有性别记载者 21 例,男 9 例,女 12 例,男女发病无明显差别。

(二)年龄

23 例病案中有年龄记载者 20 例,最小者 15 岁,最大者 62 岁,多集中在 30 岁至 50 岁这一年龄段。未见 1 例儿童病案。

(三)季节

23 例病案中,有季节记载者 8 例,其中春季 3 例,秋季 4 例,冬季 1 例。

二、病程及病史

(一)病程

23 例病案中,有病程记载者共 9 例,病程长短不等,最长者 3 年,最短者 2 天。

(二)病史

23 例病案中,有病史记载者 13 例,其中 12 例有外感风寒湿邪病史,1 例为外伤所致。病机均为阳气虚损、风湿相搏、邪阻关节筋脉。

三、症状、舌、脉统计结果

(一)症状及症状诊断指标

23 例病案中共记载症状 21 种,125 症次。把出现次数占前 5 位的症状列表如下:

症状	关节疼痛	恶风寒	汗出	四肢屈伸不利	尿少
例数	20	12	10	8	7
占样本例数百分比	87.0%	52.2%	43.5%	34.8%	30.4%

由表可见,关节疼痛、四肢屈伸不利、恶风寒、汗出、尿少是甘草附子汤临床应用的多见症状,因此具有症状诊断指标的意义,其症体现了甘草附子汤阳气不足、风湿相搏、邪阻关节筋脉的病理特点。

《伤寒论》原著中甘草附子汤条文所载症状共6个,有骨节痛烦,掣痛不得屈伸,近之则痛剧、汗出、短气、小便不利、恶风不欲去衣、或身微肿。将统计结果与原文相对照,两者基本相符合。其中,身微肿统计中多为关节(下肢膝踝多见)肿,为6例;短气仅有3例,这两个症状仅做临床参考。另外,还有头晕、恶心、流涕等症状,由于仅出现于1~2例中,失去典型意义。

(二)舌象及其诊断指标

23例病案中,有舌象记载者20例,其中,淡舌19例,紫舌1例,苔白腻者9例,薄白苔11例。舌淡苔白腻或薄白为甘草附子汤证的舌象。

(三)脉象及其诊断指标

23例病案中,有脉象记载者20例,共有单脉9种,31脉次。把复脉变成单脉统计,其中沉脉11次,细脉9次,弱脉6次,其他脉象,如迟、弦、滑、濡、浮、紧均在2脉次以下。故脉沉、细、弱三脉为甘草附子汤证的脉象诊断指标。

四、用药规律

在23个病案中,用药24味,161味次,甘草附子汤单方药物应用情况如下表:

药物	出现次数(次)	有药量记载(次)	最大量(g)	最小量(g)	常用量(g)
甘草	23	10	30	2	9~12
附子	23	10	60	5	9~15
桂枝	23	10	30	4	9~15
白术	21	7	24	4	9~12

统计中发现,甘草有药量记载的14例中,有7例是炙甘草,14例中有6例附子为熟附子。全部病案有给药途径记载者,均为水煎口服。

在用药变化中,气虚自汗恶风甚者,加黄芪、党参;风湿痹证、上肢痛者加威灵仙、桑枝;下肢痛者加牛膝;痛重者加白芍、川芎;浮肿者加防己、薏苡仁等。

五、本证在中医和现代医学疾病中的分布

23 例病案,有中医诊断者 17 例,均为痹证。在现代医学领域里,甘草附子汤主要应用于风湿性关节炎、神经痛、肩周炎、坐骨神经痛等疾病的治疗。其中有诊断记载者 14 例,以关节风湿为常用。

小结

通过对甘草附子汤证古今医案 23 例的统计分析,现总结出其证治规律如下:

1. 本证男女均可发病,男女无显著差别;发病年龄在 15~62 岁,30~50 岁为多见。

2. 本汤证的基本病机是阳气虚弱,风湿痹阻关节筋脉,经络气血阻滞。

3. 甘草附子汤证的诊断指标是:身体关节疼痛,四肢屈伸不利,恶风寒,尿少,舌淡,苔白腻或薄白,脉沉、细、弱。

4. 甘草附子汤主要应用于治疗中医的痹证、西医的关节炎等病变。

白虎汤证

白虎汤始见于张仲景之《伤寒论》第 176 条，由知母、石膏、甘草、粳米组成，是治疗阳明热证之有效良方。我们以"白虎汤"提法为依据，收集古今医案 333 例，对其进行全面统计分析，初步总结出白虎汤证的主要证治规律如下。

一、发病规律

(一)性别

333 例病案中，有性别记载者 228 例，其中男性 124 例，女性 104 例，男女之比为 1.18:1，男性发病率略高于女性。其原因有二:①本方用以治疗阳明热证之身热、口渴、汗出、脉洪大者。由于男性属阳，女性属阴，男性感邪后易从阳化热，而出现正盛邪实之证。②由于女性在生理上有经带胎产等特点，气血相对不足。

(二)年龄

全部病案中，有年龄记载者 223 例，最大者 80 岁，最小者仅出生 1 个月。分布情况如下表:

年龄	16 岁以下	16~30 岁	31~45 岁	46~60 岁	60 岁以上	合计
例数	63	58	49	35	18	223
百分比	28.25%	26%	21.97%	15.7%	8.28%	100%

由上表可以看出，随着年龄的增大，发病率呈递减趋势。分析原因，主要是由于儿童时期，属于纯阳之体，感邪后易入里化热;16~30 岁和 31~45 岁两个年龄组，属于青壮年时期，气血充盛，感邪后易出现正盛邪实的病理变化;46~60 岁、60 岁以上年龄组，随着年龄的增长，正气日趋不足，感邪后出现里热实证较少，故发病率逐渐减少。

(三)季节

333 例病案中，有发病时间记载者 137 例。各季节发病情况如下表:

季节	春(2~4月)	夏(5~7月)	秋(8~10月)	冬(11~1月)	合计
例数	27	53	36	21	137
百分比	19.7%	38.69%	26.28%	15.33%	100%

由上表可以看出,夏季的发病率明显高于其他季节。分析原因,主要是四季主气不同所致。夏季暑热当令,这个季节感受各种病邪,或七情内伤,均易化热化火,而出现急性热病,所以本方证夏季发病率最高。

二、病程及病史

333 例病案中,有病史记载者 236 例。有外感病史者 66 例,占有病史记载的 28%,可见六淫之邪是本方证常见的致病因素,而六淫之中更主要的是暑热之邪。内伤七情病史者 34 例,过劳病史者 28 例,暴饮暴食病史 7 例。在统计时发现有外感病史的 66 例病案中,有 80% 出现"四大"症状。另外,本方证病程短暂,应用本方大部分 1 周痊愈。

三、症状、舌、脉统计结果

(一)症状及症状诊断指标

333 例病案中,记载症状 136 种,2104 症次,平均每例出现 64 个症状。按平均每例出现 6 个症状,将出现次数占前 6 位的症状统计列表如下:

症状	发热	烦躁	口渴	多汗	小便短赤	面红赤
例数	195	142	137	103	96	89
占样本例数百分比	58.56%	42.64%	41.14%	30.93%	28.83%	26.87%

由上表可以看出,发热、口渴、烦躁、多汗、小便短赤、面红赤出现率最高,是白虎汤临床应用的主要依据,具有症状诊断指标的意义。

在其余的症状中,口唇燥裂 57 例,头痛 56 例,便秘 54 例,谵语 50 例,咽干喜冷饮 47 例,神昏 45 例,唇红 26 例,目赤 33 例,斑疹 32 例,呕吐 30 例,喘促气粗 30 例,心悸、手足厥冷各 28 例,形寒肢冷 27 例,食欲不振 26 例,腹泻、口臭各 25 例,咳嗽 24 例,胸痛、腹痛各 20 例,上述 21 种症状,是急性热病中常见的症状,可作为本证症状诊断的参考指标。

（二）舌象及其诊断指标

1.舌质

全部病案中,有舌质记载者138例,共有18种变化。现将主要变化列表如下:

舌质	红舌	绛舌	镜面舌	裂纹舌	合计
例数	65	25	21	10	121
百分比	47.1%	18.11%	15.21%	7.2%	87.62%

其他有舌硬5例,舌有瘀点瘀斑5例,淡红舌5例,焦黑舌2例。舌红主热,绛舌主邪热阴伤,裂纹舌、镜面舌、焦黑舌主热盛伤津。上述舌质变化,基本反映了热邪炽盛、津液耗伤的病程特点,故可作为本证舌质诊断指标。

2.舌苔

全部病案中,有舌苔记载者253例,共有9种变化,主要变化如下表:

舌苔	黄	厚腻	干燥	薄	白	少	黑	合计
例数	66	46	59	27	16	16	13	243
百分比	26.08%	18.18%	23.3%	10.7%	6.32%	6.32%	5.14%	96.2%

其他,无苔5例,灰苔5例。黄苔主热,苔干燥主热盛津亏,苔厚腻主湿。据此可以认为,苔黄干燥基本反映了本方证热盛津伤的病理特点,但由于本方证夏季多夹湿,故舌苔可表现为厚腻,所以舌红、舌绛、苔黄而燥、苔厚腻是本方证的舌象诊断指标。镜面舌、裂纹舌、苔薄白、少苔或无苔在急性热性病中也可见到,可以认为是本证舌象的参考诊断指标。

（三）脉象及其诊断指标

333例病案中,有脉象记载221例,有脉象变化17种,327脉次。主要单脉变化如下表:

脉象	数	洪	沉	滑	弦	实	小计
脉次	113	61	43	34	32	17	300
百分比	33.9%	18.3%	12.9%	10.2%	9.61%	5.1%	90%

从上表可以看出,数、洪、沉、滑、弦、实6脉出现率较高,可以作为本方证的脉象诊断指标。临床上脉象既可单一出现,也可相兼出现。

四、用药规律

333 例病案中,用药 147 味,1946 味次。白虎汤单方用药情况如下表:

药物	出现次数(次)	有约量记载(次)	最大量(g)	最小量(g)	常用量(g)
生石膏	330	289	250	9	25~35
知母	328	267	40	3	15~20
生草	321	260	20	2	10~15
粳米	306	224	50	3	25~30

由上表可以看出,生石膏最大量为 250g,粳米为 50g,知母为 40g,甘草为 20g,这些剂量基本近乎《伤寒论》中原方的剂量,但粳米原方剂量为六合,后世医家在应用粳米时多不用容量单位,所以两者无法比较。

本组病例根据病情不同,加味药物 143 种,661 味次。加减变化以清热凉血活血药最多,益气药次之,芳香化浊药、息风药再次之。其中加入的清热凉血活血药有生地、玄参、麦冬、丹参、犀角等 100 味次,主要增加原方清热之功,补充凉血活血之力,这是因为本方多用于气分实热证,气病及血,故临床上易出现气营两燔、血热血瘀之故;加入益气药如人参、黄芪、党参等 66 味次,因本方证病理变化为热盛津伤,伤津必然耗气,即所谓气随液脱,故加益气药;加入芳香化湿药,如藿香、佩兰、香薷、薏苡仁、猪苓、苍术等 54 味次,因本方证多发生于夏季,夏季发病多夹湿邪,故配用芳香化湿药;息风药,如钩藤、羚羊角、鳖甲、龟板、全蝎、蜈蚣等出现 46 味次,本方证病理特点以热盛为主,热盛易动风,临床多见抽搐、瘛疭等动风之象,故常多加息风药。

本组资料中,有疗效记载者 269 例。其中肯定有效者 267 例,占全部病案的 80.18%;失败者 2 例,占全部病案的 0.6%;记载不明者 65 例,占全部病案的 19.51%。服药最少者 1 剂,最多服 100 剂。其中服 1 剂有效者 42 例,2 剂有效者 50 例,3 剂有效者 35 例。3 剂内有效者 127 例,占有疗效记载的 47.21%。4 剂有效者 23 例,5 剂和 6 剂有效者各 16 例。6 剂内有效者 183 例,占有疗效记载的 67.66%。6 剂以上有效者均在 10 例以下。由此可见,本方用药得当,认证准确,多 1~6 剂有效,这也说明本方证病程多短暂。

五、白虎汤证在中医和现代医学疾病中的分布

333 例病案中,有中医诊断者 181 例,所及疾病 61 种,依次为温病 47 例(包括春

温、风温、暑温、湿温、冬温等),疟疾 24 例,阳明实热证 14 例,伤寒 9 例,消渴 8 例,霍乱和胃热证各 7 例,热厥 6 例,太阳病和三阳合病各 5 例,其他均在 3 例以下。

在现代医学领域里,白虎汤广泛适用于呼吸系统、内分泌系统、神经系统、妇科及皮肤科等疾病的治疗。在有现代医学诊断记载的 136 例病案中,包括 354 个病种,以流行性感冒、肺炎最多,共 26 例,占 19.2%。

小结

本文通过对《伤寒论》白虎汤古今医案 333 例的统计分析,初步认识到白虎汤证的证治规律如下:

1.本证男女均可发病,男性发病率高于女性,男女之比为 1.8:1;发病年龄最小者出生 1 个月,最大者 80 岁,年龄越小,发病率越高;夏季发病率明显高于其他季节。

2.用本方治疗中医病证 61 种,所及西医疾病 54 种,无论何种病证,临床以发热、多汗、烦渴、面红赤、舌红、苔黄燥、脉数或洪大为主要症状,以热盛津伤为基本病机。

3.主要诊断指标:发热,烦躁,口渴,多汗,小便短赤,面红赤,舌红绛,苔黄而燥或厚腻,脉数、洪、沉、滑、弦、实。

4.临床应用时,根据病情不同,多加入清热凉血活血药、益气药、芳香化浊药、息风药。

5.本方若认证准确,大多服用 1~6 剂有效。

炙甘草汤证

炙甘草汤出自《伤寒论》第 177 条,由甘草、生姜、人参、生地黄、桂枝、阿胶、麦门冬、麻仁、大枣组成,具有通阳复脉、滋阴养血之功,是治疗"伤寒,脉结代,心动悸"的主方。本文收集应用炙甘草汤古今医案 88 例,对其进行统计分析,就炙甘草汤证证治规律,总结如下。

一、发病规律

(一)性别

全部医案中有性别记载者 88 例,其中男 53 例,女 35 例,男女之比为 1.5:1,男性发病率为女性的 1.5 倍。这与男性多承担户外劳动、或因房室失度而易伤阴阳有关。

(二)年龄

在全部医案中有年龄记载者 88 例,最小者 6 岁,最大者 79 岁。各年龄组发病情况如下表:

年龄	16 岁以下	16~30 岁	31~45 岁	46~60 岁	60 岁以上	合计
例数	4	15	25	18	25	88
百分比	4.55%	17%	29.6%	20.46%	28.40%	100%

16 岁以下年龄组发病率最低,这与儿童脏腑清灵,病多单一有关。统计资料表明,4 例病儿皆属外感风寒,内累少阴而发病(均属病毒性心肌炎)。随着年龄的增长,发病率有明显上升趋势,除因肝郁、肺痨、少阴阳虚水泛而累及手少阴而发病外,16~30 岁以上年龄组,均系手少阴阴阳两虚、复感风寒或因劳伤而诱发。从现代医学角度分析,也符合急性心肌病、风湿性心脏病和冠心病易患人群的发病规律。

(三)季节

88 例医案中有发病季节记载者 27 例。各季节发病情况如下表:

季节	春(2~4月)	夏(5~7月)	秋(8~10月)	冬(11~1月)	合计
例数	8	5	6	8	27
百分比	29.6%	18.5%	22.2%	29.6%	100%

上表所示表明,本方证一年四季均有发病,无明显差异。

二、病程及病史

全部医案中有病史记载者 13 例,其中风寒痹痛 4 例,风湿性关节炎 3 例,伤寒 2 例,郁证 2 例,还有肺痨和劳累等。

有病程记载者 28 例,病程最短 3 天,为一心肌病女患者;最长 3 个月,为一郁证女患者。病程在 5 天以内的 23 例,在 5~7 天的 3 例。上两者占病程记载总数的 92.8%,说明本证病程大多数较短。病程最短的患者服 27 剂中药痊愈,病程最长的患者服 15 剂中药痊愈。个案统计资料说明病程和疗程关系不密切,即使病程短治疗时间亦长、病程长经治疗也可在短时间内痊愈。

三、症状、舌、脉统计结果

（一）症状及症状诊断指标

88 例医案共记载症状 21 种,392 症次,平均每例医案出现 4.6 个症状。按平均每例医案出现 5 个症状计算,把出现次数占前 5 位的症状列表如下:

症状	心悸	气短	胸中烦闷	夜寐不安	神疲乏力
例数	88	76	70	60	55
占样本例数百分比	100%	86%	79.5%	68%	63%

表中所示症状是医案中出现最多的症状,为炙甘草汤证的多见症状。出现较多的症状,还有面色无华 40 例,便秘 35 例,食欲不振 26 例。上述多见症状和较多见症状均能反映出气血、阴阳两虚的病理特征,前者具有诊断指标的意义,后者可作为本证的诊断参考指标。

（二）舌象及其诊断指标

1.舌质

全部医案中有舌质记载者 68 例,7 种变化。其中舌质红(红、嫩红、尖红)13 例,红绛、紫、紫带瘀点各 1 例,质淡(嫩淡、胖浊)52 例。

2.舌苔

全部医案中有舌苔记载者 62 例,5 种变化。其中苔色白者 52 例,苔色微黄而形薄者 1 例,少苔者 1 例,无苔者 2 例。

舌象的变化,一般而言当与其证的病理变化相一致。所见 13 例舌质红者,原始资料表明,除 1 例见薄黄苔外,余者 12 例均与白苔或薄白苔伴见,并非由实热所致。质淡、苔白占医案出现次数的 59%,反映气血阴阳两虚的病理特点,故可作为本证的舌象诊断指标。

(三)脉象及其诊断指标

88 例医案均有脉象记载,共 6 种变化。脉象的表现均以复合脉形式出现,如结代而细、结代而沉涩、结代而沉细、结代而细微和脉结代等。若把复合脉变成单纯脉统计,在医案中出现最多的脉象列表如下:

脉象	结	代	细	微
脉次	85	80	46	39
百分比	96%	91%	52%	44%

结脉主正气不足(含气血阻滞),代脉主脏气衰微和气血亏损,细主气血两虚,微多为阳气衰微而鼓动无力。上述 4 种多见脉象皆能揭示气血不足、阴阳两虚的本质,故可作为本证的脉象诊断指标。

四、用药规律

88 例医案中用原方者 16 例,用原方去人参易党参者 8 例,去人参易红参者 2 例,还有用原方无药量记载者 5 例。全部医案共用药物 54 种,889 味次。炙甘草汤单方用药情况见下表:

药物	出现次数(次)	有药量记载(次)	最大量(g)	最小量(g)	常用量(g)
甘草	88	83	50	12	16~20
生姜	69	64	20	1	3~30
人参	78	73	30	5	5~10
生地黄	88	83	30	10	10~30
桂枝	88	83	15	3	3~10

续 表

阿胶	88	83	20	6	5~10
麦门冬	88	83	15	6	10~15
麻仁	88	83	30	5	10~30
大枣	80	75	30(枚)	9(枚)	10~30(枚)

上表所示说明,19例未用生姜,10例未用人参,8例未用大枣,5例用原方而未示药量。全部医案中运用炙甘草汤时加药44种,共94味次,若按加味药平均每味出现2.14次计算,把出现4次以上的作为常用加味药,则依次为党参14次、五味子8次、黄芪5次、当归5次、丹参5次、干姜5次。以药物的功效而言,加味药依次为:补气药,如黄芪、红参、党参、白术等;补阳药,如鹿角胶、肉苁蓉、巴戟天等;补血药,如当归、首乌、熟地、龙眼肉、白芍等;补阴药,如沙参等;温里药,如附子、肉桂、干姜等;活血药,如红花、鸡血藤、桃仁、川芎、丹参、郁金等;止血药,如小蓟、茜草等;安神药,如龙骨、牡蛎、远志、枣仁、柏子仁和夜交藤等;化痰药,如半夏、贝母、瓜蒌、白前、旋覆花等;止咳平喘药,如苏子等;利水渗湿药,如茯苓、车前等;清热燥湿药,如苦参等。还有理气药香附,辛凉解表药升麻,及消食药麦芽、鸡内金等。

炙甘草汤的煎服法,除11例有水、清酒煎药,日二服记载外,余者均未论及。服用本方最少9剂治愈,最多50剂治愈,尚有8例服药15~25剂病情稳定或好转者,说明本方疗效确实。

五、本证在中医和现代医学疾病中的分布

全部医案中有中医病名记载者32例,心阴阳两虚证8例,气阴两伤证、阴阳两虚证、气血虚衰证各1例,肺病久咳、产后血晕各1例,心悸8例,脉结代6例,呃逆、眩晕、黄疸、伤寒、虚劳各1例。

全部医案中有现代医学诊断者50例,分属于内科、妇科、儿科和眼科疾病。内科疾病:循环系统有风湿性心脏病6例,冠心病5例,病毒性心肌炎4例,室性早搏3例,先天性心脏病、频发性期前收缩、心房颤动各2例,还有心源性休克、病毒性休克、冠状动脉硬化、心绞痛、病窦综合征、室上性心动过速各1例和无脉证10例;神经系统有神经衰弱、植物神功能失调和脑外伤后遗症各1例;泌尿系统有慢性肾炎1例;内分泌系统有甲亢1例;还有传染病肺结核1例;妇科疾病有产后感染1例;儿科疾病有病毒性心肌炎1例;眼科病有中心性视网膜炎1例。

小结

通过对炙甘草汤证古今医案88例进行统计分析总结其证治规律如下：

1.炙甘草汤证男女均可发病,男性发病率为女性的1.5倍;各年龄组均可发病,16岁以下年龄组发病低,31~45岁和60岁以上年龄组发病率最高;本方证发病季节,无明显差异。

2.其病程都较短,除少数患者在短期内临床治愈外,多数患者的疗程相对较长。

3.主要诊断指标为:心悸,气短,胸中烦闷,神疲乏力,夜不安寐,苔白或薄白,脉结、代、细、数、微。

4.炙甘草汤或使用原方,或在原方基础上加减药物应用。常随症加入补气药、补阳药、补阴药、补血药、温里药、活血药、理气药、安神药、平肝息风药和化痰止咳平喘药等。药物用水、清酒煎煮,口服,日2次。服用本方最少9剂愈,最多50剂愈。

5.炙甘草汤应用于中医、现代医学多种疾病,中医主用于心阴阳、气血两虚所致的心动悸、脉结代证,现代医学多用于内科循环系统疾病的治疗。

大承气汤证

大承气汤由大黄、芒硝、厚朴、枳实四药组成。《伤寒论》一书中共有 19 条记载了大承气汤证。后世医家在临床运用大承气汤时,既以原文记述为典范,又据自己的经验开辟先圣之未备,从而使大承气汤临床运用范围日趋广泛。通过对大承气汤证古今医案共 652 例进行统计分析,总结其证治规律如下。

一、发病规律

(一)性别

在 652 例医案中,有性别记载者 555 例,男性 346 例,女性 209 例,男女之比为1.66:1,男性多于女性。可能与男性体质偏实,女性体质偏虚,且女性生理上有经、孕、产、乳的特点,而大承气汤的作用较为峻猛有关。但有医案记载"身怀六甲胎火"、"地道不通"同时有阳明腑实证表现者,仍然运用大承气汤治疗。特别是产后病大便难者,有 12 例应用此方。与《金匮要略》记载大承气汤治疗新产妇人三病之一的大便难相吻合。

(二)年龄

在全部病案中,有年龄记载者为 551 例,最小者 2 天,最大者 85 岁。各年龄组分布情况如下表:

年龄	16 岁以下	16~30 岁	31~45 岁	46~60 岁	60 岁以上	合计
例数	89	126	140	127	69	551
百分比	16.2%	22.9%	25.4%	23%	12.6%	100%

从表中可以看出,16~60 岁各年龄组发病人数较多,16 岁以下次之,60 岁以上最少。究其原因,16~60 岁各年龄组人体质较实,发病后易成正盛邪实之候,且运用峻下剂多无顾忌;16 岁以下则属尚未成年,机体处于生长发育阶段,属稚阴稚阳之

体,而成大实大热之证者较少;60岁以上则处于衰老阶段,正气渐衰,少有正盛邪实之阳明实证,虽有老年便秘之特点,多采用缓攻和润下之剂,慎用作用峻猛之大承气汤,故其病例数较少。

(三)季节

全部病案中有发病季节记载者359例,各季节发病情况分布如下表:

季节	春(2~4月)	夏(5~7月)	秋(8~10月)	冬(11~1月)	合计
例数	73	116	98	72	359
百分比	20.3%	32.3%	27.3%	20.1%	100%

从表中得知,大承气汤证各季节均可能发生,而以夏、秋之季稍多,可能因夏季属热属火,秋令主燥属金,与肺、大肠相通,天人相应,机体感邪易化热化燥而成实热之证。但就总体来看,季节性不明显。

二、病程及病史

从病案统计看,从发病到腑实证形成而应用大承气场的病程长短不一,最短者1天,最长者数年,各案之间差异较大。但就病案总体来说,有如下特点:古代医案中,大承气汤证形成过程中多记载伤寒、温病、瘟疫、汗出当风、夜宿受凉等外感病史。由于古代医家多认为机体是一个有机的整体,外感热病,邪热入里与糟粕相结形成里实热证,有一个较长的演变过程,故病程长。而现代医案报道中,大承气汤多用于急腹症等病变局限于胃肠道的疾病,且临床运用大承气汤有辨病施治的趋势,加之"六腑以通为用"的思想广泛指导着急腹症的临床治疗,从而形成了"下不厌早"的倾向,使病程大有缩短之势。

三、症状、舌、脉统计结果

(一)症状及症状诊断指标

652例病案中,记载症状182种,4172症次,平均每例6.4个症状。按平均每例6个症状,病案中出现频率占前6位的症状如下表:

症状	便秘	腹痛	发热	腹胀满	口渴	谵语
例数	384	266	258	232	185	147
占样本例数百分比	58.9%	40.8%	39.6%	35.6%	28.4%	22.5%

为了便于对原文的理解和学习，我们也对《伤寒论》原文有大承气汤证的条件进行了统计，原文中出现症状 25 个，64 症次，其中出现最多的 6 种症状依次是：不大便(便秘)7 症次，潮热 6 症次，腹胀满、发热、谵语、汗出各 5 症次。原文统计结果与 572 例病案统计结果对照，便秘、腹胀满、发热、谵语四症与原文相符，病案统计中的腹痛、口渴二症代替了原文中的潮热、汗出二症，这与大承气汤临床运用范围的扩大有关。同时，应该认为，本次病例之统计症状与原文症状之内涵并不完全相同。因为《伤寒论》原文言简意赅，其症状的另一方面，体现了大承气汤证的病变机理，如 231 条"有潮热者，此外欲解"，"手足濈然汗出者，此大便已硬也"。说明仲景用"潮热"一症判定外邪入里，用"手足濈然汗出"判定大便已硬，燥结已成。213 条"其人多汗，以津液外出，胃中燥，大便必硬，硬则谵语"，以汗出示热实伤津，以便硬示实热互结，以谵语示腑气不通而浊热上扰神明。

基于对大承气汤病机的认识，把病案统计中的症状作进一步的归纳，则更有典型意义。大承气汤证的六大主症应为腹部症状(包括腹痛 266 例，腹胀满 232 例，其中腹痛、腹胀满并见者 132 例)498 例，大便异常(主要是便秘 384 例，其次为自利清水，脓血便等大便性状改变 48 例)432 例，神志异常(包括谵语 147 例，烦躁 113 例，神昏、神志不清 90 例，其中有兼见者)350 例，发热(有特殊记载者壮热 8 例，日晡潮热及午后热甚 27 例，伴见恶寒者 9 例)258 例，小便异常(包括小便短赤涩、不利)216 例，口渴 185 例。如下表所示：

症状	腹部表现	大便异常	神志异常	发热	小便异常	口渴
例数	498	432	350	258	216	185
占样本例数百分比	76.4%	66.3%	53.7%	39.6%	33.1%	28.4%

据统计分析结果，可把表中六大类症状表现作为大承气汤证的症状诊断指标。这在指导临床实践中将有重要的实用价值。

其余症状中，较为多见的是恶心呕吐 146 例、汗出(其中特殊记载手足濈然汗出者 24 例)115 例。其他各症，较为分散，失去分析意义。恶心、呕吐为腑气不通、胃气上逆所致，汗出为实热内结、迫津外出的表现，且津液外出而耗伤，又加重邪与糟粕互结而致便秘，故此二症也反映了大承气汤证的病理机制。

(二)舌象及其诊断指标

1.舌质

652 例病案中，有舌质记载者 253 例。从舌色上看，以舌红多见，为 192 例，包括舌尖红 8 例,舌绛 17 例;舌形以舌有芒刺多见,共 49 例;舌态记载不多,计有干缩 4 例、弄舌 1 例。另有舌淡、紫暗等记载,例数较少,且虽为阴证舌象,症状多为便秘、腹痛、发热、口渴等实热证表现,临床运用大承气汤时,遇此情况,应舍舌从证。根据统计结果,将舌红或绛,有芒刺作为大承气汤证舌质的诊断指标。

2.舌苔

全部病例中,有舌苔记载者 396 例。苔色分黄、黑、白、灰四种,其中有少数病案为黄白、灰黑等相兼。就其单色表现来看,色黄者 271 例,色黑者 53 例,色白者 27 例,色灰者 14 例。从苔质描述来看,苔厚者 94 例,苔腻者 96 例,有舌苔干、焦、燥、少津等示津伤描述者 122 例,其中以黄燥、黄腻相兼的舌苔为多见,分别为 79 例和 57 例。其余有关舌苔的描述较分散。

综合上述统计结果,大承气汤证的舌苔诊断指标应为苔黄厚、腻或干燥少津。亦有少数病例舌苔表现一派阴象者,如见薄白苔,据其临床表现,有时属舌证分离现象,当舍舌从证论治。

(三)脉象及其诊断指标

652 例病案中有脉象记载者 532 例,其中包括 5 例趺阳脉。脉象记载有沉、数、滑、实、弦、洪、大、长、弱、细、紧、伏、缓、微、厥、浮、迟、结、代、涩、虚、有力、无力、应指似有似无、欲绝、小、濡、滞共 28 种。28 种脉象多相兼出现,就单一脉象出现频率而言,以下 6 种多见,如表所示:

脉象	数	沉	滑	弦	实	有力
脉次	190	153	135	118	90	90
百分比	35.7%	28.8%	25.4%	22.2%	16.9%	16.9%

其中,此 6 种脉象相兼出现者 392 例,占有脉象记载的 73.4%,以滑数相兼者 78 例、沉实相兼者 51 例、沉数相兼者 32 例,三种相兼脉较常见。数主热,沉主里,滑、实、弦、有力都是正盛邪实之脉象,因此,基本上反映了大承气汤证邪热与糟粕相搏结,阻滞气机,而致阳明实热证的病机。故可以此六脉作为大承气汤证的脉象诊断指标。

另外还有洪、大、细三脉较常见,洪脉 43 例,大脉 39 例,细脉 40 例,未超过有脉象记载病案数的 10%。洪、大脉是大承气汤证正盛邪实、正邪相搏结之象。细脉则提示了机体正气状态,细主阴血不足,本证中见细脉,说明腑实热证易伤津耗液。病案中有细脉者,多有口燥咽干、口渴欲饮表现,常以滋阴方药调理善后。

有脉象记载的病案中,出现纯阴无阳之脉者 19 例,其中沉微 8 例,沉细 2 例,六脉欲绝 5 例,细如蛛丝 1 例,脉厥 1 例,沉而无力 1 例,似有似无 1 例。具备这些脉象的患者,多为真热假寒、阳极似阴之候。因此,治疗上仍针对里实热证之基本病机,纯用大承气汤荡涤攻下。

病案统计分析中,还发现一个值得注意的问题,即有 5 例记载了趺阳脉诊,且都发生在寸口见阴脉的病例中,趺阳脉象表现为 3 例大而有力,1 例为趺阳脉应指,1 例沉而涩。趺阳脉为胃经本脉,虽寸口脉式微,胃经本脉表现为实象,也能说明实热相结之病机。1 例趺阳脉沉而涩,涩主气滞,也反映了腑实结聚于内,壅遏气机,腑气不通之病理机制。《伤寒论》原文 186 条"伤寒三日,阳明脉大",把大脉作为阳明主脉,历代医家多释为寸口脉大。通过本次病案分析看,寸口脉大者 37 例,而 5 例趺阳脉诊者有 3 例脉大。趺阳脉行于足背,为胃经本脉,能候本脏之正邪虚实,临床上应推广趺阳脉诊,对阳明腑实证及其他足阳明胃病变的诊断,有重要意义。

四、用药规律

652 例病案中,用药共 156 味,4238 味次。大承气汤单方应用情况如下表:

药物	出现次数(次)	有药量记载(次)	最大量(g)	最小量(g)	常用量(g)
大黄	652	546	60	0.9	18
芒硝	647	541	30	0.9	12
枳实	634	528	30	0.6	10
厚朴	632	517	40	0.6	10

注:有枳壳代枳实者 39 例,划在枳实内。

大承气汤给药途径多为口服,为 561 例,另有鼻饲(胃管注入)3 例,灌肠 11 例(口服兼灌肠者 2 例),其中 1 例煎剂口服,然后将药渣分为两份,一半敷脐,一半熏谷道。煎法多为先煎厚朴、枳实,后下大黄,冲服芒硝。服药最少者 1 剂,最多者 124 剂。一般药后 2~6 小时开始排气排便,1~2 剂后,便通而腹痛胀满等症消失,则停用本方,体现了《伤寒论》212 条"若一服利,则止后服"之宗旨。攻下后有余证者,常以清余热、养气阴之品调理善后。在大承气汤临床运用过程中,常于原方基础上加一些药物以对症治疗。据统计,652 例病案中,共加药 152 味,1673 味次。其中以清热药最多,为 452 味次;其次为益阴药和理气药,分别为 205 和 196 味次。其他如补益、消食、活血、化瘀等药,亦有加减应用。

在药物变化中,腹痛剧者常加元胡、川楝子、白芍;腹胀满重者常加莱菔子、木香、槟榔、青皮、陈皮;热甚者加石膏、知母;热毒明显者加栀子、黄连、黄芩、黄柏、公英、败酱草、双花;恶心呕吐者加半夏、竹茹、代赭石;津伤口渴甚者加花粉、生地、麦冬、玄参、芦根、石斛;尿短赤者加滑石、木通、竹叶、泽泻、车前子;有宿食者加神曲、山楂、内金、麦芽;神昏谵语者加钩藤、全蝎、琥珀、菖蒲;有虫积者加雷丸、使君子、乌梅;有瘀血者加红花、桃仁、丹参、赤芍、乳香。

统计分析中,也发现年龄组中16岁以下和60岁以上各有其用药特点。16岁以下患者,常因邪热内扰而致热极生风之象者,多加入凉血息风之品;小儿多有食积、虫积,故多加消积驱虫之品;60岁以上老年患者,则多因体质软弱,正气已虚,药物中多加益气扶正、润肠通便之品。

五、本证在中医和现代医学疾病中的分布

652例病案中,有中医诊断者192例。其中属伤寒、风温、时疫、时热证、天行痢疾等外感热病者55例,而属内伤杂病范畴者153例,二者之比为1:3。表明大承气汤广泛应用于各种疾病的治疗,不仅用于外感热入阳明之腑实证,还广泛用于内伤杂病的治疗。

在现代医学领域中,大承气汤广泛用于急腹症及消化系统、呼吸系统、循环系统、泌尿系统、神经系统、精神、内分泌系统,传染病等疾病的治疗。在有现代医学诊断记载的330例病案中,包括了44个病种。其中以急腹症及消化系统疾患为最多,共223例,包括麻痹性肠梗阻、粘连性肠梗阻、蛔虫性肠梗阻、急性完全性肠梗阻、中毒性麻痹性肠梗阻等不同种类的肠梗阻65例。其他为阑尾炎、阑尾炎穿孔、弥漫性腹膜炎、肠粘连、急性坏死性小肠炎、肠伤寒、急性黄疸性肝炎、胆囊炎、胆石症、化脓性胆管炎、胆道蛔虫、急性胰腺炎(水肿型)、慢性胰腺炎急性发作、幽门梗阻、胃癌、胃溃疡穿孔、胃肠神经官能症、急性胃扩张、急性胃炎并扩张、胃植物球等。

病案统计中,因为都是有效病例的记载,所以未涉及禁忌问题。但《伤寒论》原文第204条、205条、206条、208条、194条分别提出,在"呕多"、"心下硬满"、"面色赤"、"不能食"、"恶寒"时,禁用下法或不可予承气汤。但652例病案中,经统计分析发现,有恶心呕吐者148例,面赤者53例,不能食(包括食欲不振、纳差食少)81例,恶寒者9例,这些症状与其他阳明腑实证表现兼见,即应用大承气汤,临床上收到满意的疗效。所以,临床运用大承气汤时,只需辨证明确,不必拘于一二个症状而误失峻下良机。

小结

本文通过大承气汤证古今医案652例统计分析,得出如下结论:

1.大承气汤证男女均可发生,以男性居多;各年龄组均可发生,年龄跨度为出生后7天~85岁,但以16~60岁发病机会较多,而60岁以上者较少。

2.大承气汤证发病多有外感之邪与内停宿食糟粕两方面的病因。病变机理为邪热入里,充斥胃肠,与糟粕相结,壅遏气机,腑气不通,进而可伤津耗液。病程长短不一。

3.主要诊断指标:腹痛胀满,大便秘结,发热,谵语,烦躁,神昏,小便短赤、涩、不利,口渴,舌质红或绛有芒刺,苔黄厚腻、干燥少津,寸口脉象沉、滑、实、弦而有力,趺阳脉大。

4.临床运用大承气汤时,用药剂量为大黄18g、芒硝10g、厚朴10g、枳实10g,水煎服,也可鼻饲或灌肠,其药渣可敷脐或熏谷道。煎法为先煎枳实、厚朴,后下大黄,冲服芒硝,临证之时多随症加减。

5.大承气汤广泛用于中、西医多种疾病的治疗,以急腹症运用较多。

6.关于原文之禁下症,应与临床表现的阳明腑实证症状互参,若同时并见,则不必拘于一二个症状而误失峻下良机。

小承气汤证

小承气汤见于《伤寒论》第 213、214、250 条,方由大黄、厚朴、枳实组成,主治痞满较甚的阳明实证。以"小承气汤"提法为依据,收集到古今中外医案 73 例,进行统计,对小承气汤证证治规律分析如下。

一、发病规律

(一)性别

73 例医案中,有性别记载者 66 例,其中男 39 例,女 27 例,男女之比为 1.44:1,男性发病率明显高于女性,这与男性属阳体实,女性属阴多虚有关,女性有胎、产、经、带等特点也限制了承气汤的使用。但亦不尽然,如一女妊娠八个月,患时疫并见胎动,医者以小承气汤治时疫,病除而胎安。

(二)年龄

73 例医案中,有年龄记载者 53 例,最小 6 个月,最大 81 岁。各年龄组发病情况如下表:

年龄	16 岁以下	16~30 岁	31~45 岁	46~60 岁	60 岁以上	合计
例数	16	14	7	4	12	53
百分比	30.2%	26.4%	13.2%	7.5%	22.7%	100%

如表所示,16 岁以下年龄组发病率最高,这与病因关系密切。原始资料表明,此年龄组发病绝大多由伤食(食积)、蛔虫所引起。16~30 岁年龄组发病率高不难理解,而 60 岁以上组发病率也高似乎有些异常。审查个案发现,这些病案少有外感传变而成者,多与老年病有关,如见于哮喘、精神病、便秘等。

（三）季节

73 例病案中有发病时间记载者 44 例。各季节发病情况如下表：

季节	春(2~4月)	夏(5~7月)	秋(8~10月)	冬(11~1月)	合计
例数	9	19	12	4	44
百分比	20.5%	43.2%	27.3%	9%	100%

上表统计说明,本方证发病有一定季节性。夏由暑热当令,邪入人体易化热化燥而成阳明热实;秋为收获季节,又是燥金当令,或伤食、或化燥,易为肠胃热结,故夏秋季发病率较高。

二、病程及病史

全部医案有病史记载者 45 例,其中有外感史者 20 例,占有病史记载总数的 44.4%。外感的种类较多,包括伤寒、时疫、湿温、暑温等。另外较多者为伤食,共 6 例,还有受凉、劳累等。有病程记载者 45 例,最短者半天,为一食积患者,最长者半年,均为呃逆女患。病程在 5 天以内者 22 例,10 天以内者 12 例,二者占有病程记载总数的 75.6%,说明本方证病程多较短。病程与疗程关系不密切,即使病程较长也常见短期内便通而愈者。

三、症状、舌、脉统计结果

（一）症状及症状诊断指标

73 例病案共记载症状 39 个,315 症次,平均每例出现 4.3 个症状。按平均每例出现 5 个症状计算,把出现次数占前 5 位的症状列表如下：

症状	便秘	腹胀	腹痛	发热	烦躁
例数	36	34	28	20	20
占样本例数百分比	49.3%	46.6%	38.4%	27.4%	27.4%

便秘包括大便秘结、大便干结、大便不利、大便不爽、大便艰涩、大便不行等多种描述。腹痛的范围有满腹、右上腹、胃脘、脐周、胸脘等记载;疼痛的程度性质有隐痛、微痛、按之痛、痛甚、疼痛拒按及阵发性绞痛等不同记载。应当说明的是,还有下利清水或夹有结粪(热结旁流)者 7 例,下利量少如酱者 3 例,都没有统计在便秘

中,否则会进一步提高便秘一症的百分比。此二症病机与便秘无异,只不过外在表现形式不同罢了。发热一症,有热盛、高热、身热及日晡潮热等记述,烦躁一症的表现也不尽相同。上述诸症出现率较高,共同反映了小承气汤证热结燥实的病理机制,故可作为小承气汤证的主要症状诊断指标。出现次数较多的症状还有呕恶15例,口干、渴14例,食少或不能食12例,小溲短赤12例,手足厥冷6例,神昏6例,以上也是小承气汤证的病机反映,可作为参考诊断指标。

（二）舌象及其诊断指标

1.舌质

73例医案中,有舌质记载者35例,9种变化。其中红(红、稍红、尖红)28例次,绛或红绛3例次,裂纹3例次,黑、淡各1例次。红、绛、黑均由热盛所致,红舌出现率最高,故可作为舌质诊断指标。淡舌见于一例冷秘患者,用小承气合温脾汤治愈。

2.舌苔

73例医案中,有舌苔记载者52例,25种变化。苔色有黄、黑、白、灰、棕5种变化;苔质有焦、燥、干、腻4种变化;苔形有厚、薄2种改变。就具体病例而言,除黄腻苔较集中有20例外,其他多混同出现,离散度较大。若仅就苔色而言,黄苔37例,白苔5例,黑苔3例,灰、棕各1例,就苔质、苔形而言,腻苔28例次,焦、燥、干8例次,苔厚14例次,苔薄8例次。黄、黑、灰、棕均为热邪所致,焦、燥、干为热盛津伤,腻为湿浊壅滞,皆能反映小承气汤证邪热内盛、浊气壅滞、燥结内实的病理变化,故可作为舌苔的诊断指标。

（三）脉象及其诊断指标

73例病案中,有脉象记载者56例,共26种变化,绝大多数以复合脉形式出现,离散度较大。为了寻找小承气汤证的脉象变化规律,我们把复合脉变成单脉统计,把出现次数较多的脉象列表如下:

脉象	数	沉	滑	弦
脉次	36	21	20	11
百分比	64.3%	37.5%	35.7%	19.6%

数主热,沉主里,滑主痰热,弦主痛,尤其是数、沉、滑三种脉象反映了小承气汤证的病机,故可作为本证的脉象诊断指标。本组资料还记载一些虚脉,如细、涩、缓、迟、无力等,这些病例或为热盛伤阴,或为久病正虚,但证情属实,故舍脉从证。

四、用药规律

73 例病案用药 89 味,513 味次。小承气汤单方用药情况如下表:

药物	出现次数(次)	有药量记载(次)	最大量(g)	最小量(g)	常用量(g)
大黄	73	56	20	2	9~15
厚朴	70	56	15	15	6~12
枳实	73	56	15	2	6~12

从上表可以看出,除 3 例未用厚朴,其余 70 例均是使用小承气汤原方或是在原方基础上加味应用。方中的大黄,除 1 例是熟大黄、2 例酒制外,均为生大黄,其中有 14 例注明后下,1 例另行冲服。枳实中有 2 例是以枳壳代之。全部医案共加药 86 味,190 味次,平均每味药出现 2 次。如果出现 4 次以上为常用药物,那么常用加味药依次为黄连 13 次,木香、槟榔 10 次,陈皮、白芍 3 次,生地 7 次,莱菔子 6 次,麦冬、杏仁、甘草 5 次,连翘、半夏、麻仁、山楂 4 次。就药物的功能而言,加用药物依次为理气药,如木香、陈皮、杏仁、砂仁等;清热解毒药,如黄连、黄芩、连翘、双花等;消食导滞药,如山楂、神曲、莱菔子、鸡内金等;养阴药,如生地、麦冬、元参、花粉等;润肠通便药,如麻仁、杏仁、郁李仁、花生油等;活血化瘀药,如桃红、当归、三棱、莪术等;攻下药,如槟榔、黑白丑、元明粉等;降逆止呕药,如半夏、竹茹、柿蒂、赭石等。此外,还有补气药、驱虫药、清热利湿药。

小承气汤除 1 例水煎浓缩过滤成 200m1 鼻饲,首次 40m1,隔 2 小时 20m1,1 例为水煎每 6 小时胃管注入一次外,均为水煎口服。前二者用法适用于肠梗阻等药物难以下咽者。各种服法的疗效无显著差异,服法有分服(每剂 2 次)、顿服、频服三种。便通时间 2 小时~10 天不等,绝大多数病例 2 剂内便通。多数病例是便通病愈,但亦有便通后须有养阴、清热、补气、理脾、行气等方法调理善后者。

五、本证在中医和现代医学中的分布情况

全部医案有中医病名记载者 42 例,分属 15 个病种,阳明热实 6 例,食积 5 例,伤寒、下利各 4 例,呃逆 2 例,头痛 3 例,瘟疫各 2 例,胃痛、腹痛、尿血、胸痹、关格、结胸、外感食积、食积喘促、热结旁流、冷秘、唇风、癫闭、哮喘、疝痛各 1 例。有西医诊断者 30 例,18 个病名,分属内、外、儿、传染、内分泌及精神科疾病。除蛔虫性肠梗阻 4 例外,其余皆为 1 例。外科疾病有麻痹性、机械性、蛔虫性肠梗阻,急性坏死性肠炎伴麻痹性肠梗阻、急性腹膜炎、急性阻塞性胆囊炎、胆道蛔虫症等,内科疾病有

胃溃疡、脑血栓、局限性肠炎、帕金森氏综合征等,传染科疾病有肠伤寒、白喉、乙脑等,精神科疾病有老年精神病等。

小结

本文通过对小承气汤证古今医案73例统计分析,得出如下结论:

1. 小承气汤证男女均可发病,发病率男性明显高于女性;各年龄组均可发病,除青年组外,小儿及老年组发病也较高;本方证发病有一定季节性,夏秋季发病高于冬春季。

2. 本方证由外感传变、食积、蛔虫所致者较多,故病程多较短。

3. 主要诊断指标:便秘,腹胀,腹痛,发热,烦躁,舌红,苔黄燥或黄腻,脉数、沉、滑。

4. 小承气汤证的病机是邪热与糟粕相结,腑气不得通降。其治则为通腑泄热。

5. 小承气汤多在原方基础上加味应用,常随症加入理气、清热、养阴、消食、通便、降逆等药物。药物多水煎口服,多1~2剂便通而愈,病急者应6小时或更短时间给药一次。

6. 小承气汤应用于中西医多种疾病的治疗,中医以外感、伤食为主,西医以外科疾病为多。

猪苓汤证

《伤寒论》载猪苓汤证共有三条，即第 223 条、224 条和 319 条。方由猪苓、茯苓、泽泻、阿胶、滑石组成，主治阴虚水热互结证。通过对古今 688 例医案的统计，分析归纳猪苓汤证证治规律如下。

一、发病规律

（一）性别

688 例病案中有性别记载者 667 例，其中男性患者 308 例，女性 359 例，男女患者之比为 1:1.165，女性发病率略高于男性。但在具体施治病种中男女之比也不完全尽然，经查 688 例病案，女性发病率比例略高于男性，这可能与女性解剖生理特点有关，导致下焦湿热的机会多于男性。上述结论与现代医学统计的结论颇相吻合。

（二）年龄

688 例病案中，有年龄记载者 144 例，最小者 4 岁，最大者 91 岁。分布情况如下表：

年龄	16 岁以下	16～30 岁	31～45 岁	46～60 岁	60 岁以上	合计
例数	12	29	47	46	10	144
百分比	8.3%	20.14%	32.63%	31.94%	6.94%	100%

从表中统计看，青壮年年龄组的发病率较高，共占总病例的 64.57%。老年人常肾阳不足病邪侵入从阴化寒者多，故 60 岁以上患少阴热化的水热互结证少是可以理解的。再者年老正气渐衰，发生阳明证较少，也是原因之一。16 岁以下的少儿年龄组，其生理特点为脏腑娇嫩，特别是 3 岁以下的患儿是"稚阴稚阳"、"纯阳之体"，且"脾常不足"、"肝常有余"，临床多见肝脾之病，此证少见也在意料之中。

二、病程及病史

688 例病案中有病程、病史记载者病史 238 例,病程从 2 天~30 年不等。在占全部病例近 70%的泌尿系统疾病中,以病程超过半年的慢性病患者为多,这可能与少阴病热化证常处于外感疾病危重阶段,病程相对较长有关。一般认为,邪热初入与水结于下焦而阴未伤者,用五苓散以化气利水;若邪热入久,水热互结进而伤阴的才用滋阴利水的猪苓汤,所以《医宗金鉴》称猪苓汤是利水而不伤阴之善剂。当然若患者素体阴血不足,外邪直中或热邪壅盛化燥伤阴者,临床上亦并不少见。因此,不管其病史长短,只要出现是证,就可使用此方。

从统计病史中的诱发原因看,发病或引致疾病复发的原因有外感、产后、术后、过度疲劳、体质衰弱、慢性炎症、消化道出血、先天畸形等。其中前五种因素占全部诱发因素的四分之三。因此,可以说外感、产后、术后、劳倦等因素导致的正气不足、体质衰弱,是猪苓汤证的主要诱因。此结果从临床角度也佐证了猪苓汤证病机系由外感邪热导致水热互结伤阴的论述是正确的。

从统计中还可以看出,猪苓汤证症状出现的部位以肾与膀胱等下焦部位为主,在 688 例病患全部症状中,小便不利、尿路刺激症状、血尿、腰痛、阴囊肿大、尿道口溃烂、多尿与少尿、癃闭与失禁、少腹坠胀、膀胱压痛等症状的出现率远远高于其他症状。虽然症状种类不足全部症状的三分之一,但其出现次数较其他症状出现明显增多。所以,可以认为猪苓汤证的症状部位为下焦。这与《方函口诀》所说:"此方为下焦蓄热、利尿之专利……此方专主下焦,故治淋病或尿血"的论述是吻合的。

三、症状、舌、脉统计结果

(一)症状及症状诊断指标

688 例病案中,记载症状 208 种,505 症状,平均每例约 2.4 个症状。如按每例患者出现 3 个症状为标准,把出现次数排在前 6 位的症状列表如下:

症状	尿频急疼痛红赤灼热	小便不利	血尿	腰痛	发热
例数	208	108	108	58	23
占样本例数百分比	41.18%	21.38%	21.38%	11.48%	4.5%

另外,尿检查有红细胞、白细胞、脓球、蛋白或管型变化的共 161 例,占统计样本例数的 31.88%。X 线片汇报有尿路结石的病例共 58 例,占统计样本例数的

11.48%。因属化验及影像学检查,故不列入上表。猪苓汤临床应用的症状诊断指标为尿频急涩痛、红赤灼热、小便不利(短少)、渴欲饮水、血尿、腰痛、发热 6 种。加上尿的化验检查一项,体现了阴虚水热互结证的基本病机为湿热蕴结于下焦、膀胱气化不利、郁热久而伤阴。

猪苓汤在《伤寒论》原著中共出现 3 次,统计其主治症状,有脉浮、发热、渴欲饮水、小便不利、汗多胃中燥、下利、咳、呕、心烦不得眠等 11 种,因"渴"症见到 2 次,故共有 12 症次。一般认为心烦不得眠、渴欲饮水、小便不利、咳嗽而呕、下利为其主治症状。与病案统计结果参照,除小便不利、渴欲饮水排在二、三位外,其他症状均排列在统计症状的前 6 位之后,替代症状分别为尿频急涩痛、红赤灼热、血尿、腰痛、发热。这种状况的出现,与猪苓汤在临床上主要用于治疗泌尿系统疾病有关。在 688 例中外临床病案中,属泌尿系统疾病有明确西医诊断的为 416 例,占 60.46%,尿路感染性疾病尤为多见,所以尿频急涩痛、红赤灼热的尿路刺激症状跃居诸症之首,小便不利、血尿、发热、腰痛紧随其后是理所当然的。至于渴欲饮水出现率较高,是因为上述诸病均属中医下焦湿热证的范畴,湿热互结于下,津不上承或热盛伤阴所致。虽然猪苓汤现代应用在症状上有所变化,但细加推敲仍未脱离《伤寒论》原著主治范围。不管泌尿系统疾病怎样复杂,是时病还是杂病,多数均可用小便不利、淋证加以概括。对此,《金匮要略·消渴小便不利淋病脉证并治第十三》早有论述。在其余症状中,浮肿出现 58 症次,纳呆及失眠亦出现多次,可作为猪苓汤证诊断的参考指标。余下的症状因出现率低且离散度大,故失去参考价值。

(二)舌象及其诊断指标

1.舌质

688 例病案中,有舌质记载者 88 例,含红、淡、紫等 8 种变化,其中红舌 85 例(红、暗红、舌尖红、微红、红绛),占 97%,据此可以说舌质红是猪苓汤证的舌质诊断指标,这完全符合阴液亏损、虚火亢盛、少阴阴虚水热互结证的病理变化。

另有 2 例病案记载舌淡白。但这 2 个病患均有尿频急涩痛等尿路刺激症状,且尿检大都含有红白细胞、脓球。因此从证治疗,滋阴清热利尿。紫舌 1 例,乃因肝硬化,表现有皮肤甲错等瘀血证候。

2.舌苔

688 例病案中,有舌苔记载者 53 例,以少苔无苔、薄黄苔、黄白腻苔为主。详见下表:

舌苔	少苔无苔	薄黄	黄(厚)	黄腻	白厚(腻)	合计
例数	8	12	12	10	11	53
百分比	15.4%	22.64%	22 64%	18.86%	20.75%	100%

猪苓汤证本属少阴虚热证,其舌苔表现多为少苔无苔或薄黄苔,而临床病案统计结果与此相差较远。究其原因,可能与相当数量病案属泌尿系统感染性疾病有关,此类病多属下焦湿热,故出现了黄腻、白厚腻等浊热熏蒸之象。若以统计病例为依据,可以认为少苔无苔、薄黄、黄白腻苔是猪苓汤证临床舌苔诊断指标。

(三)脉象及其诊断指标

688 例病案中,有脉象记载者 53 例,其中单脉 10 种,相兼脉 22 种,以细软脉类多见,共 30 例,约占 41.5%。余下脉象出现均不超过 4 次,故无典型意义。

若将相兼脉分解成单脉加以统计,全部病例记载有脉象 17 种,122 脉次。现将出现次数较多者列表如下:

脉象	数	细	沉	弦	滑	合计
脉次	50	33	12	7	7	110
百分比	45.45%	30%	10.9%	14.5%	6.39%	

从上表统计中可以看出,数、细、沉脉出现率较高。其中细脉反映了少阴病的基本特点,正如《伤寒论》281 条云:"少阴之为病,脉微细,但欲寐也。"数主热,沉主里,沉细数或细数脉体现了少阴虚热的病理机制。因此,数、细、沉脉是猪苓汤证的脉象诊断指标。

其次较为多见的是弦脉。弦脉在病案中除 1 例外,多与细、数、沉等脉组成相兼脉。仔细推敲这些病例,几乎都有较明显的疼痛记载。弦主痛,因此在细或数脉的基础上,出现了弦数、细弦数、细弦等脉象。

值得指出的是,《伤寒论》223 条有"若脉浮……猪苓汤主之"的论述,分析此条脉出现的原因,系阳邪亢盛、里热外蒸,表现热重脉浮有力。但统计中未见 1 例此种脉象,仅有浮紧、浮细数、浮大脉各 1 例,且浮大脉见于伤暑病人,表现有乏力、气短等气虚见症。这种结果的出现可能与统计病例中由阳明病转化为本证者较少有关。所以脉浮不能作为猪苓汤证临床诊断指标。

通过上述症状、舌、脉的统计分析,可以考虑猪苓汤证的诊断指标如下:

症状诊断指标:尿路刺激症状,小便不利,渴欲饮水,血尿,腰痛,发热。

辅助诊断指标：尿化验检查有异常改变。

舌象诊断指标：舌质红，少苔无苔、薄黄苔或黄、白腻苔。

脉象诊断指标：数、细、沉。

四、用药规律

688 例病案中用药 197 味，约 5000 味次。猪苓汤原方药物应用情况如下表：

药物	出现次数（次）	有药量记载（次）	最大量（g）	最小量（g）	常用量（g）
猪苓	688	345	30	3	9~12
茯苓	688	345	30	3	9~12
泽泻	688	347	30	3	9~12
阿胶	688	347	30	3	9~12
滑石	688	347	60	3	12~18

所有被统计的病例，给药途径均为口服。在剂型方面均为水煎剂。在煎服法方面，一般为先煎二苓、泽泻、滑石，然后烊化阿胶。有药后记载者 657 例，最少用药 1 剂，最多用药达 150 剂。用药剂数分布情况如下表：

服药剂数	1~10 剂	11~20 剂	21~31 剂	31~40 剂
取效例数	367	152	32	8
占有记载例数百分比	55.85%	23.13%	4.87%	1.2%

从上表可以看出临床上以服药 1~20 剂取效者为多，因此可以说一般疗程为 20 天左右。

关于治疗效果有记载的 553 例，396 例痊愈，155 例好转，2 例未愈。其治愈率为 71.6%，有效率为 99.6%。统计猪苓汤药物加减，加药 156 味，443 味次。具体情况如下：猪苓汤原方除猪苓每方必用外，其余药物均有被化裁的记录，加清热药物最多，149 味次。其他类药物依次是补益药物 113 味次，利水渗湿药 78 味次，理血药 50 味次。其余为祛风湿药、安神药、消导药、开窍药、祛痰药、固涩药、理气药、解表药、泻下药、祛寒药、平肝潜阳药共 53 味次。加减药味多，但单味药重复次数少，无明显规律。

五.本证在中医和现代医学疾病中的分布

688 例病案中,均有中医诊断,含 18 个病证,其中内伤杂病为 79 例。说明在现代临床猪苓汤主要用于内伤杂病的治疗。有西医诊断者 565 例,含 11 个病名。其中绝大多数为泌尿系统疾病,其次还有神经系统、消化系统、呼吸系统疾病,及眼科、耳鼻喉科疾病。

小结

本文通过对猪苓汤证古今医案 688 例统计分析,总结如下:

1.猪苓汤证男女均可发病,以女性居多,但在具体病种中又不尽然;发病年龄跨度为 4~91 岁,青年发病率较高;季节性不明显。

2.主要诊断指标:尿路刺激症状,小便不利,渴欲饮水,血尿,腰痛,发热,舌红,少苔无苔、薄黄苔或黄白腻苔,脉数、细、沉。

3.猪苓汤证的一般疗程为 20 天左右。疗效较好,其治愈率为 71.6%,有效率为 99.6%。

4.猪苓汤在国内使用原方较少,以加味方为主,且加味多而复杂,单味药重复率低,故规律性不强。在剂型方面国内以水煎剂为主,给药途径均为口服。

5.猪苓汤临床主要用于泌尿系统疾病的治疗,也应用于消化系统及眼科、耳鼻喉科疾病的治疗。

茵陈蒿汤证

茵陈蒿汤见于《伤寒论》第 236、260 条,其方剂组成为茵陈、栀子、大黄。本文收集了应用茵陈蒿汤的古今医案 209 例,对其证治规律加以研究,统计分析如下。

一、发病规律

(一)性别

在 209 例医案中有性别记载者 205 例,占 98.09%,其中男性 127 例,占 60.77%,女性 82 例,占 39.23%,男女之比为 1.55:1,发病率男性高于女性。这可能与男子性情刚烈,易伤肝木,且常为饮食所伤,以致木壅土郁,化为湿热,湿热熏蒸,形成本证。可从本证 103 例有病史记载的男性患者看出,伤于七情饮食者 92 例,占 89.32%。而 32 例有病史记载的女性患者中,仅有 16 例为七情饮食所伤,5 例崩漏证,4 例与孕产有关。

(二)年龄

在 209 例医案中,有年龄记载者 200 例,占 95.69%。年龄最大者 67 岁,最小者 28 天。各年龄组发病情况如下表:

年龄	16 岁以下	16~30 岁	31~45 岁	46~60 岁	60 岁以上	合计
例数	14	44	58	28	10	154
百分比	9%	28.6%	37.7%	18.2%	6.5%	100%

由上表可见各年龄组均可发病,青壮年发病率较高。在 16~45 岁两组病例中,急性黄疸型肝炎 40 例,占这两组有西医诊断者 52.6%;在 16 岁以下组 38 例中,新生儿黄疸占了 6 例,急性黄疸型肝炎为 9 例,这两种黄疸占了这组有诊断者 62.5%。这与现代流行病学甲型肝炎及乙型肝炎的年龄分布相似。从茵陈蒿汤证的本质分析,45 岁以下三组发病偏高,表明本证为湿与热结,湿热蕴积肠胃,常易形成里热实

证。而高龄组体内阳气偏衰,邪盛正虚,不易形成湿热互结,阻滞肠胃,邪热外溢之茵陈蒿汤证。在 60 岁以上组,有 2 例黄疸病(急性黄疸型肝炎),4 例胆囊炎,3 例皮肤病,1 例月经病,1 例未记录诊断。

(三)季节

在 209 例中,记载发病时间者 132 例,占 77.19%。各个季节发病情况如下表:

季节	春(2~4月)	夏(5~7月)	秋(8~10月)	冬(11~1月)	合计
例数	32	45	25	30	132
百分比	24.24%	34.09%	18.94%	22.73%	100%

从表中的统计来看,四季均可发病,发病无明显的季节性,以夏、春季节病例偏多。春主升发,万物复苏,阳气升腾;夏令主热,暑热夹湿常易导致湿热互结,阳气不得尽泄而内郁,蕴久化热,熏蒸脏腑,发为黄疸,小便不利。

二、病程及病史

本文 209 例医案中有病程、病史记载者 133 例,占 63.64%,病程 1 天~10 年不等。病程 1 周以内者 52 例,1 周以上者 81 例,超过 1 年者 13 例。这样的结果说明了本证在《伤寒论》方证中属发病较缓者,体现了湿热互结、病情缠绵的特征。3 天之内者仅为 16 例,不似阳明热证、阳明实证之起病急骤。病史中因七情、饮食所伤者 92 例,禀赋不足(新生儿疾病)6 例,外感病 4 例。由于茵陈蒿汤被广泛用于黄疸病的治疗,特别是近代多用以治疗急性黄疸型肝炎,所以伤于七情饮食在本证病因中占有较大的比例。在众多的医案中,都把湿热互结、肠胃蕴热、腑气壅滞、肝失疏泄、肝失和降作为本证的基本病机。

三、症状、舌、脉统计结果

(一)症状及症状诊断指标

在 209 例医案中,共出现症状 103 种,1122 症次,平均每例有 6.56 个症状。按每例 6 个症状依次列出下表:

病状	身黄	小便不利	纳呆	便秘	发热	腹满
例数	156	120	122	99	77	75
占样本例数百分比	74.64%	57.42%	58.37%	47.37%	36.84%	35.89%

由上表可见,身黄、小便不利、纳呆、便秘、发热、腹满为茵陈蒿汤证的多见症状,可视为症状诊断指标。

在病案统计之后,把《伤寒论》原文中提出的症状加以比较,发现第260条"伤寒七八日,身黄如橘子色,小便不利,腹微满者,茵陈蒿汤主之。"其所提出的3个症状全部得到证实。而第236条"阳明病,发热、汗出者,此为热越,不能发黄也。但头汗出,身无汗,齐颈而还,小便不利,渴引水浆者,此为瘀热在里,身必发黄,茵陈蒿汤主之。"所提出的"但头汗出,身无汗"、"渴引水浆"3个症状在统计中未能出现多数,故不能作为主要诊断指标。其中"但头汗出,身无汗"仅出现6例,占全部病例的2.87%;口渴47例,占22.49%。后者可与恶心(63例)、乏力(55例)、胁痛(45例)共同作为诊断参考指标。《伤寒论》中未提到的纳呆一症,在病案统计中出现了122例,其所占比例甚高,这是后世医家在医疗实践中对茵陈蒿汤证的补充,它反映出肠胃壅滞、脾失健运、胃失和降、纳谷呆滞的病理机制。至于便秘一症,虽在236、261条均未明喻,但236条首句"阳明病"揭示了"胃家实"的病机及所代表的腹满便秘诸症。尚应指出,本证的大便情况以便秘为主,还有20例医案记录了大便质软色灰白,亦应视为肠胃积热、浊阴不降的表现,故可作为诊断的参考指标。除上述主要症状和参考症状外,还有身痒38例、厌油腻20例、神疲19例、头晕21例、口苦27例,浮肿11例、夜卧不宁15例,列于篇中以资参考。

(二)舌象及其诊断指标

1.舌质

在209例医案中,记载舌质变化者65例,有8种舌象。其中舌质红37例,占56.92%,舌质淡红5例,暗红6例,淡、绛舌各2例,还有舌边尖红、舌燥等。舌质红或淡红或暗红或舌绛,都反映出本证湿热互结于肠胃脏腑的特点,脏腑之气未衰、邪盛正实的病机,所以舌质红可作为茵陈蒿汤证的舌质诊断指标。红舌与暗红舌、绛舌只是热重程度的差异。6例暗红舌包括重症肝炎、亚急性重型肝炎、肝脓肿、无黄疸型肝炎、血分有热之崩漏证以及经来颜面痤疮,6例的共同特点是湿热瘀于里,热扰血分,其热势较重。

2.舌苔

209例医案中记载舌苔变化者147例,占70.33%。苔色以黄为主,共109例,占74.15%,另有白苔38例;苔质以腻为主,共90例,占61.22%,薄苔28例,厚苔24例。各种舌苔变化多相兼而现,详见下表:

舌苔	黄腻	薄黄	白腻	黄燥	黄厚	厚腻
例数	65	18	15	13	17	16
百分比	44.22%	12.24%	10.2%	8.84%	11.56%	10.88%

黄苔主热盛,腻苔主湿浊,反映了本证肠胃积热、湿热互结以热为主的病理机制。白苔及薄苔出现亦多,反映本证邪虽在里而津未大伤、积热虽成但未与肠中糟粕搏结的病理机制,可资与大承气汤之痞满燥实证相鉴别。本证虽有便秘,但未形成腑气闭实,故舌苔以黄、腻或白、薄为多见。彼证为邪热与肠中糟粕相搏结,灼伤津液,闭阻气机,故表现出以黄、燥、厚、腻为主的舌苔。本文医案中虽出现了少数黄燥、黄厚、厚腻之舌苔,可视为部分病例因热势高低、津伤与否而出现的特殊变化,不宜作为舌苔的诊断指标。

(三)脉象及其诊断指标

在 209 例医案中,有脉象记载者 151 例,各类脉象变化 35 种,小儿指纹 2 例 1 种。脉象变化的倾向以实为主,其中弦数、滑数、弦滑数、弦滑居多。详见下表:

脉象	弦数	滑数	弦滑数	弦滑	合计
例数	45	16	7	8	76
百分比	29.8%	10.6%	4.64%	5.3%	50.33%

为了进一步剖析脉象变化的规律,把兼脉分解为单纯脉做以统计,共出现 13 种脉象,215 脉次,出现频率较高者依次为数、弦、滑脉。详见下表:

脉象	数	弦	滑	小计
脉次	90	76	36	202
百分比	59.6%	50.33%	23.84%	

在临床上,三种脉象多相互兼现,如上表所示之弦数、滑数、弦滑数及弦滑等,少数与其他脉象相兼。在统计单脉时,还有沉脉 15 次、缓脉 6 次、浮脉 4 次,因出现频率过低,不能代表本证的整体,故按"舍脉从证"之法则予以弃舍。

在分析脉象的变化时,注意到本证脉象的主体是实脉居多,数主热,弦主肝胆病,滑主食积、痰火,这三种脉象反映了本证湿热痰积、壅滞肠胃不得尽泄的根本病理机制。在 6 例脉缓医案里,有 3 例为单一缓脉,3 例缓滑并见,其共同特征为病程较长,除 1 例产后发黄 10 余天者,其余 4 例都在发病 1 个月以上,且以身目发黄为主,发热过程已去或无发热。其中阻塞性黄疸 2 例、慢性胆囊炎 3 例、复发型肝炎 1 例,治疗过程亦偏长,都在 1 个月以上。而 4 例脉浮者一为浮大,系风疹后 1 个月而发黄疸;一为浮弦,病史数月而黄疸较轻;一为浮数,为湿热蕴蒸之颜面疱疹;一为浮迟,为肝硬化病史数年而发身黄。此 4 例脉浮实无典型代表意义。

值得提出的是,本文收集到的小儿病例中有 9 例记载了脉象,除弦数 3 例和弦、滑、滑数、细滑各 1 例之外,有 2 例记录了指纹变化。1 例表现为指纹浮紫,患者 1 岁男童,因于长夏食滞热蒸而发身黄,用茵陈蒿汤加猪苓、赤芍、苍术、甘草、神曲水煎 4 剂而热解尿滑、便通黄退;另 1 例表现为两指纹在风关色红稍紫暗,系 3 个月男婴,因于母体素蕴湿热之毒,遗害于胎儿,湿热熏蒸而发身黄,用茵陈蒿汤加清解之品治疗半月黄疸清退。这 2 例病案表明,小儿指纹浮紫在本证的诊断上具有重要参考意义。

四、用药规律

在 209 例医案中,治疗用药 153 味,1332 味次,平均每例用药 6.37 味。茵陈蒿汤原方用药情况如下表:

药物	出现次数(次)	有药量记载(次)	最大量(g)	最小量(g)	常用量(g)
茵陈	209	135	100	3	15~18
栀子	203	130	15	3	6~9
大黄	180	117	30	1	12~15

用药途径全部为水煎口服,有 3 例另外配合了白芷、苦参、狼毒、明矾等外用以治疗风疹、毒疮疾病。煎药顺序多为三药同入,7 例提出后下大黄,2 例提出后下茵陈,而无 1 例按《伤寒论》所述"先煮茵陈"。有用药剂数记载者 41 例,最少 2 剂,最多 150 余剂,平均用药 13.7 剂。

就上表统计的结果来分析,茵陈蒿汤当以茵陈为君,用量最大,栀子、大黄是基本组成部分。也可因病情不同酌加变化,以加药为多见,在本证的病例中,加药涉及了 150 味,853 味次,平均每例加药 4.08 味。按功能划分药类最多者为渗湿利尿药,共 24 味,213 味次,以茯苓(64 例)、泽泻(43 例)、猪苓(27 例)、滑石(22 例)为多,还有车前子、薏苡仁、木通、金钱草等;清热类药物次之,共 37 味,209 味次,以黄柏(49 例)、黄芩(43 例)、黄连(12 例)、蒲公英(13 例)等较多;理气开郁药物亦较多,共 13 味,152 味次,其中郁金(49 例)、枳壳(34 例)、柴胡(31 例)、厚朴(22 例)都属出现次

数较多者。按加入例数顺序排列前5味药物是:

药物	茯苓	黄柏	郁金	泽泻	黄芩
例数	64	49	49	43	43
百分比	30.62%	23.44%	23.44%	20.57%	20.57%

茵陈蒿汤证系湿热为患,其病程偏长,用药剂数较多,所以较多医者在用本方治疗获得痊愈之时,还要遣方调理以善其后,主要选用茵陈五苓散、丹栀逍遥散、参苓白术散、四物汤加党参、十全大补汤等,其原则不外乎疏肝和血、理脾渗湿。

五、本证在中医和现代医学疾病中的分布

茵陈蒿汤证见于中西医各个领域多种疾病。本文209例中有中医诊断者54例,最多出现的是湿热黄疸、阳黄,少数诊为瘟黄,还有一些痒疹、湿脚气、崩漏、头面溢汗等诊断。有西医诊断者94例,主要包括急性黄疸型肝炎、慢性肝炎、急性胆囊炎、慢性胆囊炎、胆石症、亚急性重型肝炎、婴幼儿黄疸、荨麻疹以及血吸虫病、钩端螺旋体病等。由于本方治疗黄疸型肝炎具有肯定疗效,特别是近代对于本方的运用更趋集中,所以在收集的病例中,以黄疸或急性肝炎为主诊断者达81例,占有中西医诊断者54.72%。

小　结

本文以"茵陈蒿汤"提法为依据,收集古今医案209例进行统计分析,初步总结出茵陈蒿汤证的证治规律,得出如下结论:

1.茵陈蒿汤证男女均可发病,发病率男性高于女性;发病年龄从28天~65岁不等,而以45岁以下发病偏多,60岁以上较少;四季均可发病,春夏尤为多发。

2.茵陈蒿汤证发病偏缓,病程偏长,多因七情饮食而伤,湿热互结、热重于湿、肠胃蕴热、腑气壅滞、肝失疏泄、胆失和降是其基本病机。

3.主要诊断指标:身目发黄,小便不利,腹满纳呆,发热,便秘,舌质红,舌苔黄腻,脉数、弦、滑。

4.茵陈蒿汤以茵陈为君,用量最大,大黄可与同煎,或后煎,临证多伍用茯苓、黄柏、郁金、泽泻、黄芩等渗利、清解、开郁类药物。

5.茵陈蒿汤广泛用于中西医多科疾病的治疗,急性黄疸型肝炎、阳黄热重用之最多。

导法诸方证

导法诸方见于《伤寒论》第 223 条,包括蜜煎导法,土瓜根导法及猪胆汁导法。土瓜根方已佚,因此,后世只有蜜煎导法及猪胆汁导法之医案报道,现就此两种导法之医案报道进行总结统计。

一、蜜煎导法

本统计所收集到的使用蜜煎导法治疗的医案 3 例,有年龄记载者 2 例,分别为 3 岁和 68 岁;有性别记载者 2 例,男女各 1 例。有病机记载者 2 例,皆为津液内竭。3 例医案其记载症状 8 种,11 症次。其中大便秘结出现 3 次,脘闷、腹胀、纳呆、烦躁、发热、自汗、神昏各出现 1 次。3 例医案有脉象记载 2 例,分别为细弱,尺沉涩及长大而虚。

3 例医案中,只有 1 例记载蜜煎导方之制作方法,其法与《伤寒论》233 条蜜煎方制作法同。3 例医案之诊断均为便秘(津液枯竭)。

二、猪胆汁导法

本统计所收集到的使用猪胆汁导法治疗的医案 2 例,其记载年龄分别为 2 岁和 46 岁,性别男女各 1 例。记载病因病机者 1 例,为伤寒证多次汗下,致邪热未尽,津液亏乏。2 例医案中记载症状 9 种,10 症次,其中大便秘结出现 2 次,癥瘕、心烦、腹满、纳呆、口干舌燥、精神委靡、谵语、呕逆等各出现 1 次。记载舌苔 1 例,苔黄燥少津。记载脉象 2 例,分别为脉软弱、豁大而空。

2 例医案中记载猪胆汁量,1 例为 1 枚,另 1 例用 2 枚。使用方法:1 例将猪胆汁置温水中俟温,灌入米醋 1 两,溶化后,胆囊口置一竹管扎紧,一端放肛门中,将胆汁和醋导入肠内。另 1 例将猪胆汁盛碗中,蒸煮消毒,同时加开水,以 50%胆汁 40ml 灌肠。疗效:2 例医案均记载灌肠后 20~30 分钟即便下燥屎。2 例医案均为单独使用猪胆汁灌肠。1 例记载猪胆汁导法适用于津亏有热之大便秘结者。

吴茱萸汤证

吴茱萸汤首见于《伤寒论》第 243 条,由吴茱萸、人参、生姜、大枣组成,所治病证,涉及阳明、少阴、厥阴三种病变。本文通过对 246 例使用吴茱萸汤的古今医案进行统计分析,总结出本方证的证治规律。

一、发病规律

(一)性别

246例病案中有性别记载者 214 例,其中男 84 例,女 130 例,男女之比为 1:1.5,发病率女性略高于男性。因本证属肝经虚寒,可能与女性易虚并有经带胎产的特殊生理变化有关。

(二)年龄

246 例病案中有年龄记载者 210 例,其分布情况如下表:

年龄	16 岁以下	16~30 岁	31~45 岁	46~60 岁	60 岁以上	合计
例数	19	32	97	51	11	210
百分比	9%	15.2%	46.20%	24.3%	5.2%	100%

由上表可见,本汤证于各年龄组均可发病,基本呈正态分布,31~45 岁发病率最高。就人们的传统认识,虚弱之证应多发生于老幼之间,而本统计结果与其相反。对这一现象,是否可以认为:①中壮年虽然体质较实,但同时也可能是各种疾病发生的最多时期。②因所收集的均为有效病例,而中壮年正气充足,抗病力强,易于康复,成功病例较多,故报道者亦多。

(三)季节

246 例病案中有发病时间记载者 160 例。其分布情况如下表:

季节	春(2~4 月)	夏(5~7 月)	秋(8~10 月)	冬(11~1 月)	合计
例数	30	25	40	65	160
百分比	19%	15.6%	25%	40.6%	100%

由上表可见,冬季发病最多,夏季最少。这说明本证的发生与天气的寒热变化关系密切,至少寒邪是本证发生的重要诱因之一。统计中 49 例有明显感寒史,约占病例的五分之一,更说明了这一点。

二、病程及病史

(一)病程

246 例病案中,有病程记载者 185 例。病程长短不一,长则数十年,短则几天。但多为患病 1~2 年,呈慢性反应,反复发作,时轻时重。经用本方,可迅速改善症状。

(二)病史

246 例病案中有病史记载者 93 例,其中因外感寒凉而发病者 38 例,过食生冷而发病者 15 例,因劳累而发病者 9 例,因情绪波动而发病者 8 例,发病时所表现的症状均较典型。

三、症状、舌、脉统计结果

(一)症状及症状诊断指标

246 例病案中,共记载症状 84 种,1057 症次,平均每例 4.3 个症状。按平均每例 4 个症状计算,把出现率较高的前 4 位症状列表如下:

症状	呕吐	头痛	四肢不温	面色不华
例数	180	129	51	46
占样本例数百分比	73.2%	52.4%	20.7%	18.7%

由上表可见,呕吐一症出现率最高,头痛次之,而后面 2 个症状,尽管在全部 84 个症状中排在前四位,但较之呕吐、头痛,其出现率却明显低下。这里所说的呕吐,病例中亦常描述成干呕、吐涎沫者、噫膈等,尤以干呕、吐涎沫者叙述最多。头痛亦包括巅顶头痛、顽固性头痛、偏头痛等,而以巅顶头痛最为多见,共 56 例,且多伴呕吐。这就将两个主症紧密地联系到一起。肝经有寒,寒邪夹浊阴之气横犯脾胃,使胃气不降故干呕或呕涎沫;肝经与督脉会于巅顶,阴寒随经上逆,清阳被扰,故见头痛以巅顶为主。再结合四肢不温、面色不华等症,更明确了本证的虚寒属性。

《伤寒论》中的三条原文共提及"食谷欲呕","吐利,手足逆冷,烦躁欲死","干呕,吐涎沫,头痛"7 个症状。这 7 个症状除表中的 4 个症状外,还有烦躁 28 例,占

11.4%,下利 10 例,占 4.1%,因其出现率较低,可认为是或然症。原文提到的"四肢逆冷"一症,与四逆汤、当归四逆汤的手足逆冷不同,本证属阳虚寒凝,多与头痛呕吐相伴见。

(二)舌象及其诊断指标

1.舌质

246 例病案中有舌质记载者 106 例,舌质淡者 83 例,占 78.3%;淡红者 13 例,占 12.3%。淡舌与本汤证的虚寒属性相符,淡红似与热有关,结合舌苔及其他表现,性质上未发生根本改变,只是个别病例亦提示有化热倾向,治疗时往往佐以寒凉药调之。

2.舌苔

246 例病案中,有舌苔记载者 165 例,主要表现为白、滑、润、腻几种,且多相兼。统计结果如下表:

舌苔	白润	白腻	白滑	薄白	合计
例数	46	47	42	23	158
百分比	27.9%	28.5%	25.5%	13.9%	95.8%

综上,不论哪一种舌苔均有白苔出现,而润、腻、滑虽说法不一,但性质相同。白属寒,润等与湿浊有关,二者相合反映了本汤证寒夹浊气上逆的病理机制。

3.脉象

246 例病案中有脉象记载者 235 例,且变化较多,统计结合如下表:

脉象	迟弦	沉弱	沉缓	沉弦	合计
例数	32	30	21	18	108
百分比	13.4%	13.3%	8.9%	7.5%	45.2%

为了便于分析,把兼脉变成单脉,共有脉象十几种,较多者如下表:

脉象	沉	弦	迟	弱	缓
脉次	69	50	47	45	21
百分比	28.9%	20.9%	19.7%	18.8%	8.8%

由上表可见,本证的脉象基本分布在沉、弦、迟、弱、缓几种变化上,基本反映了肝胃虚寒、浊阴上逆的病理机制。

四、用药规律

全部病案,用药 85 味,1531 味次。其应用情况如下表:

药物	出现次数(次)	有药量记载(次)	最大量(g)	最小量(g)	常用量(g)
吴茱萸	246	205	15	3	5~10
人参	246	205	20	5	5~15
生姜	246	205	20	5	5~10
大枣	246	205	25(枚)	5(枚)	5~10(枚)

方中人参多由党参代替,用党参者 208 例,占 84.9%,但对较衰弱的患者仍用人参。方中生姜,有人主张不能用干姜代替,似有一定道理,统计中有 228 例使用生姜,占 92.7%,而仅有 18 例用的是干姜。

本方的服用方法为:国内基本采用水煎服,而日本则多用精颗粒冲服。有人认为服用本方后可出现暂短不良反应,但不影响疗效。

本方的加减变化为:246 例病案中,原方应用者 88 例,占 35.8%。现代临床对原方加减变化较频繁,而本方的应用确有极大的稳定性。

五、本汤证在中医和现代医学疾病中的分布

246 例病案中有中医诊断者 192 例,占 78%。其出现率较高者如下:头痛者 65 例,占 33.9%;呕吐者 41 例,占 21.4%;眩晕者 14 例,占 7.3%。在 65 例头痛患者中,属厥阴头痛者 39 例。41 例呕吐患者中,亦包括呃逆 10 例。在西医诊断中,青光眼患者 13 例,占 6.89%;高血医患者 12 例,占 6.2%;胃炎患者 10 例,占 5.2%。以上所举的 6 个病,占全部病例的 80.7%,说明本汤证在疾病的分布上比较集中。

小结

本文通过对吴茱萸汤证古今医案 246 例的统计分析,初步认识到吴茱萸汤证的证治规律,得出如下结论:

1.本证男女均可发病,以女性居多;各个年龄组均可发病,尤以 31~45 岁者为多;发病以冬季为多。

2.主要诊断指标:呕吐,头痛,四肢不温,舌淡苔白润,脉沉、弦、迟、缓。

3.本证的基本病机为肝胃虚寒,浊阴上逆。

4.临床应用,多原方不变,以党参代人参,多3剂见效。

5.吴茱萸汤多用于呕吐、头痛、眩晕、腹泻、高血压、青光眼、胃炎、肠炎等多种伴有肝胃虚寒性反映的疾病,尤以巅顶头痛、干呕、吐涎沫者最为常见。

麻子仁丸证

麻子仁丸出自《伤寒论》第247条,由火麻仁、芍药、枳实、大黄、厚朴、杏仁六味药组成,具有滋阴润燥、调和脾胃、缓通大便的功能,广泛适用于多种疾病所致的阴虚便秘。通过对收集使用麻子红丸治疗的古今医案24例进行统计分析,总结其证治规律如下。

一、发病规律

(一)性别

在24例病案中,有性别记载者24例,其中男16例,女8例,男女之比为2:1,发病率男性高于女性。

(二)年龄

全部病案中,有年龄记载者23例,最大者82岁,最小者2岁。分布情况如下表:

年龄	16岁以下	16~30岁	31~45岁	46~60岁	60岁以上	合计
病例数	3	0	0	16	4	23
百分比	13%	0	0	69.6%	17.4%	100%

表中所示:麻子仁丸多用于46~60岁的年龄组,而16~45岁则1例也没有,具有明显的年龄分布。

(三)季节

24例病案中,有发病时间记载者17例。各季节发病情况如下表:

季节	春(2~4月)	夏(5~7月)	秋(8~10月)	冬(11~1月)	合计
病例数	3	2	10	2	17
百分比	17.6%	11.8%	58.8%	11.8%	100%

表中所示:四季皆可发病,但以秋季发病为最。秋季为阳明燥金当令,最易耗津伤肺,津液不布,肠道失润,故发为便秘者多。

二、病程及病史

在全部病案中有病程、病史记载者 19 例,其中病程最长 20 年,最短 20 天,发病 1 年以上者 12 例,占有病程、病史记载的 63.2%,可见麻子仁丸多用于慢性疾病的治疗。

三、症状、舌、脉统计结果

(一)症状与症状诊断指标

在 24 例病案中共记载症状 32 种,132 症次,每个病例平均出现 6 个症状,每种症状平均出现 4 症次,出现次数较多的前 6 个症状为麻子仁丸临床应用的多见症状,具有症状诊断指标的意义。其余症状,凡超过 4 症次以上的症状为具有辨证意义的症状,可作为诊断的参考指标。

1.主要诊断指标

按症状出现次数的多少列表如下:

年龄	便秘	脘腹胀满	面色不华	形体消瘦	小便频数	纳呆
例数	24	16	11	10	9	7
占样本例数百分比	100%	69.6%	47.8%	43.5%	39.1%	30.4%

2.参考诊断指标

心烦 5 症次,口干咽燥 5 症次,头晕 5 症次,气短 5 症次,咳喘 4 症次,失眠 4 症次,身疲乏力 4 症次,精神抑郁 4 症次,自汗出 4 症次。

水液代谢主要依靠脾胃的吸收、转输,肺的输布,肾的气化功能。若津枯血燥,肠道失润,则大便秘结;腑气不通,气机升降失司,则脘腹痞闷,甚至胀痛不舒、纳呆食少;气血津液化源不足,则面色不华、形体消瘦、口干咽燥、头晕、气短、乏力;若胃中有热,热盛伤津,脾之转输功能为胃所约束,不能为胃行其津液,致使津液偏渗于膀胱,则小便频数;邪热内扰,则心烦、失眠、汗出;腑气不通,肺失宣肃,则咳嗽气喘;肝郁气滞,则精神抑郁。

《伤寒论》中只有一条记载麻子仁丸证,共出现小便数、大便硬两个症状。统计结果,这两个症状均被纳入主要诊断指标,同时还增加了脘腹胀满、纳呆食少、面色不华,形体消瘦四个症状。它反映出麻子仁丸证的病理机制,可见古今应用麻子仁丸的诊断指标基本一致。其参考诊断指标,也从不同角度补充其不足,扩大了临床应用范围。

(二)舌象及舌象诊断指标

1.舌质

24 例病案中,有舌质记载者 15 例,共 4 种变化。其中红舌(红、红绛、尖边红)13例,占有舌质记载的 86.7%;淡舌 2 例。可见红舌是麻子仁丸证的多见舌象,它反映出热盛津伤的病机特点,故可作为舌质的诊断指标。淡舌虽少,但提示麻子仁丸证不仅是津伤液燥,而且常有气血不足之征。

2.舌苔

24 例病案中,有舌苔记载者 18 例,共 6 种变化,其中黄苔(薄黄、黄燥)8 例,占有舌苔记载的 44.4%,薄白少津 6 例,苔少 3 例,苔白腻 1 例。可见黄苔或白苔少津或少苔是麻子仁丸证的多见舌苔,它反映了津伤热燥的病机特点,故可作为舌苔的诊断指标。

(三)脉象及脉象诊断指标

在全部病案中有脉象记载者 20 例,共 6 种变化,36 脉次。取其次数较多的 3 种脉象列表如下:

脉象	细	数	弦	合计
脉次	10	8	6	24
百分比	50%	40%	30%	

表中所示,细脉出现的概率最高。细主血少伤精,数主热盛,弦主气机升降失常。细、数、弦 3 种脉象,反映出麻子仁丸证热盛津伤、大肠失润、通降失顺的病机特点,故可作为脉象的诊断指标。由于病情较为复杂,临床上很少单独出现上述脉象,常以弦细、弦数、细数的形成出现。此外,还有诊跌阳脉浮而涩和小儿查指纹淡红细长各 1 例。

四、用药规律

根据统计结果,将麻子仁丸原方各药物使用情况列表如下:

药物	出现次数	有药量记载(次)	最大量(g)	最小量(g)	常用量(g)	备注
火麻仁	23	15	30	3	10~20	

芍药	22	14	20	10	10~15	
枳实	23	15	15	1	10~15	枳壳易枳实4例
大黄	22	14	15	3	8~12	酒军5例
厚朴	23	15	15	1	10~15	
杏仁	22	14	15	2	10~15	

表中所示的最小用量,一般为儿童用量,常用量指汤剂而言。

若气虚者加党参、黄芪、白术、甘草;阴虚者加生地、元参、麦冬;血虚者加当归、首乌;阳虚者加附子、肉桂;气滞腹胀者加陈皮、木香、莱菔子;食滞者加谷芽、神曲、内金。

全部病例均采用口服给药,其中采用丸剂者8例,若便秘重者每次可加服大黄末1g,或冲服蜂蜜30g,常用量为每日15~30g,分3次口服;采用汤剂者15例,多为病情比较复杂,便秘较重者,这是由于汤剂易于加减变化的缘故。火麻仁、杏仁多脂不宜久煎,大黄宜后下。一般每日1剂加蜜30~60g,分2次温服。少者服药1剂即愈,多者连服30余剂,未见任何副作用,一般2~3剂为宜。服药后有便通纳增,尿少便溏,汗止胀减的记载。恢复期多以滋阴养血、生津润燥为主善后。

五、本证在中医学与现代医学疾病中的分布

在24例病案中,有中医诊断者12例,含6个病症,主要以便秘为主。有西医诊断者18例,含18个病名,如慢性咽炎、贲门痉挛、幽门梗阻、肠粘连术后、不完全性肠梗阻、感冒、习惯性便秘、痔疮、肛裂、冠心病、肺心病、高心病、支气管哮喘、糖尿病、老年性精神病、脑血栓形成、胆心综合征、妊娠便秘,可见麻子仁丸广泛用于内、外、妇等多科疾病的治疗,但主要为消化系统、循环系统疾病。

小结

根据统计结果,麻子仁丸证证治规律如下:

1.麻子仁证男女均可发病,但以46岁以上(含46岁)的老年男性为多见。

2.四季皆可发病,但以秋季发病为最,具有一定的季节性。

3.主要病因为感受外邪、情志不调、年老体衰三个方面。基本病机为津亏液燥、肠道失润、腑气不通。

4.主要诊断指标：便秘,脘腹胀满,面色不华,形体消瘦,小便频数,纳呆食少,舌质红,苔黄燥或苔白少津,脉细、数、弦,但多以细数、弦细、弦数的形式出现。

5.对于不完全符合上述标准,只要符合麻子仁丸证之病机,证属津枯液燥之便秘者,无论外感内伤,皆可用麻子仁丸治之。

6.基本治疗原则是滋阴润燥、行气疏导、泄热通便,给药途径为口服,剂型根据病情之轻重缓急,则可采用丸剂或汤剂,恢复期多以滋阴养血、生津润燥之剂善后。

7.麻子仁丸可广泛用于内、外、妇等多种疾病的治疗,但主要为消化系统、循环系统疾病。

栀子柏皮汤证

栀子柏皮汤见于《伤寒论》第 261 条,原方由栀子、黄柏、甘草三味药组成。现将使用栀子柏皮汤治疗的古今医案 9 例进行统计分析,情况如下。

一、发病规律

(一)性别

9 例医案中,有性别记载者 9 例,其中男 5 例,女 4 例,男女之比为 1.25:1。可见本证男女均可发病,但无显著性差异。

(二)年龄

9 例医案中,有年龄记载者 8 例,最小 6 岁,最大 42 岁。其中 16 岁以下 1 例,16~30 岁 6 例,占记载总数 66.7%,31~45 岁 1 例,46 岁以上者无记载。可见本证多见于青年人。

(三)季节

9 例医案中,有发病季节记载者 1 例,为春季。

二、病程及病史

9 例医案中,有病程记载者 4 例,最短 3 天,最长 3 年。有病史记载者 8 例,其中腹痛 3 例,身黄 2 例,发热、泄泻、目赤流泪各 1 例。

三,症状、舌、脉统计结果

(一)症状及症状诊断指标

9 例病案中记载症状 19 种,38 症次,平均每例病案出现 4 个症状。按平均每例 4 个症状计算,出现次数最多的前 4 个症状为本证的多见症状,具有症状诊断指标的意义。现将这些症状按出现次数的多少,列表如下:

症状	发热	腹痛	黄疸	里急后重
例数	4	4	3	3
占样本例数百分比	44.4%	44.4%	33.3%	33.3%

《伤寒论》第 261 条记载了"发热"、"身黄"两症状,主要表现为湿热发黄、热重于湿型。本统计结果又出现"腹痛"、"里急后重"两个湿热痢疾的代表症状,湿热痢疾的另一代表症状"便脓血"出现 2 例,因而未被收集到本统计结果中。因此说栀子柏皮汤不仅可以治疗湿热黄疸,还可治疗湿热痢疾。

（二）舌象及其诊断指标

1.舌质

9 例医案中,有舌质记载者 2 例,均为红舌。可见舌质红反映出湿热内蕴而热重的病理,故可作为本证的舌质诊断指标。

2.舌苔

9 例医案中,有舌苔记载者 3 例,记载 4 种舌苔。其中黄、腻苔各出现 2 次,白、滑苔各出现 1 次。可见舌苔统计分布不呈集中趋势,诊断指标难以确定,但出现次数相对较多的黄腻苔反映出本证湿热内蕴之病理。故似可将舌苔黄腻作为诊断指标。

（三）脉象及其诊断指标

9 例医案中,有脉象记载者 3 例,其中数脉出现 2 次,弦、缓、滑脉各出现 1 次。可见脉象分布不呈集中趋势,又因记载例数少,故脉象诊断指标难以确定。但数脉反映出邪热内炽之病理,故似可作为本证脉象参考诊断指标。

四、用药规律

根据统计结果,现将栀子柏皮汤原方各药物使用情况列表如下:

药物	出现次数	有药量记载(次)	最大量(g)	最小量(g)	常用量(g)
栀子	7	2	10	6	6~10
黄柏	7	2	6	5	5~6
甘草	6	0	/	/	/

五、本证在中医和现代医学疾病中的分布

9 例病案中,有中医诊断者 5 例,含 2 个病名,其中痢疾 3 例,黄疸 2 例;有现代

医学诊断者 4 例,3 例为细菌性痢疾,另有 1 例属眼科疾患,为眼睑瘙痒者。

小结

根据上述统计结果,栀子柏皮汤证证治规律如下:

1.本证男女皆可发病,发病以青年居多。

2.基本病机为湿热内蕴、热重于湿。

3.主要诊断指标:发热,黄疸(身黄、目黄、小便黄),腹痛,里急后重,舌质红。

4.栀子柏皮汤证的治疗原则为清泄湿热。

5.栀子柏皮汤可治疗多种内伤疾患,而以黄疸、痢疾属湿热型者为主。

麻黄连翘赤小豆汤证

麻黄连翘赤小豆汤见于《伤寒论》262 条,由麻黄、连翘、赤小豆、杏仁、大枣、生梓白皮、生姜、甘草八味药组成。共收集病案 105 例,通过对其统计分析,总结其证治规律如下。

一、发病规律

(一)性别

105 例病案中,有性别记载者 66 例,其中男 32 例,女 34 例,男女发病无显著差异。

(二)年龄

105 例病案中,有年龄记载者 70 例,最小者 1 岁,最大者 67 岁。分布情况如下表:

年龄	16 岁以下	16~30 岁	31~45 岁	46~60 岁	60 岁以上	合计
例数	31	11	10	12	6	70
百分比	44.3%	15.7%	14.3%	17.1%	8.6%	100%

从上表可见,各年龄组均可发病,其中 16 岁以下年龄组病例较多。分析病案发现,这与近年来麻黄连翘赤小豆汤多用于小儿肾炎关系密切,此组 31 个病案竟有 22 例为小儿肾炎水肿,证候表现均为湿热郁结于里而又兼表邪不解之证。

(三)季节

105 例病案中,有发病时间记载者 46 例。各个季节发病情况如下表:

季节	春(2~4 月)	夏(5~7 月)	秋(8~10 月)	冬(11~1 月)	合计
例数	13	10	11	12	46
百分比	28.3%	21.7%	23.9%	26.1%	100%

统计结果表明,麻黄连翘赤小豆汤证的发病季节性不强,四季均可发病。

二、病程及病史

全部病案中,有病程记载者53例,病程2天~3年不等。有外感病史者19例,有发黄病史者18例。

三、症状、舌、脉统计结果

(一)症状及症状诊断指标

105例病案中记载症状56种,615症次,平均每例5.9个症状。按平均每例6个症状,把出现次数占前6位的症状列出如下表:

症状	发热	尿短赤	水肿	恶寒	发黄	食少
例数	44	40	38	28	25	24
占样本例数百分比	41.9%	38.1%	37.1%	26.7%	28.8%	22.9%

由上表可见,发热恶寒、水肿、发黄(色鲜明)、食少、尿短赤是麻黄连翘赤小豆汤临床应用的多见症状,因此具有症状诊断指标的意义,体现出湿热内蕴兼感外邪的病理变化。

把《伤寒论》原著中麻黄连翘赤小豆汤条文所载症状,与统计出的症状加以对照,原文叙症较简,仅言"伤寒,瘀热在里,身必黄,麻黄连翘赤小豆汤主之。"其中身黄为相同症状,而发热恶寒与"伤寒"相符合,尿短赤、食少、水肿均属于"瘀热在里"的病变。另外,症次较多的还有头身痛20例、腹胀19例、咳嗽17例、呕恶15例、心烦12例,这些可以作为症状诊断的参考指标。其余症状均在10例次以下,已失去典型意义。

(二)舌象及其诊断指标

1.舌质

105例病案中,有舌质记载者33例,共有2种变化。其中舌红26例,占78.9%;淡红7例,占21.2%。两种舌象反映了麻黄连翘赤小豆汤证湿热内蕴的病理变化,故舌红或淡红为麻黄连翘赤小豆汤证诊断的舌象指标。

2.舌苔

105例病案中,有舌苔记载者55例,以黄、腻、薄、白苔为多,且常相兼。统计如下表:

舌苔	黄腻	薄黄	薄白	腻	合计
例数	17	15	11	9	52
百分比	30.9%	27.3%	20%	16.4%	94.5%

苔黄为热,腻为湿,黄腻相兼主内有湿热蕴结。因此舌苔黄腻可作为麻黄连翘赤小豆汤证的舌苔诊断指标。苔薄白多为外感病邪或病程尚短,湿热之象还未在苔上反映出来,但已伴见身黄、小便短赤、口微渴等症,仍用麻黄连翘赤小豆汤解表散邪,清热除湿。故苔薄白可作为参考诊断指标。

（三）脉象及其诊断指标

105 例病案中,有脉象记载者 52 例,分布比较离散,共有单脉 11 种,1114 脉次。把超过 10 脉次者例表如下:

脉象	数	浮	弦	滑	小计
脉次	26	19	16	12	73
百分比	50%	36.5%	30.8%	23.1%	

由上表可见,数、浮、弦、滑脉象出现率相对较高,其表现形式四种脉象互相复合,或同濡、大等脉相兼,共 43 例,占有脉象记载例数的 82.7%。以上脉象基本反映了麻黄连翘赤小豆汤证湿热兼表的病理机制,故把数、浮、弦、滑之脉作为本证的脉象诊断指标。

四、用药规律

105 例病案中,用药 69 味,742 味次。麻黄连翘赤小豆汤原方药物应用情况如下表:

药物	出现次数(次)	有药量记载(次)	最大量(g)	最小量(g)	常用量(g)
麻黄	91	76	10	1	6~9
连翘	89	74	30	5	6~12
赤小豆	80	65	30	6	9~15
杏仁	72	57	15	6	6~9
生梓白皮	3	2	15	10	9~15
生姜	42	30	10	2	6~9
大枣	41	29	30(枚)	2(枚)	6~9(枚)
甘草	61	51	10	1	6~9

统计分析中发现,生梓白皮仅见 3 例,而代之以桑白皮,共见 52 例,常用量为 15g 左右。全部病案有用药途径记载者,均为水煎口服。

本组病案根据不同病情,加药 61 味,211 味次。其主要加减变化规律是:利水渗湿药最多,为 68 味次,以下依次是理气药 41 味次,清热解毒药 34 味次,解表药 28 味次,活血化瘀药 19 味次,清热燥湿药 15 味次。

在用药变化中,水肿者加茯苓、泽泻、白术;尿短赤明显者加白茅根、滑石;黄疸者加茵陈蒿、龙胆草、栀子、黄柏;气郁明显者加柴胡、香附、木香;表证重者加桂枝、防风、菊花;呕恶甚者加半夏、竹茹、代赭石;食少者加神曲、山楂、内金、麦芽。

五、本证在中医和现代医学疾病中的分布

105 例中病案,有中医诊断者 41 例,含 22 个病名,主要有黄疸、水肿、痹证、咳喘、呕吐、衄血、发热、瘾疹、小便不利、太少合病、太阳阳明合病,表明麻黄连翘赤小豆汤广泛应用于多种疾病的治疗,不仅用于阳黄兼表证,还大量用于内伤杂病的治疗。

在现代医学领域里,麻黄连翘赤小豆汤广泛适用于消化系统、泌尿系统、神经系统、循环系统、呼吸系统、传染及儿科疾病的治疗,有现代医学诊断记载者 45 例,包括 316 个病种,以黄疸、肝炎、小儿肾炎为多见,达 22 例,占 71.1%。

小结

本文通过对麻黄连翘赤小豆汤古今医案 105 例的统计分析,现总结出其证治规律如下:

1.本证男女均可发病;各个年龄组均有发病,年龄跨度为 1~67 岁,16 岁以下发病率较高;发病的季节性不明显,四季均可发病。

2.主要诊断指标:发热,恶寒,水肿,发黄(色鲜明),食少,尿短赤,舌质红或淡红,苔黄腻或薄黄,脉数、浮、弦、滑。

3.麻黄连翘赤小豆汤证的基本病机为湿热内蕴兼表邪未解。

4.麻黄连翘赤小豆汤为水煎口服。

5.麻黄连翘赤小豆汤,广泛应用于中西医多科疾病,以黄疸、肝炎、小儿肾炎为常用。

桂枝加芍药汤证

桂枝加芍药汤出自《伤寒论》第279条,由桂枝、芍药、甘草、生姜、大枣五味药组成,本文共收集古今医案40例,对此进行统计分析,总结如下。

一、发病规律

（一）性别

40例病案,有性别记载者26例,其中男7例,女19例,发病率女性较高于男性。这与男性体质相对较强,女性体质较弱有关。

（二）年龄

40例病案中有年龄记载者29例,最小者3岁,最大者80岁,较集中于3~6岁和45岁以上这两个年龄段,即儿童和中老年发病比较多见。因这两个年龄段抗病能力相对较低,易患外感和太阴病。少儿为稚阴稚阳之体,脏腑娇嫩,中气不充,常因感受外邪或饮食不节、饮食不洁伤及中阳,出现脾胃虚弱的病理变化。老年人正气日衰,中焦阳气相对不足,消化吸收功能减弱,亦易造成脾胃虚寒的病变。

二、病程及病史

40例病案中有病史记载者30例,其中28例有慢性病史,或为久病劳伤,或为手术后遗症,或为外感兼呕泄等,其病史均与营卫不和,中阳不足,脾胃虚寒关系密切。

三、症状、舌、脉统计结果

（一）症状及症状诊断指标

40例病案中共记载症状28个,208症次,平均每例5.2个症状。把出现次数较多者列表如下:

症状	腹痛	腹胀满	下利	消瘦	神疲
例数	36	18	15	13	11
百分比	90%	45%	37%	32.5%	27.5%

如表所示,神疲、消瘦、腹满痛、下利是桂枝加芍药汤临床应用的多见症状,因此具有症状诊断指标的意义,体现了中阳不足、脾胃虚弱的病理变化。虽然发热、恶寒、头身痛、便秘等症亦见几例,终因病例尚少,失去典型意义。

《伤寒论》原著中桂枝加芍药汤条文所载症状仅有"腹满,时痛"二症,与统计出的症状相对照,腹满痛在资料统计中列首位,说明腹满痛是临床应用桂枝加芍药汤的首要指征,统计出的腹满痛绝大部分为喜温喜按,其痛绵绵或隐痛,反映了中焦阳虚、脾胃虚寒的病理变化。统计分析中发现,下利或便溏是桂枝加芍药汤的主要应用症状。相反发现有 4 例便秘的病案,亦用桂枝加芍药汤治疗而取效。分析此四病例,亦属脾胃阳虚、运化失职所致。症虽相反,病机相同。亦证明桂枝加芍药汤具有双向调节作用。

(一)舌象及其诊断指标

40 例病案中有舌质记载者较少,仅有淡舌 4 例。有舌苔记载者 11 例,共有 3 种变化,即白滑(5 例)、薄白(3 例)、白腻(2 例)。上述舌象均反映了中阳不足的病理变化,可作为桂枝加芍药汤证的舌象诊断指标。

(三)脉象及其诊断指标

有脉象记载者 21 例,共有单脉 10 种,48 脉次。为分析方便把兼脉变成单脉统计如下表:

脉象	沉	缓	浮	弱
脉次	12	9	7	6
百分比	57.1%	42.9%	33.3%	28.6%

以上四种脉象出现率相对较高。其表现形式,有的互相复合,或同滑、弦、涩、细等脉相兼。其中浮脉既可主表邪,亦可主正虚。故沉、缓、浮、弱四脉可作为桂枝加芍药汤证的脉象诊断指标。

四、用药规律

在全部 40 个病案中,用药 28 味,229 味次。桂枝加芍药汤单方药物应用情况如下表:

药物	出现次数(次)	有药量记载(次)	最大量(g)	最小量(g)	常用量(g)
桂枝	40	14	20	3	9~12
芍药	40	14	30	6	9~12
甘草	39	13	20	6	6~9
生姜	39	13	10	3	6~9
大枣	37	11	15(枚)	3(枚)	3~6(枚)

统计结果表明,芍药用量较大,但未见毒副作用,这与《伤寒论》桂枝加芍药汤为桂枝汤加重芍药用量,其义相一致。全部病案有用药途径记载者均为水煎口服。

在加减用药变化中,形寒肢冷者加附子、干姜;神疲乏力、自汗者加人参、黄芪;气滞腹胀者加枳实、厚朴;下利甚者加秦皮、白头翁;食少纳呆者加内金、麦芽、砂仁;呕恶者加半夏、竹茹、赭石等。药物加减体现了辨证施治、随症加减的原则。

五、本证在中医和现代医学疾病中的分布

40例病案中,有中医诊断者21例,含8个病名。主要有腹痛,腹胀,下利,胃脘痛等症。病变以脾胃、大肠为中心,以太阴病为主。

在现代医学领域里,桂枝加芍药汤主要应用于消化系统的病变。有现代医学诊断记载者18例,以慢性肠炎、手术后肠粘连、肠狭窄、腹膜炎、胃炎、胃溃疡为主,其中,手术后肠粘连等后遗症是当前临床上难治之症,用桂枝加芍药汤治疗术后粘连等引起的腹痛,具有很好的疗效,有深入研究和推广应用的价值。

小结

通过对桂枝加芍药汤古今医案40例的统计分析,现总结出其证治规律如下:

1.本证男女均可发病,发病率女性高于男性;各个年龄组均有发病,以小儿和中老年人为多见。

2.桂枝加芍药汤证的基本病机为营卫不和、中焦阳虚、脾胃虚寒。

3.主要诊断指标:神疲消瘦,腹满痛,下利,舌淡,苔白、滑、腻,脉沉、缓、浮、弱。

4.桂枝加芍药汤为水煎口服,方中重用芍药。

5.本方主要应用于中医属脾胃虚寒的腹满痛,下利等症。应用于西医的消化系统病变,以慢性肠炎、各种原因所致腹痛为多见。

桂枝加大黄汤证

桂枝加大黄汤见于《伤寒论》第 279 条,原方由桂枝、芍药、生姜、大枣、甘草、大黄六味药组成。对所收集到的用桂枝加大黄汤治疗的古今医案 18 例进行统计分析,总结如下。

一、发病规律

(一)性别

18 例病案中,记载性别者 13 例,其中男 6 例,女 7 例,男女之比为 1:1.2,发病率女性略高于男性,但无显著性差异。

(二)年龄

18 例病案中,有年龄记载者 12 例,年龄跨度为 4~60 岁。其中 16 岁以下 3 例,占 23%;16~30 岁 5 例,占 38.5%;31~45 岁 3 例,占 23%;46~60 岁 2 例,占 15.4%;60 岁以上者无报道。可见各年龄组均可发病,且以青壮年居多。

(三)季节

18 例病案中,有发病季节记载者 7 例,其中春 1 例,夏 4 例,秋 2 例。因例数少,故无统计学意义。

二、病程及病史

18 例病案中,有病程、病史记载者 7 例,病程跨度为 3~4 天。病史中腹痛 6 例,呕吐 2 例,麻疹 2 例,便秘、咳喘各 1 例。

三、症状、舌、脉统计结果

(一)症状及症状诊断指标

18 例病案中记载 36 种症状,96 症次,每例病案平均出现 5.3 个症状。按平均每例病案 5 个症状计算,出现次数最多的前 5 个症状为本证临床应用的多见症状,具有症状诊断指标的意义。现将这些症状按出现次数的多少,列表如下:

症状	腹痛	腹胀满	大便秘结	恶寒	发热
例数	14	9	8	5	5
占样本例数百分比	77.8%	50.0%	44.4%	27.8%	27.8%

由上表可见,腹痛、腹胀满、大便秘结、恶寒、发热反映出本证脾虚气滞、实邪阻滞,加之表邪未解的病机,具有症状诊断指标的意义。《伤寒论》279 条原文中只出现"大实痛"一症,而本统计中以腹痛、腹胀满、大便秘结代之。

(二)舌象及其诊断指标

1.舌质

18 例病案中,记载舌质者 2 例,分别为舌体胖与淡红舌。因样本少,故无统计学意义。

2.舌苔

18 例病案中,有舌苔记载者 9 例,记载 5 种舌苔,18 苔次。其中白苔 6 例,占记载总数 66.7%;腻苔 5 例,占 55.6%;黄苔 3 例,占 33%;燥、薄苔各为 2 例,占 22%。平均每例病案出现 2 种舌苔,所占比例最高的 2 种舌苔为本证舌苔诊断指标,即白、腻苔,它反映出脾胃虚弱的病理特点。

(三)脉象及其诊断指标

18 例病案中,9 例有脉象记载,共记载脉象 6 种,17 脉次,平均每例病案出现 1.09 种脉象。按每例病案出现 2 种脉象(复合脉)计算,出现次数最多的是沉脉 6 次,占 66.7%;缓脉 3 次,占 33.3%。因此,沉缓脉可作为本证脉象的诊断指标,它反映出脾胃虚弱的特点。

四、用药规律

国内医案用药多数均有单味药的剂量记载,而日本医案 7 例用药均为成方,每味药的剂量无记载,且方名为"桂枝加芍药大黄汤"。根据统计结果,现将桂枝加大黄汤原方各药物使用情况列表如下:

药物	出现次数(次)	有药量记载(次)	最大量(g)	最小量(g)	常用量(g)
桂枝	18	10	15	6	9~12
芍药	18	10	30	9	9~15
甘草	17	9	20	3	3~10
生姜	16	8	10	1.5	3~10
大枣	15	7	7(枚)	3(枚)	3~7(枚)
大黄	18	10	15	5	5~10

五、本证在中医和现代医学疾病中的分布

18例病案中,有中医诊断者9例,含8个病名,分别为便秘、泄泻、痢疾、不寐、麻疹、风疹、痛经、感冒,可见外感与内伤疾患均有。有现代医学诊断者5例,含5个病名,分别为慢性阑尾炎、慢性肠炎、机械性肠梗阻、肺炎、荨麻疹。

小结

根据上述统计结果,桂枝加大黄汤证证治规律如下:

1.男女老幼皆可发病,以青壮年居多。

2.主要病因是中焦虚弱、饮食不节、风寒外袭,主要病理是脾胃虚弱、实邪壅滞。

3.主要诊断指标:腹痛,腹胀满,大便秘结,恶寒,发热,苔白腻,脉沉缓。

4.桂枝加大黄汤证的基本治疗原则是通阳益脾、活血和络、兼以泻实。

5.桂枝加大黄汤证可用于内、外、妇、儿、皮肤等各科疾病的治疗。

麻黄细辛附子汤证

麻黄细辛附子汤见于《伤寒论》第301条,由麻黄、附子、细辛组成,在《伤寒论》中主要治疗太少两感证。我们收集了麻黄细辛附子汤证古今医案315例,对其进行统计分析,总结麻黄细辛附子汤证的主要证治规律如下。

一、发病规律

（一）性别

315例病案中,有性别记载者292例,其中男169例,女123例,男女之比为1.37:1,男性发病率高于女性。男为阳主动,每因饮食不节、劳累、房劳过度等损伤阳气,阳虚则易于感寒。女为阴主静,平素饮食一般较节制,因过劳等因素损伤阳气的情况亦较少见。从麻黄细辛附子汤的药物组成分析看,其主要应用于阳虚感寒或因阳虚所引起的病证,故男性患者多于女性。在病种分布上也明显不同,男性多是急慢性肾炎、阳痿、阴缩、睾丸痛等,女性一般是头痛等。

（二）年龄

315例病案中,有年龄记载者285例,最小者3个月,最大者78岁分布情况如下表:

年龄	16岁以下	16~30岁	31~45岁	46~60岁	60岁以上	合计
例数	22	58	103	58	44	258
百分比	7.7%	20.4%	36.1%	20.4%	15.4%	100%

从上表可以看出,16岁以下年龄组的发病人数最少,而31~45岁年龄组发病人数最多。这是因为,人处中年生活负担重,受劳累、情志因素影响的情况较多,加之饮食不规律、房劳等因素,每易伤及阳气,继而感寒,小儿虽为稚阴稚阳之体,由于无劳累、情志影响之虞,故患本证较少。从用药上也可知本证正虚不甚,而是以太阳表证为主,故青壮年易患此证。

（三）季节

315 例病案中,有发病时间记载者 169 例。各个季节发病情况如下表：

季节	春(2~4月)	夏(5~7月)	秋(8~10月)	冬(11~1月)	合计
例数	46	41	32	50	169
百分比	27.2%	24.3%	18.9%	29.6%	100%

从上表分析来看,发病季节性不太强。四季均可发病,但相对说来,以冬、春季为多。冬季寒气当令,早春阳气初开,阴寒未尽,对于阳虚之体来说均为易于感受寒邪的季时。夏季虽为炎热之时,但湿盛易于伤阳,对于素伴阳虚病人亦可引发本证。唯秋季主燥,虽微有寒热,但诱发本证机会少。

二、病程及病史

315 例病案中有病程记载者 112 例,病程 1 天~20 天不等。有感冒病史者 31 例,有出汗受风或感受寒凉病史者 38 例,有冒雨居住寒湿病史者 23 例。由上可知本方用于有风寒表证病史者病程都较短,一般 3 剂左右治愈。其中,出汗后感受寒邪的较多,这也说明了本证有卫阳虚的病理变化。有一部分湿邪为患病人,病程较长,用本方服 20 剂以上才能治愈。此与《伤寒论》用于治太少两感证略有出入。但据统计用本方治湿邪为患的疾病不少,壮阳可以胜湿,这与"湿盛阳微"的理论是一致的。

三、症状、舌、脉统计结果

（一）症状及症状诊断指标

315 例病案中记载症状 83 种,1716 症次,平均每例 5.4 个症状。按平均每例 6 个症状,把出现次数占前 6 位的症状列表如下：

症状	精神不振(嗜卧)	头身痛	恶寒	肢冷	发热	咳嗽
例数	172	131	121	114	97	68
占样本例数百分比	54.6%	41.6%	38.4%	36.2%	30.8%	21.6%

从上表可以看出,恶寒、发热是表证的表现,头身痛、咳嗽也是太阳经体征,精神不振、神疲嗜卧多由阳气虚衰或湿邪为患所致,肢冷也是阳虚的表现。不难看出麻黄细辛附子汤不仅应用于太少两感证,而且也应用于阳虚湿邪为患的病证。

《伤寒论》301条:"少阴病,始得之,反发热,脉沉者,麻黄细辛附子汤主之。"《伤寒论》用此方治疗正气衰微、阳虚感受表邪之证。在统计中发现后人大大扩展了麻黄细辛附子汤的应用,不仅应用于外感病,而且应用于内、外、妇、儿、五官等科疾病的治疗。在统计中,精神不振、嗜卧居首位症状,占54.6%,与肢冷同是阳虚表现,余下症状均为表证。从麻黄、附子、细辛三味药来看,麻黄可以宣肺解表平喘,细辛可以散寒解表,并可止痛,附子壮阳温肾,共同达到温肾壮阳、解表散寒的作用。仲景组方颇多巧妙之处,附子配麻黄助阳解表,使邪去而不伤正;细辛伍附子,温通经络,增强气化,通达上下,温利冷湿。麻黄、细辛合用温散太阳经腑,使经气通利,邪自表解。细辛、麻黄虽为发汗解表之峻品,今改附子为君,则无忧过汗亡阳、尿多伤阴之弊。三味配伍,可温可散,可表可里,可通可利,可升可降。可见阳虚外感表邪是麻黄附子细辛汤证的主要病机。确定此证的主要症状指标是:精神不振,恶寒,发热,肢冷,头身痛,咳嗽。在统计中我们发现,不管何证,只要具备阳虚或湿盛表现的,如小便清长、带下清稀、腰酸痛、咳喘痰鸣等均可应用。对于治疗寒邪侵犯肌表经络脏腑之阳虚外感风寒痹痛及沉寒冷积于脏腑之证也可应用。

(二)舌象及其诊断指标

1.舌质

315例病案中,有舌质记载者205例,共有7种变化。其中舌质淡白111例,占54.1%;舌体胖嫩34例,占16.6%;舌质暗24例,占11.7%;舌质淡20例,占9.8%;舌红8例,占3.9%;边有瘀点6例,占2.9%;舌体卷2例,占0.98%。可以看出,舌质淡白占首位,舌质淡白是阳虚的本象,是阳虚气血不能上承舌面所致。胖嫩也是阳虚的表现。阳虚气血运行不利,则舌质暗或边缘有瘀点。舌体卷占比例小,也是阳虚不运、阴血不足的缘故。可见舌质淡白是麻黄细辛附子汤证的主要舌质诊断指标。

2.舌苔

315例病案中,有舌苔记载者243例,其中以薄白苔、白滑苔为多见。详见下表:

舌苔	薄白苔	白滑苔	白苔	白腻苔	苔干	合计
例数	7	60	46	29	13	219
百分比	29.2%	24.7%	18.9%	11.9%	5.3%	10.1%

从上表可见薄白苔居首位。薄白苔是阳虚表邪内侵之象,白滑苔则是阳虚湿盛的表现。白苔主表证、寒证,腻苔是湿邪上泛舌面所致。苔干占比例小,可能是由于阳虚、津液不能上承而致。可见薄白苔、白滑苔是其主要舌苔诊断指标。

（三）脉象及其诊断指标

315 例病案中,有脉象记载者 295 例,以沉细为多见。记载 10 次以上的脉象列表如下:

脉象	沉细	沉紧	沉	沉迟	沉微	沉细紧	合计
例数	85	23	20	16	15	14	173
百分比	28.8%	7.8%	6.8%	5.4%	5.1%	4.7%	58.6%

为了便于分析,我们把复脉变成单脉作了统计,共有脉象 16 种,578 脉次。出现次数较多的如下表:

脉象	沉	细	紧	迟	弦
脉次	221	143	51	36	35
百分比	74.9%	48.5%	17.3%	12.2%	11.9%

由上表可见,沉脉和细脉是麻黄细辛附子汤证的主要脉象。沉脉主里,细脉主湿盛阻遏脉道,亦可见沉细脉。紧脉主寒,迟脉主阳虚阴盛,弦脉主痰饮、主湿。由此可见沉细脉为本证的主要脉象诊断指标。

四、用药规律

315 例病案中,用药 120 味,其中麻黄附子细辛汤单方药物应用情况如下表:

药物	出现次数(次)	有药量记载(次)	最大量(g)	最小量(g)	常用量(g)
麻黄	290	202	50	1.5	6~9
附子	296	204	100	1.5	9~15
细辛	301	206	30	0.3	3~5

由上表可见附子用量较大,而细辛一般是不过钱的。有少数病例细辛用量大至30g,这样的情况多是寒象重,煎服法多是先煎。麻黄用量较小,本方虽为太少两感证而设,但对阳虚、湿邪内生或感受湿邪者亦可用之。盖肾阳为人体阳气之根本,肾阳振则心阳亦振,心阳振则血脉得以畅行、阳气得以布散,故附子不但为温肾主药亦系温运心阳的要药。

用药途径全是口服,多以上三味药为主加减,水煎服。本组病案根据不同病情加药 117 味,504 味次,其主要加减变化规律:温阳补气药,174 味次,解表散寒、宣肺平喘药 163 味次,祛湿化痰药 101 味次,活血化瘀药 46 味次,清热药 10 味次。表邪甚者加荆芥、白芷、菊花、苍耳子、桂枝等;气虚阳弱者加干姜、茯苓、白术、肉桂、菟丝子等;痰湿盛者加半夏、猪苓、陈皮、滑石等;血瘀者加当归、丹参、川芎、红花等。从统计看,单味药加味次数多的依次为甘草、桂枝、茯苓、白术、生姜、干姜、半夏等。

五、本证在中医和现代医学疾病中的分布

315 例病案中有中医诊断者 98 例,含 26 个病名,属外感者 20 例,内伤杂病 78 例,二者之比为 1:3.9,表明麻黄附子细辛汤主要用于内伤杂病。中医诊断以水肿、暴喑、头痛、太少两感证为多。

有现代医学诊断者 39 例,含 23 个病名,主要用于急性肾炎、慢性肾炎、坐骨神经痛、三叉神经痛、心动过缓以及关节炎等。其中以急慢性肾炎、神经痛为多,达 18 例,占 46.2%。

小结

通过对麻黄细辛附子汤证古今医案 315 例统计分析,总结其证治规律如下:

1.麻黄细辛附子汤证,男女均可发病,以男性为多;31~45 岁发病率最高;发病季节春、冬为多。

2.主要诊断指标:精神不振,恶寒,发热,肢冷,头身痛,咳嗽,舌质淡白,苔薄白或白滑,脉沉细。

3.基本病机为阳虚感受寒邪,

4.用药以附子量最大,细辛、麻黄最小,均为口服。并根据病情加温阳补气、宣肺解表、健脾祛湿药。

5.在现代医学疾病分布中,以急慢性肾炎、神经痛为主治。

麻黄附子甘草汤证

麻黄附子甘草汤出于《伤寒论》第 302 条,原方由麻黄、附子、炙甘草三味药组成。现将使用麻黄附子甘草汤治疗的古今医案 4 例进行统计分析,情况如下。

一、发病规律

(一)性别
4 例医案中,记载性别者 3 例,全部为男性。

(二)年龄
4 例医案中,记载年龄者 3 例,年龄跨度为 14~68 岁。

(三)季节
4 例医案中,记载发病季节者 3 例,春 1 例,夏 2 例。

二、病程及病史

记载病程者 2 例,分别为 9 个月及 10 年,记载病史者 2 例,分别为咳喘及咽痛。

三、症状、舌、脉统计结果

(一)症状及症状诊断指标

4 例医案共记载 17 种症状,24 症次,平均每例出现 6 种症状。按平均每例 6 种症状计算,出现次数最多的前 6 种症状,为麻黄附子甘草汤临床应用的多见症状,具有诊断指标意义。现将这些症状列表如下:

症状	肢冷	面色㿠白	便溏	恶寒	头痛	咳痰
例数	3	2	2	2	2	2
占样本例数百分比	75%	50%	50%	50%	50%	50%

原方 302 条麻黄附子甘草汤证并未记载症状,以本统计结果看,肢冷、面色㿠白、便溏虽属阳虚表现,但不重;恶寒、头痛为表证,因阳虚则水湿不运,聚而生痰,复加之外感,故咳嗽有痰。因上述诸症符合本证病机,故可作为诊断指标。

（二）舌象及其诊断指标

1.舌质

4 例医案中,有舌质记载者 3 例,均为淡舌,淡舌可作为舌质诊断指标。

2.舌苔

4 例医案中,有舌苔记载者 3 例,记载 5 种舌苔。其中白、黄、薄苔各出现 2 次,厚、腻苔各出现 1 次。可见,舌苔分布不呈集中趋势。

（三）脉象及其诊断指标

4 例医案中,记载脉象共 3 例,记载单脉 4 种。其中沉脉出现 3 次,细、迟、微脉各出现 1 次。可见,沉脉反映出阳虚之病理,故可作为诊断指标。

四、用药规律

根据统计结果,现将麻黄附子甘草汤原方用药情况列表如下:

药物	出现次数（次）	有药量记载（次）	最大量（g）	最小量（g）	常用量（g）
麻黄	4	4	10	0.9	0.9~10
附子	4	4	60	0.9	0.9~15
甘草	4	4	20	0.3	0.9~10

五、麻黄附子甘草汤证在中医和现代医学疾病中的分布

4 例医案中,只有 1 例诊断为喉痹。

小结

根据上述统计结果,麻黄附子甘草汤证的证治规律如下:

1.基本病机为阳虚兼外感。

2.主要诊断指标:肢冷,面色㿠白,便溏,恶寒,头痛,咳痰,舌淡,脉沉。

3.麻黄附子甘草汤证的治则为温经解表。

黄连阿胶汤证

《伤寒论》记载黄连阿胶汤方只有 1 条,即少阴篇第 303 条,方由黄连、黄芩、芍药、鸡子黄、阿胶组成,主治少阴热化证、阴虚火旺导致之心烦失眠者。现通过对古今医案 144 例的统计分析,归纳黄连阿胶汤证的证治规律如下。

一、发病规律

(一)性别

144 例病案中,有性别记载者 136 例,男 74 例,女 62 例,男女之比为 1.19:1,发病率男性略高于女性。在具体病例中也有例外,在统计中发现,属心肾不交的失眠、脏躁证,女性明显多于男性,女为 27 例,男为 14 例,女患者几乎是男患者的两倍,这说明黄连阿胶汤证在神经系统疾病中多用于女性患者。

(二)年龄

144 例病案中,有年龄记载者 122 人,最小者 1 岁,最大者 70 岁。分布情况如下表:

年龄	16 岁以下	16~30 岁	31~45 岁	46~60 岁	60 岁以上	合计
例数	7	38	43	27	7	122
百分比	5.7%	31.2%	35.3%	22.1%	5.7%	100%

从统计表中可以看出,青壮年组发病率较高,占全部有年龄记载者的 88.6%,这可能与青壮年气血旺盛,发病后易化热伤津,内灼真阴,而导致阴虚火旺有关。统计中还发现,16 岁以下、60 岁以上两个年龄组黄连阿胶汤证出现率偏低,究其原因,老年人肾气渐衰,邪入少阴从阴化寒者多,从阳化热者少,正如《素问·阴阳应象大论》中云"年六十,阴痿气大衰,九窍不利,下虚上实,涕泣俱出矣。"故此年龄组少阴虚热证少见是可以理解的。至于 16 岁以下的少儿,特别是 3 岁以下的婴幼儿病人,脏腑柔弱,易虚易实,易寒易热,虽发病后变化迅速,但病变机理单一,因此导致统

计病例中黄连阿胶汤证例数较少。统计中发现,16 岁以下少儿患者病情均较重,且病程较长,统计中的 7 例患者,均有明确的西医诊断,具体为脓血痢、高热抽搐、麻疹合并肺炎三类,属感染性热病,且病程较长,在 9 天~1 个月之间。因此在施治过程中需慎重处理,以防延误时机,出现变证。

(三)季节

144 例病案中,有发病时间记载者 62 例。各季节发病情况如下表:

季节	春(2~4 月)	夏(5~7 月)	秋(8~10 月)	冬(11~1 月)	合计
例数	15	20	17	10	62
百分比	24.2%	32.3%	27.4%	16.1%	100%

如表所示,黄连阿胶汤证发病季节性不强,四季均可发病,无明显差异。

二、病程及病史

144 例病案中有病程病史记载者 121 例,病程从 3 天~30 年不等。在全部病例中,病史以产后疾病、出血类疾病和发热性疾病为主。在有明确西医诊断的病例中,含急性坏死性小肠炎、肠伤寒、直肠溃疡出血、功能性子宫出血、肺结核咯血、肾结核及不明原因的血尿、结肠息肉、蛛网膜下腔出血、支气管扩张症、眼球出血等病人 37 例,产后病人 10 例,两项约占 38.8%,这一点从病史、病因角度说明,失血、发热是导致黄连阿胶汤证的主要病因之一。少阴属心肾,心主血、肾藏精,产后、术后及失血过多,心肾之阴无不虚损。热为阳邪,热盛则灼伤真阴。肾阴虚损,心火旺盛则导致少阴阴虚火旺证。正如《素问·逆调论》所说:"阴气少而阳气盛,故热而烦满也。"《证治汇补·发热》篇也指出:"一切吐血、便血、产后、崩漏,血虚不能配阳,阳亢发热。"《伤寒论》也有"少阴病,八九日,一身手足尽热者,以热在膀胱,必便血也"的论述。因此,古有"失血家,亡血过多,心失其滋养,故多发烦……夜不能寐,黄连阿胶汤主之"之说。现代《伤寒论方解》也把下脓血、咯血作为黄连阿胶汤的适应证,认为此方主治少阴温热之证。

从发病时间来看,121 例有病程病史记载者,病程超过 1 个月者为 101 例,占83.5%,此结果说明黄连阿胶汤证一般病程较长。这与《伤寒论》中"少阴病,得之二三日以上,心中烦,不得卧,黄连阿胶汤主之"记载相比,在出现本证的时间方面相差较大。究其原因,可能与统计病例绝大多数属于内伤杂病,病程较长有关。

从发病诱因看,全部病例中除如前所述,发热、产后及失血是导致本证出现的主要原因外,还发现不少病例的病史中都有精神刺激的记载,如中年丧妻、暴怒、思念亲人、工作紧张、家庭纠纷、因事忧虑等。因此在本证的治疗中,除辨证用药外,尚需用言语加以疏导,使患者避免精神刺激,是不可缺少的环节。

三、症状、舌、脉统计结果

（一）症状及症状诊断指标

144 例病案中记载症状 127 种,819 症次,平均每例病人 5.7 个症状。按平均每例 8 个症状,把出现次数占前 8 位的症状列表如下:

症状	心烦	不得眠	发热	阴虚内热	尿路刺激征	口干渴	头晕目眩	下利便血
例数	118	90	56	55	44	47	38	34
占样本例数百分比	81.9%	62.5%	38.9%	38.2%	30.6%	32.6%	26.4%	23.6%

阴虚内热证,含五心烦热、颧红、盗汗、消瘦、骨蒸;尿路刺激征,含尿急频涩痛、尿血、小便黄赤短少。

从上表统计结果可以看出,心烦不得眠、发热、阴虚内热、尿路刺激征、口干渴、头晕目眩、下利便血是黄连阿胶汤证临床应用症状诊断指标。这与江苏中医研究所编著的《伤寒论方解》中提出的黄连阿胶汤适应证(虚烦不眠、咽燥口干、久痢、腹痛、下脓血、心下痞或咯血而见阴虚内热象者)比较吻合。体现了黄连阿胶汤证邪入少阴、从阳化热、热灼真阴、肾水亏于下、心火亢于上的基本病机。

《伤寒论》原著中黄连阿胶汤证只有一条,共记载了两个症状,即"心中烦,不得卧。"此二症在统计中出现率居所有症状之首,说明张仲景对黄连阿胶汤证的认识是符合客观事实的,至今仍有较强的临床指导意义。另外,发热、口干渴、头晕目眩、下利便血、阴虚内热及尿路刺激征诸症的出现,说明黄连阿胶汤临床应用范围在逐步扩大。目前临床上有不问病因同异,症状是否一致,但求其病机相同即化裁用之的倾向,即所谓异病同治。如一位 43 岁男子,自述两年来无其他诱因发现双下肢发凉,并逐渐向上发展到腰部,向下蔓延至足心,犹如赤脚立于冰上,令人难耐。惟活动后稍感舒服,并伴有下肢麻木,如虫行皮中状。屡服补肾壮阳药、益气养血等汤剂 200 余剂。兼服金匮肾气丸、参茸药酒均未见效。后请刘渡舟教授主治,发现其面色红润、目光炯炯、语声洪亮。细询病情,尚有心烦、卧寐不宁、性欲减退等症,见其舌质红艳而少苔、脉弦细而数,刘教授认为属心火不能下济,肾水不能上滋,火盛于上,阳气痹阻而不能下达,下失阳气温煦导致两腿发冷,故用黄连阿胶汤而获愈。此例说明,只要病机相同,便可使用此方,不必要求各症悉具。

在其余症状中,便秘、心悸症状出现率也较高,可作为临床诊断之参考指标。

（二）舌象及其诊断指标

1.舌质

144例病案中有舌质记载者94例,占65.3%。舌质共有舌红、舌淡、舌紫三种变化,其中舌红(舌绛、舌尖边赤)90例,占95.7%。因此,可以认为舌红(舌绛、舌尖边红)为黄连阿胶汤证的舌质诊断指标。1例舌质红病人,患便血10余年,虽面色㿠白无华,纳欠,但具有寤寐不宁、头晕目眩、心悸,且便血色鲜红,故选用了黄连阿胶汤,半月后便血止而痊愈。

2.舌苔

144例病案中,有舌苔记载者79例,以少苔、无苔,薄黄欠润为主,占67.2%。详见下表:

舌苔	少苔	无苔	薄黄欠润	合计
例数	19	13	21	53
百分比	24.1%	16.5%	26.6%	67.2%

统计结果表明,黄连阿胶汤证的舌象为舌红少苔、无苔或薄黄欠润为主,这与历代医家论述完全一致,不多加讨论。

（三）脉象及其诊断指标

144例病案中,有脉象记载者124例。其中以细数、弦细数脉较为多见。详见下表:

脉象	细数	弦数	数	弦细	合计
例数	69	14	6	5	94
百分比	55.6%	11.3%	4.8%	4%	75.8%

为了使统计结论更加准确,现将全部相兼脉分解成单脉加以统计,结果共有单脉16种,239脉次。现将出现次数较多者列表如下:

脉象	数	细	弦	小计
脉次	102	80	22	204
百分比	82.3%	64.5%	17.7%	

上表统计中表明,数、细、弦三种单脉共出现 204 次,占 16 种单脉出现总次数的 85.4%,可见其出现率之高。因此,可以认为数、细、弦脉是黄连阿胶汤证的脉象诊断指标。当然临床病例中以单脉出现者较少,多以相兼脉出现。黄连阿胶汤证最多见的是细数脉,共出现 69 次,其次为弦数、弦细等脉象。数主热、细主阴血不足和诸虚劳损,基本体现了黄连阿胶汤证阴虚火旺的病理机制。至于弦脉较多,与统计病例中属脏躁的患者较多有直接关系,弦脉主肝,阴虚兼有肝失疏泄,必然多见弦细、弦数脉。

四、用药规律

144 例病案中,用药 123 味,1058 味次。统计病例中黄连阿胶汤原方中药物应用情况如下表:

药物	出现次数(次)	有药量记载(次)	最大量(g)	最小量(g)	常用量(g)
黄连	144	93	20	1	8~10
黄芩	132	83	20	1	8~10
芍药	140	91	30	4.5	9~12
阿胶	144	95	30	4.5	9~12
鸡子黄	135	87	3 枚	1/2(枚)	1~2(枚)

在被统计的病例中,服药途径几乎均为口服。煎服法为先下芩、连、芍药,去渣后,烊化阿胶,稍冷后再兑入鸡子黄搅和,分次温服。只有 1 例为保留灌肠,治疗直肠溃疡。其方法为以水 500ml 煎至 350ml 后倒出药液,待药液温度降至 40℃左右时,以甘油灌肠器抽吸药液作保留灌肠,每日早晚各一次。全部病例有药后情况记载者 124 例,最少用药 1 剂,最多用药达 100 剂。用药剂数分布情况如下表:

服药剂数	1~10 剂	11~20 剂	21~30 剂	30 剂以上
取效例数	91	23	7	3
百分比	73.4%	18.5%	5.6%	2.4%

从上表统计可以看出,临床上以服药 1~10 剂取效者为多,占 73.4%。因此,可以说黄连阿胶汤证的疗程一般为 10 天左右,其善后多以养阴益气生津法为原则,常用生脉散、六味地黄丸等方。

全部病例中,根据辨证需要,加药 115 次,373 味次。药物加减变化情况是补益药最多 95 味次,以补血滋阴药为主,其他依次为清热药 68 味次,平肝药 52 味次,安神药 44 味次,止血药 21 味次,利水渗湿药 13 味次,止泻固涩药 11 味次,消导药、行气药、驱虫药、活血药、化痰止咳平喘药、泻下药均在 10 味次以下。

值得提出的是,有 3 例病人在治疗中加用了生大黄、芒硝等泻下药。如一 18 岁男学生,高烧月余,初期烦渴饮水,继则神识昏蒙,谵语,溺赤失禁,便下黑色清水,腹部硬满灼热,舌绛,苔干黄,舌中心乌黑有裂纹。西医诊为肠伤寒证。医者认为证属少阴热化,选用黄连阿胶汤加生大黄、芒硝数剂,患者便下乌黑、中有硬结燥屎多枚,神识转清,继守原方出入而愈。这说明少阴热化证虽有禁攻下之明训,但那仅指一般而言,若有可下指征,如本例表现的"便下黑色清水,腹部硬满,舌干黄,舌中心乌黑有裂纹,属少阴热化,热结旁流,非急下不能救阴",可据证大胆使用泻下药,不可拘泥,贻误病情。

在用药变化方面,坚持随症加减。一般失眠较重者,加熟枣仁、夜交藤、合欢、百合、远志以交通心肾、安神宁心;心悸者,加龙骨、牡蛎、琥珀以敛阴潜阳;头晕者,加女贞子、旱莲草、石决明以补益肝肾,滋阴潜阳;汗多者加五味子、山萸肉、浮小麦以敛汗滋阴。

五、本证在中医和现代医学疾病中的分布

144 例病案中有中医诊断者 37 例,含 25 个病名,其中属外感病者仅 7 例,只占 8.9%,这说明黄连阿胶汤临床上主要用于内伤杂病的治疗。

在现代医学中,黄连阿胶汤主要用于消化系统、呼吸系统、泌尿系统、循环系统、内分泌系统、传染病、五官及妇科疾病的治疗。在有明确西医诊断的 62 例病案中,含 33 个病名。其中以各系统出血类疾病最多,为 37 例,占 59.7%,其次为产后,发热病人较多。

小结

本文通过对黄连阿胶汤证古今医案 144 例统计分析,总结黄连阿胶汤证的证治

规律如下:

1.本证男女均可发病,发病率男性稍高于女性,但在属心肾不交的失眠、脏躁证中则相反,女性患者几乎为男性的2倍;年龄跨度为1~70岁,青壮年发病率较高,占88.6%;发病的季节性不强,四季均可发病,无明显差异。

2.导致黄连阿胶汤证的主要病因为失血和温热之邪,精神刺激也是主要诱因之一。病程均较长,超过1个月者占83.5%。

3.主要诊断指标:心烦不得眠,发热,尿路刺激症状,口干渴,头晕目眩,下利便血,舌红少苔或无苔(或薄黄欠润),脉细数(或弦细数),见有阴虚症状者。

4.黄连阿胶汤证的基本病机是肾阴亏于下,不能上制心阳,心火亢于上,不能下温肾水。

5.临床上应用,以阿胶、白芍用量最大,芩、连最小,反映了本方滋阴清热的基本作用。剂型均为水煎剂,一般先煎芩、连、白芍,然后烊化阿胶、兑入鸡子黄。除个别病例采用灌肠法外,皆为口服。临床用药最少1剂,最多为100剂,服药10剂以内取效者占73.4%,故认为疗程为10天左右。善后多以养阴益气生津法为主。

6.黄连阿胶汤较广泛地用于中西医多科疾病的治疗,以各系统出血类疾病最为常用,其次为发热、产后病人。

附子汤证

附子汤出自《伤寒论》第 304 条、305 条,由附子、茯苓、人参、白术、芍药五味药组成,具有温经散寒、健脾除湿、宁心安神、和营止痛之效,广泛应用于内、外、妇等多科疾病的治疗。现将 106 例古今医案的统计分析叙述如下。

一、发病规律

(一)性别

在 106 例病案中,有性别记载者 97 例,其中男 56 例,女 41 例,男女之比为 1.4:1,发病率男性高于女性。若除去妇科病例,男性的比例会更高,这与男性以阳气用事,易致阳气不足形成附子汤证有关。

(二)年龄

106 例病案中,有年龄记载者 97 例,最小 3 岁,最大 78 岁。各年龄段分布情况如下表:

年龄	16岁以下	16~30岁	31~45岁	46~60岁	60岁以上	合计
例数	4	25	39	25	4	97
百分比	4.1%	25.8%	40.2%	25.8%	4.1%	100%

表中所示,附子汤证可发生于任何年龄,但以成年人为最多,儿童与 60 岁以上的老年人较少。成年人易房劳过度,损伤肾阳,而女子有经带胎产之生理,加之成人室外活动较多,易感受寒湿,故发病率较高。

(三)季节

106 例病案中,有发病时间记载者 77 例。各季节发病情况如下表:

季节	春(2~4月)	夏(5~7月)	秋(8~10月)	冬(11~1月)	合计
例数	26	19	26	6	77
百分比	33.8%	24.7%	33.8%	7.8%	100%

表中所示,四季皆可发病,但春、夏、秋三季发病较多,而冬季发病最少。冬季为太阳寒水当令,寒易伤阳,易致附子汤证,然而冬季发病却最少,其原因需要进一步探讨。

二、病程及病史

在全部病案中,有病程、病史记载者 62 例,病程 1 天~20 年不等。其中发病半年以上者 35 例,占有病程、病史记载的 53.2%;发病半年以内者 29 例,占 46.8%。急、慢性病例几乎各占一半,但以慢性病例为多。急性病例多有外感病史,慢性病例常在循环、泌尿、呼吸系统慢性虚弱性疾病的基础上,由饮食、情志等因素所诱发。

三、症状、舌、脉统计结果

(一)症状及症状诊断指标

106 例病案中记载症状 77 种,595 症次,每个病例平均出现 5.6 个症状,每种症状平均出现 8 症次。按平均每例 6 个症状计算,出现次数最多的前 6 个症状为附子汤证的多见症状,具有症状诊断指标的意义。其余症状,凡超过 8 症次以上具有辨证意义的症状,可作为诊断参考指标。

1.主要诊断指标

按症状出现次数的多少,列表如下:

症状	畏寒肢冷	面色苍白	纳呆	神疲	心悸	腹痛
例数	45	40	38	35	30	30
占样本例数百分比	42.5%	37.7%	35.9%	33%	28.3%	28.3%

2.参考诊断指标

便溏 27 症次,腰膝酸软 26 症次,全身关节痛 26 症次,浮肿 16 症次,眩晕 18 症次,失眠 15 症次,自汗 15 症次,呕吐 15 症次,口淡乏味 15 症次,月经不调 15 症次,小便不利 14 症次,小便清长 13 症次,喘促 10 症次,消瘦 10 症次,倦怠乏力 10 症次,口渴不欲饮 8 症次,心下痞硬 8 症次,带下如涕 8 症次,面青 8 症次。

肾阳不足,命门火衰,肌体失于温煦,则畏寒肢冷;膀胱失约,气化不利,开阖失职,则小便不利或小便清长;水湿不化,津不上承,则口淡乏味,口渴不欲饮;水泛肌肤,则浮肿;中阳不足,脾失健运,则纳呆食少;气机阻滞,则心下痞硬;胃气上逆,则恶心呕吐;火不生土,水寒下注,则肠鸣腹泻、带下如涕;水湿浸渍筋脉,则腹痛挛急;脾虚血少,清阳不升,则面色苍白、眩晕、神疲乏力;心阳不振,血脉无主,神无所附,则心悸、失眠;卫阳不足,腠理疏松,则自汗;寒湿痹阻关节、肌肉、筋脉,营卫运行滞涩,气血不通,则全身关节疼痛;阴寒内盛,胞宫失于温煦,则月经不调,甚者痛经。分析表明,上述症状共同反映出附子汤证阳气虚衰、气血不足、寒湿内停的病机特点。

《伤寒论》中有 2 条记载附子汤,本为阳虚寒湿身痛而设。症见身体痛,手足寒,骨节痛,口中和,背恶寒,治宜温经散寒、除湿止痛。其中背恶寒,手足寒包括在畏寒肢冷之中,被纳入主要诊断指标之首。身体痛、骨节痛包括在全身关节疼痛之中,口中和与口淡乏味意同,均被纳入参考诊断指标。由于现代应用广泛,疾病种类繁多,病情复杂,故恶寒已不局限于背部与手足,而涉及全身任何部位,甚者全身寒冷。与此同时,还增加了面色苍白、纳呆食少、神疲乏力、心悸、腹痛 5 个主要诊断指标。使其不仅用于少阴阳虚证,而且还应用于太阴阳虚证,扩大了附子汤的应用范围。

(二)舌象及其诊断指标

1.舌质

在所有病案中,有舌质记载者 67 例,共有 6 种变化。其中淡舌(淡嫩、淡胖、淡)56 例,占有舌质记载的 83.6%,舌紫暗 6 例,红舌 2 例,尖有瘀点 1 例。根据统计结果,可以认定舌质淡是附子汤证舌质的诊断指标。舌紫暗与舌尖有瘀点,说明附子汤证除阳气虚衰、阴寒内盛外,可兼瘀血之证。2 例红舌似与证不符,但细观之,舌质虽红,而临床表现为畏寒肢冷、神疲乏力、呕吐清水痰涎、小便清长、脉沉迟等一派虚寒之象,故舍舌从证。

2.舌苔

有舌苔记载者 80 例,其中白苔(白厚、白燥、白滑、白腻、薄白)72 例,占有舌苔记载的 90%,黄苔(黄腻、薄黄)5 例,灰苔(灰黑、灰白、灰滑)3 例。白苔主寒,但由于病位深浅不同,兼夹证有别,故白苔又有厚薄、滑腻燥之分,厚主病位深,薄主病位浅,常由外感所致。滑腻为脾阳不足、水湿不化、寒湿内停,故附子汤中用健脾渗湿之品,这充分说明附子汤不单纯是为少阴阳虚而设,更能治疗太阴脾虚,补充了原文之不足。白燥苔是阳虚津不上承所致。可见白苔是附子汤证舌苔的诊断指标,它反映出阳虚寒盛的病机特点。灰苔的临床意义与白苔相似。值得注意的是 5 例黄苔,它揭示有寒湿郁久化热或寒热错杂之证,临床时要辨证施治。

(三)脉象及其诊断指标

106 例病案中有脉象记载者 79 例,共 15 种变化,159 脉次。取其出现次数最多的 4 种脉象列表如下：

脉象	沉	细	迟	弦	合计
脉次	50	37	23	13	113
百分比	63.3%	46.9%	29.1%	16.5%	

表中所示，沉脉出现的概率最高。沉主里、主虚，这与《伤寒论》原文记载的沉脉意义相同；细主气虚血少、湿阻；迟主寒盛；弦主饮、主痛、主气滞血瘀。沉、细、迟、弦四种脉象，反映出附子汤证的病机特点，故可作为脉象诊断指标。但临床上多以复合脉的形式出现，故脉次大大超过病例数。

另外，还有 11 种脉象，如虚、弱、紧、微、伏五种脉，同诊断指标的四种脉意义相似，故可作为临床诊断的参考指标。滑脉主痰饮内盛，涩脉主气滞血瘀，缓脉主脾虚湿盛。缓脉出现次数也有 10 次之多，仅次于弦脉，可见太阴脾虚也是附子汤证的病机特点之一。虚阳外越也可见有数脉，但多为虚数或细数，并非数而有力。有 1 例指纹黯紫，这对于小儿应用本方具有重要的指导意义。

总之，四种主要脉象集中反映出附子汤证的基本病机，而其余脉象则从不同角度补充其不足，或提示某种兼夹证，故在临床上要综合判断，灵活运用。

四、用药规律

根据统计结果，将附子汤原方各药物使用情况列表如下：

药物	出现次数(次)	有药量记载(次)	最大量(g)	最小量(g)	常用量(g)	备注
附子	106	79	60	6	15~20	32 例先煎
茯苓	104	77	36	6	12~18	其中茯神 2 例
人参	106	79	15	5	9~12	其中党参 53 例，最大量 40g，沙参 1 例
白术	104	77	30	6	12~18	其中白术、黄芪 2 例，苍术、白术同用 2 例，生用 1 例，焦术 10 例
芍药	99	72	30	5	10~15	白芍 93 例，土炒 1 例，赤芍 6 例，赤白同用 2 例

从表中可以看出，106 例病案中均使用附子，而且用量最大，可见它在方中的重要地位。由于附子毒性较大，故先煎。若神志症状较重，则用茯神易茯苓。由于人参价格昂贵，故现代人多以党参代之，且用量要加倍。脾虚湿盛者，苍术易白术，或苍术、白术同用，甚至用焦白术。芍药包括白药与赤芍 2 种。统计结果表明，附子汤中的芍药应为白芍。若有瘀血见症者，可用赤芍，或赤芍、白芍同用。

全部医案根据不同病情加用药物 97 味，311 味次，平均每味药出现 3.2 次。超过 3 味次以上者可作为常用加减药，其规律如下：

肾阳虚甚者，加鹿角胶、破故纸、巴戟天、淫羊藿、胡芦巴；卫阳不固汗出者，加黄芪、牡蛎；中焦虚寒者，加干姜、肉桂、砂仁；痰湿内停、胃气上逆者，加陈皮、半夏、橘红、薏苡仁；气滞血瘀者，加红花、丹参、乳香、没药、赤芍易白芍；脾虚湿盛便溏者，以苍术易白术，或二术同用，或用焦白术；血虚者加当归、川芎；肾虚腰痛者，加杜仲、菟丝子；遗尿者加覆盆子、桑螵蛸；小便不利者加泽泻、车前子；肢体冷痛者加桂枝、怀牛膝、细辛；心悸、失眠者加五味子、生龙骨。

在全部病案中，有煎服法记载者 48 例。其中水煎服 44 例，附子先煎 32 例；日 1 剂，分 2 次服 32 例，分 3 次服 6 例；日 2 剂分 6 次服，或少量频服 6 例，有 1 例服药后啜热粥，与《伤寒论》中所载"温服一升，日三服"意义相符；用散剂者 4 例，日 10g，分 2 次服。有用药剂数记载者 98 例，少者服 2 剂即愈，多者服药达半年之久，5~7 剂为一疗程。有恢复期用药记载者 22 例，其中温阳益肾 10 例，健脾和胃 8 例，益气养血与活血化瘀各 2 例。

总之，三阳以祛邪为主，邪实易去；三阴以扶正为主，正虚难复。附子汤为温阳补虚之剂，所主诸证，多为久病虚弱之患，故要坚持服用。附子要慢火久煎，一为减少附子之副作用，二为取其醇厚之味，温脏补虚。

五、本证在中医和现代医学疾病中的分布

在 106 例病案中，有中医诊断者 91 例，含 29 个病名。属于外感者 17 例，内伤者 74 例，两者之比为 1:4.4，表明附子汤主要用于内伤杂病的治疗。有现代医学诊断者 48 例，含 17 个病名，主要为循环系统疾病，其次为结缔组织疾病、妇科疾病等。具体应用情况如下：

（一）循环系统

风湿性心脏病、冠心病、心绞痛、心肌梗死、高血压病、血栓闭塞性脉管炎、动脉栓塞、雷诺氏病等。中医属心悸、怔忡、胸痹、真心痛、眩晕、头痛、厥证、脱疽等范畴。

临床表现为心悸,气短,心前区憋闷,甚者疼痛难忍,大汗淋漓,畏寒肢冷,面青,唇舌紫暗,脉沉迟或结代。证属心阳不振,心失所养;胸阳不足,阴乘阳位。或表现为眩晕,头痛,耳鸣,形体虚浮,口淡乏味,纳少便溏,倦怠乏力,四肢不温,舌淡胖,苔白滑,脉虚弦。证属痰浊中阻,清阳不升。或表现为四肢末端厥冷,色青紫,甚至色黑,溃烂流脓,疼痛难忍,局部动脉搏动减弱或消失,舌质淡或有瘀斑,脉沉细涩。证属阳气衰微,寒凝气滞,络脉痹阻。

(二)泌尿系统

如慢性肾炎、肾病综合征、肾功能衰竭等。中医属水肿范畴。临床表现为全身浮肿,按之凹陷,腰以下尤甚,畏寒肢冷,口渴不欲饮,恶心欲呕,纳呆食少,神疲乏力,大便不实,小便短少,苔白滑,脉沉细或沉迟。证属脾肾阳虚,不能化气行水。

(三)呼吸系统

慢性支气管炎、肺气肿。中医属咳嗽、喘证、痰饮等范畴。临床表现为咳嗽,喘促,痰多色白,夜不能卧,怯寒肢冷,反复发作,面目虚浮,神疲纳呆,舌胖嫩,苔白腻,脉弦滑。证属痰浊阻肺。

(四)消化系统

如慢性细菌性痢疾、慢性结肠炎等。中医属泄泻、下痢、腹痛等范畴。临床表现为泻下清稀,或夹有少量黏液,腹中冷痛,得热痛减,口渴不欲饮,手足不温,舌质淡,苔厚腻,脉沉迟。证属命门火衰,火不生土。

(五)妇科

如子宫内膜炎、子宫脱垂、宫颈糜烂、附件炎。中医属月经不调、带下、痛经等范畴。临床表现为小腹坠胀,甚至冷痛,经行前后不定期,经色暗淡,或夹有血块,带下清稀,淋漓不断,腰膝酸软,小便清长,舌质淡,苔白,脉沉细或沉缓。证属脾肾阳虚,胞宫失于温煦,或寒湿下注。

(六)结缔组织疾病

如风寒湿性关节痛、类风湿性关节炎、强直性脊柱炎。中医属痹证范畴。临床表现为全身关节、肌肉冷痛,屈伸不利,甚至强直变形,活动受限,遇寒加重,舌质紫暗,苔薄白或白腻,脉沉迟或沉弦。证属阳气不足,寒湿痹阻,气滞血瘀。

此外,还可以治疗阴痒、产后汗出、妊娠恶阻、子肿、胎胀、阳痿、滑精、遗尿、皮肤瘙痒、盗汗、鼻衄、吐血、暴喑、呕吐、癫痫、腹痛等证。总之,无论何病,只要符合附子汤证之病机者,皆可用之,这就是"异病同治"之意。

值得注意的是,高血压病患者一般不用含有人参、附子等具有强心、收缩血管升高血压的方剂。然而,此处用附子汤治疗高血压病,则取其温养脾肾、祛阴寒、破浊阴、升清阳的作用,结果血压不但不升高,反而下降,这种双向调节作用需要进一步探讨。

此外,附子还为妊娠禁忌,古有"附子坠胎为百药长"之说,故妊娠很少使用。统计结果,附子汤则广泛用于妊娠恶阻、妊娠腹痛、胎胀、子肿等证。《金匮要略》曰:"妇人怀娠六七月……腹痛恶寒者,少腹如扇……当以附子汤温其脏。"可见只要病机相符,不但无坠胎之弊,还有祛邪之功,此乃"有故无殒,亦无殒也。"

小结

根据上述统计结果,附子汤证证治规律如下:

1.男女皆可发病,但成年男性为多;四季均可发病,但冬季发病最少,具有一定季节性。

2.主要病因为素体阳虚,复因外邪、饮食劳倦、情志因素所诱发。基本病机为阳气虚衰、寒湿阻滞。

3.主要诊断指标:畏寒肢冷,面色苍白,纳呆,神疲乏力,心悸,腹痛,舌质淡,苔白(薄白、白滑、白腻),脉沉、细、迟、弦。

4.基本治疗原则是温阳益气、健脾除湿。在具体应用时应以原方为主,随症加减。

5.服法均应采取水煎口服给药,附子宜先煎,全方宜文火久煎。轻者日1剂,重者日2剂,少量频服,症状缓解后可用散剂。恢复期主要用补脾和胃、温肾补阳之法调之。

6.附子汤广泛用于外感内伤等多种疾病的治疗,主要为内伤,尤以循环系统、泌尿系统、妇科等疾病为主。

桃花汤证

桃花汤出自《伤寒论》第 306 条,由赤石脂、干姜、粳米三味药组成,是仲景专为虚寒滑利而设,具有温补脾肾、固脱涩肠之效。统计表明,桃花汤不仅适用于夏秋季消化道传染病,而且还常用于脾肾阳虚,统摄无权所致吐血、便血、崩漏、带下、癃闭、遗精诸证。现将古今医案 75 例统计分析情况分述如下。

一、发病规律

(一)性别

75 例病案中,有性别记载者 68 例,其中男 31 例,女 37 例,男女之比为 1:1.2,发病率女性高于男性。这与桃花汤常用于妇科疾病有关。

(二)年龄

75 例病案中,有年龄记载者 63 例,最小者 1 岁半,最大者 66 岁。分布情况如下表:

年龄	16 岁以下	16~30 岁	31~45 岁	46~60 岁	60 岁以上	合计
例数	4	10	23	19	7	63
百分比	6.3%	15.9%	36.5%	30.1%	11.1%	100%

表中所示,桃花汤证可发生于任何年龄,但 31~60 岁的年龄组段发病率最高。由于该年龄组女性患者多,故患妇科病者也多,从而提高了百分比。

(三)季节

75 例病案中,有发病时间记载者 47 例。各季节发病情况如下表:

季节	春(2~4 月)	夏(5~7 月)	秋(8~10 月)	冬(11~1 月)	合计
例数	9	19	17	2	47
百分比	19.1%	40.4%	36.2%	4.3%	100%

表中所示,春夏秋三季皆可发病,但以夏秋两季发病为多见,冬季偶发。这是由于桃花汤多用于肠伤寒、细菌性痢疾、阿米巴痢疾等夏秋季节传染病的缘故,从而提高了夏秋两季发病的百分比。

二、病程及病史

在全部病案中,有病程、病史记载者 50 例,病程 5 天~10 年不等。发病半年以上者 38 例,占有病程、病史记载的 76%。可见桃花汤主要用于慢性疾病的治疗,而病程较短的病例,则多有外感病史。

三、症状、舌、脉统计结果

(一)症状及症状诊断指标

在 75 例病案中共记载症状 42 种,360 症次,每个病例平均出现 5 个症状,每种症状平均出现 9 症次。出现次数最多的前 5 个症状为桃花汤临床应用的多见症状,具有症状诊断指标的意义。其余症状,凡超过 7 症次以上具有辨证意义,可作为诊断参考指标。

1.主要诊断指标

按症状出现次数多少,列表如下:

症状	下利	腹痛	神疲乏力	纳呆食少	畏寒肢冷
例数	55	50	40	32	29
占样本例数百分比	73.3%	66.6%	53.3%	42.7%	38.7%

2.参考诊断指标

面色无华 16 症次,形体消瘦 14 症次,里急后重 10 症次,小便不利 8 症次,恶心呕吐 7 症次。

脾为后天之本,肾为先天之本,脾主运化,必须依赖于肾阳的温煦;脾统血,必须依赖于肾气的资助。脾肾阳衰,肠中虚寒,统摄无权则下利,甚者滑脱失禁;病在气分,则下利白冻、黏液;病在血分,则下利脓血,血色暗淡;气血俱病,则下利赤白;脾虚湿盛,则纳呆食少;水走肠间,清浊不分,则下利稀水,或状如豆浆;食滞胃脘,则完谷不化、肠鸣腹泻、泻后痛减;寒湿凝滞,气机不畅,则腹痛隐隐,甚者里急后重,胃气上逆,则恶心呕吐;脾肾阳虚,肢体失于温煦,则畏寒肢冷;久利气血津液俱竭,则面色不华、形体消瘦、神疲乏力;三焦气化不利,则小便短少。

《伤寒论》中有 3 条是论述桃花汤证的,共出现 3 个症状,其中下利、腹痛被纳入主要诊断指标,小便不利被纳入参考诊断指标。由此可见,古今应用桃花汤的主要适应证是基本一致的,所不同的是又增加了神疲乏力、纳呆食少、畏寒肢冷 3 个主要诊断指标,补充了原文之不足,充分反映出桃花汤证的病机特点,扩大了应用范围。

(二)舌象及其诊断指标

1.舌质

75 例病案中,有舌质记载者 43 例,共 4 种变化。其中淡舌 36 例,占有舌质记载的 83.7%,红舌(暗红、红绛)6 例。根据统计结果,可以认定舌质淡为桃花汤证舌质的诊断指标。

2.舌苔

75 例病案中,有舌苔记载者 50 例,其中白苔(白润、白腻、白滑、白垢)44 例,占有舌苔记载的 88.0%,黄苔 5 例,黑苔 1 例。可见白苔是桃花汤证的多见舌苔,其中又以滑、腻、润为主,故可作为舌苔的诊断指标。

(三)脉象及其诊断指标

在 75 例病案中有脉象记载者 66 例,共 14 种变化,126 脉次。取其出现次数最多的 4 种脉象列表如下:

脉象	沉	细	微	弱	合计
脉次	34	30	14	6	84
百分比	51.5%	45.5%	21.2%	9.0%	

表中所示,沉、细、微、弱四种脉象,反映了桃花汤证脾肾阳虚、气血不足的病机特点,故可作为脉象诊断指标。但临床上多以复合脉的形式出现,故脉次总数大于病例数。

尽管桃花汤证为虚寒性病证,但时有滑脉、数脉出现,结合具体病例,多有舌质红绛,苔黄腻或黄白相间,此为久痢伤阴,无以维阳,虚阳上泛,欲成戴阳之证,或为寒热错杂,虚多实少之证。因此,在具体应用时,要四诊合参,审因论治。

四、用药规律

根据统计结果,将桃花汤原方各药物使用情况列表如下:

药物	出现次数(次)	有药量记载(次)	最大量(g)	最小量(g)	常用量(g)	备注
赤石脂	75	52	60	6	20~30	煅用2例,包煎6例,半量水煎,半量研末冲服11例
干姜	68	45	30	1	9~15	炮姜14例,炮姜炭1例
粳米	61	36	120	4	25~35	芡实、薏米、山药易粳米10例,炒香3例

表中所示,赤石脂有煅用,半量水煎,半量研末口服之法,旨在增强固涩之力;温中止血,炮姜易干姜,甚者用炮姜炭;粳米炒香可增强健脾涩肠之效。方中除赤石脂外,均有减味变化,可见其在方中的重要地位。为了加强补脾益肾功能,常用芡实、薏米、山药代粳米,故粳米减味次数最多。

全部病案根据不同病情,共加减用药58味,407味次,平均每味药出现6次。凡超过6味次者作为常用加减药,其规律如下:

脾虚湿盛者加白术、茯苓;湿热蕴结、寒热错杂者加黄连、白头翁;腹痛者加白芍、甘草;滑脱失禁者加诃子、禹余粮、肉豆蔻;肾阳虚者加肉桂、附子;气虚者加人参、黄芪;胃气上逆者加半夏;便血重者加地榆、阿胶;里急后重者加木香。

给药途径,除1例保留灌肠外,皆为口服。剂型以汤剂为主,其中有11例是将赤石脂半量入煎剂,半量研末口服;其次为散剂,多为等量研末,每日10g,分3次米饮冲服。赤石脂应包煎,一般煎至米熟为度,有人认为滑泄下痢,应将赤石脂半量入煎剂,半量研末冲服,以增强其吸着固肠作用。用于吐血、崩漏、带下时,应3味药同煎,以增强其温经摄血之力。统计结果,两者临床疗效无明显差别。

75例病案中,有用药剂数记载者53例,少者1剂而愈,多者连续服药达两个月之久,一般7~10剂为一疗程。重者日2剂昼三夜一服,轻者日1剂分2次服,症状缓解后隔日1剂,或用散剂。为了增强涩肠固脱之力,多采用饭前服用。服药后有小便利、大便调、脓血除、腹痛止等记载,可见桃花汤具有利尿、止泻、止血、止痛的功效。

75例病案中,有恢复期用药记载者18例,其中健脾益气者17例,多为理中汤或四君子汤的衍化方;调理脾肾者3例,多为四神丸;气血不足者,则以补气养血为主善后。

五、本证在中医和现代医学疾病中的分布

在 75 例病案中,有中医诊断者 46 例,含 21 个病名。有西医诊断者 48 例,含 13 个病名,其中慢性菌痢 16 例,慢性结肠炎 11 例,肠伤寒 6 例。可见桃花汤主要用于消化系统传染病的治疗。具体应用情况如下:

(一)消化系统

如急慢性菌痢、阿米巴痢疾、慢性结肠炎、肠伤寒、消化道出血、胃肠神经官能症。中医属吐血、便血、腹胀、虚寒痢、休息痢、冷痢、湿温、暑泻等范畴。临床表现为下利便脓血,血色暗淡,或纯下白冻,或下利稀水,或如败酱,气味腥无臭秽,或大便溏薄,完谷不化,泻后痛减,甚者脱肛,滑脱失禁,脘腹隐痛,喜热喜按,里急后重,恶心呕吐,甚者吐血,面色不华,口淡不渴,腹胀,纳呆食少,神疲乏力,畏寒肢冷,舌质淡,苔白,脉沉细或沉微或濡缓。

(二)妇科

如子宫功能性出血、白带过多。中医属崩漏、带下等范畴。临床表现为月经量多,淋漓不断,血色暗淡或紫黑,带下清稀,略有腥味,时时淋出,小腹胀满,口干纳差,伴有面色㿠白,眩晕,腰膝酸软,手足不温,神疲乏力,舌质淡,苔白,脉沉细弱或沉缓。

此外,还可用于尿路感染、脱肛、痔瘘等疾病符合桃花汤证之病机者。

小结

根据上述统计结果,桃花汤证证治规律如下:

1.男女老幼皆可发病,但以成年女性为多;春夏秋三季皆可发病,但以夏秋两季发病为多,冬季则偶发,具有一定季节性。

2.主要病因为饮食不节、感受时邪。基本病机为脾肾阳虚、统摄无权。

3.主要诊断指标:下利,腹痛,神疲乏力,纳呆食少,畏寒肢冷,舌质淡,苔白(滑、腻、润、垢),脉沉、细、微、弱。

4.对于不完全符合上述诊断标准,但只要符合桃花汤证之病机者,即可应用本方。

5.给药途径均为口服,剂型应为煎剂或散剂,煎煮时间应以米熟为度,若用散剂,则用米饮冲服。服药时间最好在饭前,一般日 1 剂分 2~4 次服,轻者隔日 1 剂,7~10 剂为一疗程。恢复期应以健脾和中之品善后。

6.桃花汤主要用于夏秋季消化道传染病的治疗,其次为妇科疾病。

猪肤汤证

猪肤汤出自《伤寒论》第310条,由猪肤、白蜜、白粉三味药组成,专为少阴虚热咽痛而设。具有滋阴润燥、益气和中、清热除烦、利咽止痛的作用。后世医家遵仲景之法治疗慢性扁桃腺炎、慢性咽炎等疾病,取得了显著疗效。现将统计结果分述如下。

一、发病规律

(一)性别

在17例病案中,有性别记载者10例,其中男女各5例,男女之比为1:1。

(二)年龄

17例病案中,有年龄记载者12例,最大者54岁,最小者10岁。其中16岁以下2例(16.7%),16~30岁4例(33.3%),31~45岁2例(16.7%),45岁以上4例(33.3%)。

(三)季节

17例病案中,有发病时间记载者9例,其中8~10月秋季6例;2~4月春季3例。秋季为阳明燥金当令,在脏为肺,燥邪亢盛,耗伤肺津,易致猪肤汤证。可见本证具有一定的季节性。

二、病程及病史

在17例病案中有病程、病史记载者7例,病程最长者5年,最短者3天。可见猪肤汤适用于急慢性疾病的治疗,急性疾病多为温热病证,慢性疾病多为久病耗津伤液之疾。

三、症状、舌、脉统计结果

(一)症状与症状诊断指标

在17例病案中共记载症状23种,89症次,每个病例平均出现5个症状,每种症状平均出观4症次。出现次数较多的前5个症状为猪肤汤临床应用的多见症状,具有症状诊断指标的意义。其余症状,凡超过4症次以上的症状为参考诊断指标。

1.主要诊断指标

按症状出现次数的多少排列如下:咽痛12次,声哑9次,干咳少痰8次,口燥咽干7次,心烦6次。

2.参考诊断指标

纳呆食少4次,形体消瘦4次,咽痒4次,发热4次,喉肿4次,遗精4次。足少阴之脉循喉咙夹舌本,肾阴不足,喉咽失润,则口燥咽干;虚火上炎,则咽喉干疼,甚为糜烂肿胀;声音者出于肺而根于肾,肾虚肺燥,气津不布,机窍不利,则声音嘶哑;虚火灼肺,炼液成痰,阻塞气道,则咽痒、咳嗽、痰少而黏;津亏液竭,阳无气制,虚热内扰,则发热、心烦;相火妄动,则遗精;子病及母,则纳呆食少。

(二)舌象及舌象诊断指标

17例病案中,有舌质记载者8例,均为红舌。有舌苔记载者7例,其中少苔3例,薄黄苔、白干苔、粉白苔各1例。可见舌质红少苔是猪肤汤的多见舌象,它反映出阴虚火旺的病机特点,故可作为舌象的诊断指标。

(三)脉象及脉象诊断指标

17例病案中,有脉象记载者10例,其中细脉8例,数脉6例。细为阴虚血少,数为热,细数脉反映出阴虚内热的病理机制,故可作为脉象诊断指标。

《伤寒论》第310条曰:"少阴病,下利,咽痛,胸满,心烦,猪肤汤主之。"统计结果显示咽痛、心烦被纳入诊断指标,而下利、胸满则被淘汰,增加了声哑、干咳少痰、口燥咽干3个主症。可见古今应用指标是有一定区别的,但究其病机却是一致的。

四、用药规律

根据统计结果,将猪肤汤原方各药物使用情况列表如下:

药物	用药次数	有药量记载(次)	最大量(g)	最小量(g)	常用量(g)	备注
猪肤	17	8	60	30	40~50	
白粉	16	7	50	15	20~30	用粳米者4例
白蜜	15	6	60	30	50	

猪肤汤的煎服法较为复杂,一般遵古炮制,也可用汤剂。若用汤剂者,可随症加减,如声音嘶哑为主症者加桑叶,以咽痛为主者加甘草、桔梗,便秘者加麦门冬、玄参、生地。若遵古炮制,则选用鲜猪皮去毛刮净肥肉,或用香油炸焦切成小块,加粳

米,再加水 1000ml,文火煎至米熟肉烂为度,然后加白糖或白蜜调味,日服 3~4 次;或煎猪皮取汤,吹去浮油,加白粉熬香,再加白蜜,少煎片刻,待蜜溶于水中停火,分 6 次温服;或单煎猪肤,加白糖或盐调味频服;或先煎猪肤,再加粳米煎至米熟,最后加白蜜调味。对声音嘶哑、咽喉疼痛者,可少量含服。少者 1 剂即愈,多者达 20 余剂。恢复期主要以六味地黄丸滋补肾阴善后。

五、本证在中医学与现代医学疾病中的分布

在 17 例病案中,有中医诊断者 12 例,含 6 个病名,如喉喑、喉痹、咽痛、牙痛、肛瘘、阴虚液燥。有西医诊断者 8 例,含 6 个病名,如慢性扁桃腺炎、咽喉炎、麻疹、白喉、痔瘘、遗精。由此可见,猪肤汤主要用于咽喉疾病证属阴虚火旺者。

小结

根据统计结果,猪肤汤证证治规律如下:

1.猪肤汤证男女老幼皆可发病。

2.以春秋两季发病为主,有一定的季节性。

3.主要病因为感受温热之邪,久泻、久痢,房劳过度等方面。基本病机为阴虚火旺。

4.主要诊断指标:咽痛,声哑,干咳少痰,口燥咽干,心烦,舌质红,少苔,脉细数。

5.基本治则是滋阴降火。给药剂型可用汤剂,也可遵古炮制。根据病情可随症加减,也可与其他方配合使用。

6.猪肤汤主要用于肾燥所致的咽喉疾病。

甘草汤证

　　甘草汤出自《伤寒论》第 311 条,由甘草一味药组成。具有清热解毒、利咽止痛之效,专为少阴客热咽痛而设。通过对古今甘草汤证 15 例医案统计分析显示,主要为消化系统疾病,而无 1 例咽痛。现将统计情况分述如下。

一、发病规律

(一)性别

　　在 15 例病案中,有性别记载者 14 例,其中男 10 例,女 4 例,男女之比为 2.5:1,发病率男性高于女性。

(二)年龄

　　在全部病案中,有年龄记载者 14 例,最大者 50 岁,最小者 5 岁。其中 16 岁以下 4 例 (28.6%),16~30 岁 2 例 (14.3%),31~45 岁 6 例 (42.9%),45 岁以上 2 例 (14.3%)。可见 31~45 岁的年龄组发病较多。但由于病例较少,仅供参考。

(三)季节

　　15 例病案中,有发病时间记载者只有 2 例,发于春夏两季。

二、病程及病史

　　在 15 例病案中,有病程、病史记载者 12 例,病程最长 3 年,最短 2 小时,其中病程 20 天以内者 10 例,占有病程、病史记载的 83.3%,可见甘草汤主要用于治疗急性疾病,特别是野蕈等毒物中毒等。

三、症状、舌、脉统计结果

(一)症状与症状诊断指标

　　在 15 例病案中共记载症状 27 种,82 症次,每个病例平均出现 5 个症状,每种症状平均出现 3 症次。出现次数较多的前 5 个症状为甘草汤证的多见症状,可作为诊断指标。凡超过 3 症次以上的症状,可作为参考诊断指标。

1.主要诊断指标

按症状出现次数的多少列表如下:

症状	腹痛	纳呆食少	腹胀	咳嗽	神疲乏力
例数	10	8	7	6	6
占样本例数百分比	66.7%	53.3%	46.7%	40%	40%

2.参考诊断指标

胸痛 5 次,低热 5 次,恶心 4 次,呕吐 4 次,自汗出 4 次。

《伤寒论》中只有一条记甘草汤证,仅出现咽痛一个症状,是由少阴客热所致,故用甘草一味清热利咽。统计结果,却无 1 例出现咽痛,而多为消化系统症状。这是由于食入不洁之物,湿毒之邪内侵脾胃,或食入野蕈毒物,影响脾胃功能,气机升降失常,则出现纳呆食少、腹胀、腹痛、恶心、呕吐;若虚热内扰,则发热、汗出;若胸络不和,肺失宣肃,则胸疼、咳嗽。

(二)舌、脉及诊断指标

在全部病案中有舌象记载者只有 2 例,仅有苔黄燥与舌细嫩无苔两种变化。有脉象记载者 3 例,共出现 4 种脉象,5 脉次。由于病例较少,无典型意义,故仅供临床时参考。

四、用药规律

15 例病案均用甘草一味,而无加减变化。甘草最大用量为 1800g,最小用量为 2g,常用量为 30~45g。最小用量一般为日本人所用,最大用量多用于急性中毒。

甘草汤的使用方法较为复杂,对于急性中毒者可重用甘草急煎后频服;对于口腔溃疡者宜含漱;对于肛门、外阴、皮肤等局部糜烂肿痛者宜局部湿敷;对于胃溃疡宜用浸膏;对于病情缓者可炼蜜为丸,每次 3~6g,每日 3 次口服;对于一般患者则多采用水煎口服给药,每日 1 剂,分 2 次温服。最快者服药后数小时即愈,慢者服药达 5 个月之久,一般服药 2~4 天。若长期服药可出现浮肿,宜服五苓散调之。

五、本证在中医学与现代医学疾病中的分布

在 15 例病案中,有中医诊断者 4 例,含 4 个病名。有西医诊断者 15 例,含 12 个病名,主要为消化系统疾病。具体情况分述如下:

（一）消化系统

如胃痉挛、胃溃疡、野蕈中毒等。中医属呕吐、胃脘痛等范畴。临床表现为胃脘疼痛，恶心，呕吐，食欲不振，倦怠乏力，大便色黑，脉沉弦或沉伏。证属脾胃虚寒，或毒邪内扰胃肠，气机升降失调。

（二）呼吸与循环系统

如渗出性胸膜炎、克山病等。中医属胸痛、心悸、悬饮等范畴。临床表现为胸痛，咳嗽，心悸，气短，纳呆食少，低热，汗出，舌淡红少苔，脉细数。证见饮停胸胁，或湿毒犯脾。

（三）其他

如口腔溃疡、阴部肿痛、痔疮、脱肛等。临床表现为局部溃疡，糜烂，肿痛等。证属邪毒浸淫肌肤。

此外，日本人还将甘草汤用于肝炎、皮炎、湿疹、天疱疮、圆型脱毛症、盘状红斑狼疮、肝斑、黑皮症、紫斑病、药物过敏等病的治疗。

小结

根据统计结果，甘草汤证证治规律如下：

1.甘草汤证男女均可发病，但以中年男性为多见。

2.主要病因为饮食不洁、野蕈中毒、药物副作用等方面。基本病机为毒邪内扰胃肠，气机升降紊乱。

3.主要诊断指标：腹痛，纳呆，腹胀，咳嗽，神疲乏力。

4.对于不完全符合上述标准，但只要符合甘草汤证之病机者，特别是局部溃疡、糜烂、肿痛者，皆可用之。

5.基本治疗原则为益气和中、清热解毒、缓急止痛。给药途径可口服或局部外敷。剂型可用汤剂、丸剂，浸膏等。若需久服，可服五苓散以解其副作用。

6.甘草汤主要用于消化系统疾病、急性中毒及局部溃疡、糜烂、肿痛等病证的治疗。

桔梗汤证

桔梗汤出自《伤寒论》第311条,由桔梗、甘草两味药组成,具有清热利咽、排脓解毒之功。主要用于各种原因所致的咽痛,以及邪热壅肺、热腐肉败的肺痈等证。现将统计结果分述如下。

一、发病规律

(一)性别

在32例病案中,有性别记载者25例,其中男19例,女6例,男女之比为2.2:1,发病率男性高于女性。

(二)年龄

32例病案,有年龄记载者20例,最大者69岁,最小者6岁。其中16岁以下5例(25%),16~30岁6例(30%),31~45岁6例(30%),45岁以上3例(15%)。可见桔梗汤证主要见于青壮年。

(三)季节

32例病案,有发病时间记载者8例,其中春秋两季各3例,夏冬两季各1例。春为厥阴风木当令,易感温热时疫,秋为阳明燥金当令,燥易伤肺,热蕴肉腐,易发肺痈可见具有一定的季节性。

二、病程及病史

在全部病案中有病程、病史记载者14例,病程最长者8年,最短者2天,其中病程30天以内者11例,占有病程病史记载的78.6%。可见桔梗汤主要用于急性外感热病的治疗。

三、症状、舌、脉统计结果

(一)症状与症状诊断指标

在 32 例病案中共记载症状 31 种,167 症次,每个病例平均出现 5 个症状,每种症状平均出现 5 次。出现次数较多的前 5 个症状为桔梗汤证的多见症状,可作为主要诊断指标。其余症状,凡超过 5 症次以上的症状,可作为参考诊断指标。

1.主要诊断指标

按症状出现次数的多少列表如下:

症状	咳喘	胸胁痛	咽喉痛	咳出脓血痰	发热
例数	22	18	16	14	13
占样本例数百分比	68.8%	56.3%	50%	43.8%	40.6%

2.参考诊断指标

食欲不振 12 次,口燥咽干 6 次,形体消瘦 6 次,便秘 6 次,盗汗 5 次,尿黄 5 次,神疲乏力 5 次,面色不华 5 次。

足少阴经脉循喉咙,夹舌本,故邪热、痰浊或风寒郁闭,阻塞咽喉,或阴虚火旺,蒸灼咽喉,则咽喉疼痛,甚则肿大糜烂;邪热犯肺,蕴结不散,肺失宣肃,则咳喘;风热迫肺,热聚成毒,血腐肉败,则咳吐腥臭脓痰;气滞血瘀,肺络不和,则胸胁胀满疼痛;热盛于内,则发热、尿黄;邪热迫津外泄,则汗出;肺胃郁热,升降失司,则食欲不振、便秘;由于肉腐成脓,损伤气血,则面色不华、形体消瘦、神疲乏力;热盛伤津,则口燥咽干。

(二)舌象及诊断指标

在 32 例病案中,有舌质记载者 8 例,其中红舌 6 例,淡舌 2 例。有舌苔记载者 11 例,其中白苔 7 例,黄苔 4 例。可见舌质红,苔白或黄是桔梗汤证舌象的诊断指标。

(三)脉象及脉象诊断指标

32 例病案中,有脉象记载者 16 例,共 9 种变化,30 脉次,其中数脉 11 次,滑脉 6 次。可见滑数脉是桔梗汤证脉象的诊断指标,它反映出痰热内盛的病理特点。

《伤寒论》中只有一条记载桔梗汤,是为少阴客热咽痛而设,《金匮要略》中也有一条记载桔梗汤,是专为肺痈而立,共出现咳嗽、胸满、振寒、咽干不渴、咳吐腥臭脓痰、脉数 6 个脉证。统计结果,咽痛、咳嗽、咳吐腥臭脓痰、脉数被纳入诊断指标之中,可见古今应用桔梗汤的指征是基本一致的。

四、用药规律

根据统计结果,将桔梗汤原方各药物使用情况列表如下:

药物	出现次数	有药量记载(次)	最大量(g)	最小量(g)	常用量(g)
桔梗	32	18	60	3	15~20
甘草	32	18	30	3	10~15

本方证加减用药规律:风热咽痛加牛蒡子、山豆根;寒闭咽痛加紫苏、生姜;虚火咽痛加生地、玄参、麦冬;表证不散加防风、荆芥;声哑加玉蝴蝶、蝉衣;咳喘加杏仁、川贝;咳吐脓痰加冬瓜子、苇茎;便秘加大黄、芒硝;热毒内盛加金银花、连翘、黄芩。

本方多采用水煎口服给药的方法,日1剂,分2次温服。少者服药1剂即愈,多者连续服药50余剂,一般3~4剂。对于咽痛者,可少量频服,徐徐咽下,或泡水当茶饮。对于体质虚弱者,可同服补中益气丸、十全大补丸等扶正之品以托里排脓,或吐后再服。为了增加排脓消瘀之力,可同时冲服甘遂末,待吐出浊沫脓血后,再服顾护正气之品。服药后有咽喉清利、咳剧吐脓、胀减便畅、热退食增的记载。恢复期多以十全大补丸、补中益气丸、六君子汤等善后。

五、本证在中医学与现代医学疾病中的分布

在32例病案中,有中医诊断者22例,其中肺痈12例,咽痛喉痹者4例,乳蛾4例,失音2例。有西医诊断者15例,其中肺脓肿8例,急、慢性咽炎、扁桃体炎4例,结核性脓胸2例,支气管扩张1例。

小结

根据上述统计结果,桔梗汤证证治规律如下:

1.男女皆可发病,但以青壮年男性为多见。

2.四季皆可发病,但以春秋两季较多见,具有一定的季节性。

3.发病原因为感受外邪。基本病机为热毒蕴结、内迫于肺、气机不畅、肺窍不利。

4.主要诊断指标:咳喘,胸胁痛,咽喉痛,咳吐脓血痰,发热,舌质红,苔白或黄,脉滑数。

5.治疗原则为清热利咽、解毒排脓。具体应用时,要以原方为主,随症加减。一般采用水煎口服给药。

6.桔梗汤主要用于肺脓肿及急慢性咽炎、扁桃体炎等病的治疗。

苦酒汤证

苦酒汤见于《伤寒论》第 312 条,原方由苦酒、半夏、鸡子(去黄)三物组成。现将所收集到的使用苦酒汤治疗的古今医案 9 例进行统计分析,情况如下。

一、发病规律

(一)性别

9 例医案中,有性别记载者 8 例,男 5 例,女 3 例,男女之比为 1.67:1。可见,男女均可发病,男性略多于女性。

(二)年龄

9 例医案中,有年龄记载者 7 例,年龄跨度为 16~47 岁,其中 16~30 岁 3 例,31~45 岁 2 例,46~60 岁 2 例。可见,青、中年发病居多。

(三)季节

9 例医案中,有发病季节记载者 5 例,其中春 2 例,夏 1 例,冬 2 例。由于记载例数少,故无统计学意义。

二、病程及病史

9 例医案中,有病程记载者 6 例,病程为 2 天~3 年。有病史记载者 5 例,其中声音嘶哑者 3 例,咽痛者 2 例。可见,从病史看均为喉科疾病。

三、症状、舌、脉统计结果

(一)症状及症状诊断指标

9 例医案中记载症状 16 种,共 31 症次,平均每例出现 3.4 个症次。按平均每例 3 个症状计算,出现次数最多的前 3 个症状为苦酒汤证临床应用的多见症状,具有症状诊断指标的意义。现将这些症状列表如下:

症状	咽痛	声音嘶哑	咽喉干燥
例数	6	6	3
占样本例数百分比	66.7%	66.7%	33.3%

《伤寒论》原文 312 条,记载苦酒证的症状表现为"咽中伤,生疮,不能语言,声不出",而本统计结果中的三个症状表现与原文记载的基本相同。

（二）舌象及其诊断指标

1.舌质

9 例医案中,有舌质记载者仅为 1 例,红舌。

2.舌苔

9 例医案中,有舌苔记载者 3 例,记载 3 种舌苔,其中白、腻苔各 2 次,滑苔 1 次。因例数少,故无统计学意义。

（三）脉象及其诊断指标

9 例医案中,有脉象记载者 5 例,记载 6 种脉象,11 脉次,其中数脉出现 3 次,滑、浮、虚脉各出现 2 次,细、缓脉各出现 1 次。由于本统计结果不呈集中趋势,故准以确定脉象诊断指标。

四、用药规律

根据统计结果,将苦酒汤原方各药物使用情况列表如下:

药物	出现次数(次)	有药量记载(次)	最大量	最小量	常用量
半夏	9	9	30g	2g	6~30g
苦酒	9	6	250ml	30ml	0~200ml
鸡子	7	7	2枚	1枚	1~2枚

苦酒汤之制作方法,本统计中有三种:

1.按《伤寒论》原方方法制作,即用鸡子一枚,去黄留白,内苦酒与半夏,置刀环上,微火煎三沸,去滓。用此方法者 3 例。

2.将半夏加水 300~400ml,煎煮 20~30 分钟,去滓,内米醋,待半冷时再加入鸡子清,搅匀即可。用此方法者 4 例。

3.将半夏放入米醋之内,浸泡 24 小时,即得苦酒汤。用此方法者 2 例。

服法中,全部 9 例病案均为"少少含咽之"。

五、本证在中医和现代医学疾病的分布

9 例医案中,有中医诊断者 1 例,为喉痹。有现代医学诊断者 4 例,含 3 个病名,分别为声带水肿、咽喉结核及慢性扁桃体炎。可见,苦酒汤在临床上均应用于喉科疾患的治疗。

小结

根据上述统计结果,苦酒汤证证治规律如下:

1.男女均可发病,男性略多于女性;发病以青年、中年居多。

2.主要病因为少阴阴伤及外感,基本病机为痰热郁闭。

3.主要诊断指标:咽痛,声音嘶哑,咽喉干燥。

4.基本治则为清热涤痰、敛疮消肿,其制作方法不拘于原方一种,服法均为"少少含咽之"。

5.苦酒汤所治之证,均为喉科疾患。

半夏散及汤证

半夏散及汤见于《伤寒论》第313条,原方由半夏、桂枝、甘草三味药组成。现将所收集到的使用半夏散及汤治疗的古今医案11例进行统计分析,情况如下。

一、发病规律

(一)性别

11例病案中有性别记载者10例,男1例,女9例,男女之比为1:9。可见本证男女均可发病,女性发病率明显高于男性。

(二)年龄

11例病案中,有年龄记载者9例,最小4岁,最大60岁。其中16岁以下1例,16~30岁3例,31~45岁2例,46~60岁2例。可见,各年龄组均可发病,但无显著性差异。

(三)季节

11例病案中,有发病季节记载者8例,其中春2例,夏3例,秋2例,冬1例。各季节之间无显著性差异。

二、病程及病史

11例病案中,有病程、病史记载者7例,病程3天~3年不等。病史记载3种病证,其中咽痛4例,声音嘶哑2例,呕逆1例。

三、症状、舌、脉统计结果

(一)症状及症状诊断指标

11例病案中记载症状18种,42症次,每例病案平均出现3.8个症状。按平均每例病案4个症状计算,出现次数最多的前4个症状为本证临床应用的多见症状,具有症状诊断指标的意义。现将这些症状按出现次数的多少列表如下：

症状	咽痛	恶寒	声音嘶哑	痰涎清稀
例数	8	4	3	3
占样本例数百分比	72.7%	36.4%	27.3%	27.3%

《伤寒论》第313条原文记载本证症状仅为"咽痛"一症。本统计结果除此之外，又出现恶寒、声音嘶哑、痰涎清稀三种症状。这些症状均符合寒客少阴之病机，故均可作为本证症状诊断指标。

（二）舌象及其诊断指标

1.舌质

在11例病案中，记载舌质者3例，其中淡舌2例，红舌1例。因样本少，故无统计学意义。

2.舌苔

11例病案中，记载舌苔者7例，包括4种舌苔，其中白苔（薄白、白腻、白滑、白）7例，黄苔2例，腻苔、滑苔各1例。可见，白苔反映了寒客少阴的病机，故可作为本证的舌苔诊断指标。

（三）脉象及其诊断指标

11例病案中有脉象记载者9例，记载脉象8种，19脉次。其中细脉5次，占记载总数的55.6%，浮脉4次，占44.4%，滑脉3次，占33.3%，沉、缓脉各2次，数、濡、弦各1次。可见，本证的脉象诊断指标很难确定，不过，细、浮脉可作为参考诊断指标。

四、用药规律

根据统计结果，将半夏散及汤原方各药使用用情况列表如下：

药物	出现次数（次）	有药量记载（次）	最大量（g）	最小量（g）	常用量（g）
半夏	11	8	30	3	6~10
桂枝	10	7	20	6	6~10
甘草	10	7	10	6	6~10

《伤寒论》半夏散及汤原方中的甘草为炙甘草，而本统计结果中甘草生用者6例，炙用者4例。以统计结果上看，三味药常用量均为6~10g。

11 例病案全部记载了服药情况,作汤剂水煎服者 8 例,其中 4 例服法为徐徐含咽,意在使药力持续地作用于患处,于内治法中寓有外治法之意。作散剂者 3 例,其中白饮和服者 1 例。

五、本证在中医和现代医学疾病中的分布

11 例病案中,有中医诊断者 6 例,分别为咳嗽、咽痛、乳蛾、少阴阴伤失音。有现代医学诊断者 2 例,分别为慢性咽炎及急性扁桃体炎。可见,本证诊断皆为喉科疾患。

小 结

根据上述统计结果,半夏散及汤证证治规律如下:

1.本证男女老幼皆可发病,而以女性居多。

2.主要病因为风寒侵袭,主要病机为寒客少阴而夹痰。

3.主要诊断指标:咽痛,恶寒,声音嘶哑,痰涎清稀,苔白。

4.治疗原则是散寒通阳,涤痰开结。本方药物常用量为 6~10g,甘草一味,既可生用,亦可炙用。

5.本方主要用于喉科疾病的治疗,而以咽痛为主。

白通汤证

白通汤见于《伤寒论》第 314 条,由葱白、干姜、附子组成,是治疗阴盛戴阳证的有效方剂。现以"白通汤"提法为依据,收集古今医案 40 例进行统计分析,初步总结白通汤证的主要证治规律如下。

一、发病规律

(一)性别

40 例病案中,有性别记载者 32 例,其中男性 21 例,女性 11 例,男女之比为 1.9∶1,男性发病率明显高于女性。

(二)年龄

40 例病案中,有年龄记载者 32 例,最大者 63 岁,最小者 5 岁。分布情况如下表:

年龄	5~15 岁	16~30 岁	31~45 岁	46~60 岁	61~63 岁	合计
例数	11	8	7	5	1	32
百分比	34.4%	25%	21.9%	15.6%	3.1%	100%

从上表可以看出,随着年龄的增长,发病率反而下降。

(三)季节

40 例病案中,有发病时间记载者 16 例。各个季节发病情况如下表:

季节	春(2~4 月)	夏(5~7 月)	秋(8~10 月)	冬(11~1 月)	合计
例数	6	1	6	3	16
百分比	37.5%	6.2%	37.5%	18.8%	100%

由上表统计可见,本方证春秋季发病率明显高于冬夏二季。

二、病程及病史

40 例病案中,有病程、病史记载者 21 例,病程 6 小时~1 年不等。有外感病史者 6 例,内伤七情病史者 4 例,饮食所伤 3 例,过度劳累 2 例。本方证临床表现大多出现四肢厥逆、神昏、发热、烦躁等急危重征象,基本反映出阴盛阳衰格阳于上、格阳于外的病理变化,应用白通汤治疗大多 3 剂见效。

三、症状、舌、脉统计结果

(一)症状和症状诊断指标

40 例病案中记载症状 83 种,258 症次,按平均每例出现 6 个症状计算,把出现次数占前 6 位的症状列出如下表:

症状	四肢厥逆	神昏	发热	食欲不振	烦躁	腹痛	出汗	唇肿而焦
例数	17	15	11	9	9	8	8	7
占样本例数百分比	42.5%	37.5%	27.5%	22.5%	22.5%	20%	20%	17.5%

上述 8 种症状共计出现 84 例次,大约一半以上的病例出现了上述几种症状,故可以作为症状诊断指标。渴喜热饮、下利脓血、气促、心胸烦乱、头痛、腹泻各 6 例次,目赤、小便短赤、呕逆、面色潮红各 5 例次。这 10 种症状共计出现 56 例次,而且以前面所述 8 种症状多见,基本符合阴盛阳衰、格阳于上的病变化,故可以作为症状诊断考指标。

(二)舌象及诊断指标

全部病案中记载舌象者 18 例,共有 10 种变化,依次为舌淡白 7 例,苔薄白 4 例,苔白滑或厚腻、苔黄黑各 3 例,苔燥或无苔 2 例,其他如胖嫩舌、淡紫舌、舌青紫、舌体胖大边尖有齿痕各 1 例。由上述统计结果可以看出舌淡白、苔薄白、苔白滑或苔黄黑共出现 17 例次,出现次数最多,占 68%。其中舌淡白主寒、主虚或气血两亏,若淡白舌与舌体胖嫩并见,多为阳虚寒盛证;苔薄白主表、主寒;苔黄黑滑润与舌淡胖嫩并见多为阳虚水湿不化;苔白滑临床常见于阳虚而痰饮水湿内停者;苔厚腻属阳气被遏湿气不化。上述舌象基本反映阴寒内盛的病理机制,故可作为舌象诊断指标。

(三)脉象及诊断指标

40 例病案中有脉象记载者 31 例,共有 14 种变化,63 脉次。其中以沉、微、细、虚、紧较为多见。

从上表可以看出,沉、微、细、虚、紧脉共计出现 50 脉次,占 78%,其中沉主里,微主阳衰,细主血亏,虚主诸虚劳损,紧主寒、主痛。

上述脉象基本反映出本方证为里、虚、寒证,故可作为本方证脉象诊断指标。

四、用药规律

40 例病案中,有药量记载者 29 例,所及药物 46 种,221 味次。白通汤原方应用情况如下表:

药物	出现次数(次)	有药量记载(次)	最大量(g)	最小量(g)	常用量(g)
附子	40	29	300	4.5	60
干姜	40	29	100	3	20~30
葱白	37	4茎	4(茎)	4(茎)	4(茎)

从上表可以看出附子的最大量和常用量都远远超出原方的用量,这可能由本方证特点所决定的。下焦寒甚,非附子量大,不能回阳散寒。

在加入药物中,共加入 43 味,104 味次。其中以补阳益气药最多,依次为肉桂 13 味次,炙草 8 味次,白术 4 味次,人参 4 味次,砂仁 3 味次,党参、黄芪各 1 味次;利水渗湿药次之,依次为茯苓 7 味次,通草 3 味次,车前子 2 味次;解表药和平肝药再次之,依次为龙骨 4 味次,桂枝、牡蛎各 3 味次,细辛 2 味次。

全部病案中肯定有效者 38 例,无疗效记载者 2 例,其中 2 剂和 3 剂有效者均为 9 例,1 剂有效者 8 例,3 剂内有效者共计 26 例,占 68%。可见认证准确,用药得当,大多 3 剂内有效。

五、本证在中医和现代医学疾病中的分布

40 例病案中,有中医诊断者 17 例,依次为真寒假热证 3 例,少阴下利、阴盛格阳、少阴病等各 2 例,其他如霍乱、戴阳证、厥阴病等各 1 例。全部病案中,所及西医疾病 5 种,除麻疹 2 例外,其他如高血压危象、过敏性休克、乳腺炎、类风湿等各 1 例。由于本方证病例较少,病种离散度较大,从原始资料上看,尚未突破《伤寒论》的应用范围。

小结

本文通过对《伤寒论》白通汤古今医案 40 例的统计分析,初步认识到白通汤证的证治规律,得出如下结论:

1.本方证男女均可发病,男女之比为 1.9:1,发病率男性明显高于女性;随着年龄的增加,发病率下降;本方证春秋季发病率明显高于冬夏季。

2.白通汤证诊断指标为:四肢厥逆,神昏,发热,食欲不振,烦躁,腹痛,出汗,唇肿而焦,舌淡白,苔薄白、白滑或黄黑,脉沉、微细、虚、紧。

3.本方中附子常用量为 60g,干姜 20~30g,葱白 4 茎。临床随症加入补阳益气药、利水渗湿药、解表药、平肝药等。

4.本方证如认证准确,用药得当,大多 3 剂有效。

白通加猪胆汁汤证

白通加猪胆汁汤见于《伤寒论》第 315 条,原方由附子、干姜、葱白、猪胆汁、人尿五味药组成。现将所收集到的使用白通加猪胆汁汤治疗的古今医案 9 例进行统计分析,情况如下。

一、发病规律

(一)性别

9 例病案中,有性别记载者 8 例,男 4 例,女 4 例,男女之比 1:1。

(二)年龄

9 例病案中,有年龄记载者 9 例,最小者 6 个月,最大者 68 岁。16 岁以下 3 例,占 33.3%;16~30 岁 1 例,31~45 岁 1 例,60 岁以上 4 例,占 44.4%。可见 16 岁以下与 60 岁以上年龄组发病率较高,这似与儿童阳气未充以及年老者阳虚有关。

(三)季节

9 例病案中,有发病季节记载者 5 例,其中夏 1 例,冬 4 例。似与冬季寒气当令,易伤阳气有关。

二、病程及病史

9 例病案中,有病程、病史记载者 8 例,病程 1 周~2 年不等,其中 10 余日者 4 例,占 50%。有病史记载者 7 例,分布不呈集中趋势,分别为泄泻、胸痛、发热、咽痛、喘。

三、症状、舌、脉统计结果

(一)症状及症状诊断指标

9 例病案中记载症状 34 种,74 症次,每例病案平均出现 8.2 个症状。按平均每

例 8 个症状计算,出现次数最多的前 8 个症状为本证临床应用的多见症状,具有症状诊断指标意义。现将这些症状列表如下:

症状	厥逆	发热	烦躁	面色无华	呕吐	面赤	泄泻	口渴
例数	7	6	6	6	5	4	4	3
占样本例数百分比	77.8%	66.7%	66.7%	66.7%	55.6%	44.4%	44.4%	33.3%

《伤寒论》第 315 条原文描述本证症状有"利不止"、"厥逆"、"干呕"、"烦"。本统计结果除具备上述 4 种症状外,又增加了发热、面色无华或面赤如妆、口渴。这些均符合下焦阳衰、阴盛格阳的病理机制,故均可作为症状诊断指标。

(二)舌象及其诊断指标

1.舌质

9 例病案中,有舌质记载者 6 例,其中红舌 3 例,淡舌 2 例,紫舌 1 例。可见舌质表现不呈集中趋势。

2.舌苔

9 例病案中,有舌苔记载者 6 例,其中白苔 4 例,腻苔 4 例,各占记载总数的 66.7%,黑苔 2 例。可见,苔白腻反映了阳虚寒湿内盛的特点,故可作为舌苔的诊断指标。

(三)脉象及其诊断指标。

9 例病案中有脉象记载者 8 例,共记载 6 种脉象,16 脉次。其中细脉出现 6 次,占 75%,沉、弦、数、弱、微脉各出现 2 次。可见,细脉出现的概率最高,可作为本证脉象诊断指标。

四、用药规律

根据统计结果,将白通加猪胆汁汤原方各药物使用情况列表如下:

药物	出现次数(次)	有药量记载(次)	最大量	最小量	常用量
附子	9	8	48g	3g	15~30g
干姜	8	7	24g	2.4g	6~20g
葱白	9	8	7 茎	1 茎	1~4 茎
猪胆汁	9	8	10ml	5ml	5~10ml
人尿	7	6	25ml	50ml	25~50ml

本方多原方应用,少有加减。

五、本证在中医和现代医学疾病中的分布

9 例病案中,均有中医诊断,其中有病名诊断者 4 例,分别为泄泻、呕吐、感冒、湿温,有证候诊断者 5 例,为少阴病、阴盛格阳证或阴盛戴阳证,既有外感,又有内伤。有现代医学诊断者 5 例,分别为消化不良伴脱水、咽炎、肺源性心脏病、肠伤寒。

小结

根据上述统计结果,白通加猪胆汁汤证的证治规律如下:

1. 男女老幼均可发病,儿童与老年人发病率较高。

2. 主要病因是久病阳虚及外感风寒之邪。基本病机是阳气虚衰,阴盛格阳。

3. 主要诊断指标:厥逆,发热,烦躁,面白无华或面赤如妆,呕吐,泄泻,口渴,舌苔白腻,脉细。

4. 基本治疗原则是破阴回阳,通达上下。方中人尿以健康男童者为佳,药物可随症加减。

5. 白通加猪胆汁汤证可见于多种外感及内伤杂病。

通脉四逆汤证

通脉四逆汤见于《伤寒论》第 317 条，由甘草、附子、干姜组成，是治疗阴盛格阳证之有效良方。本文以通脉四逆汤提法为依据，收集到古今医案 60 例对其进行统计分析，总结通脉四逆汤证证治规律如下。

一、发病规律

（一）性别

60 例病案中，有性别记载 55 例，其中男性 24 例，女性 31 例，发病率女性略高于男性。

（二）年龄

60 例病案中有年龄记载者 53 例，其中最大者 74 岁，最小者 6 岁。分布情况如下表：

年龄	16岁以下	16~30岁	31~45岁	46~60岁	60岁以上	合计
例数	5	15	11	15	7	53
百分比	9.4%	28.3%	20.8%	28.3%	13.2%	100%

从上表可以看出，16 岁以下和 60 岁以上两个年龄组发病人数略少，其他三个年龄组发病人数相接近，并无明显差别。

（三）季节

60 例病案中，有发病时间记载者 47 例。各个季节发病情况如下表：

季节	春(2~4月)	夏(5~7月)	秋(8~10月)	冬(11~1月)	合计
例数	11	10	14	12	47
百分比	23.4%	21.3%	29.8%	25.5%	100%

从现有病例来看，四季发病人数相近，无明显季节性差异。

二、病程及病史

60 例病案中,有病程记载者 33 例,病程 12 小时至数年不等。有饮食不洁病史者 8 例,外感病史者 5 例,内伤七情病史者 2 例。在统计时发现,本方证起病急骤、变化迅速,大多 2~3 天便出现阴盛格阳证。而且由于饮食不洁所致呕吐、下利的病例特别典型。

三、症状、舌、脉统计结果

(一)症状及症状诊断指标

60 例病案中记载症状 68 种,312 症次,平均每例 5.2 个症状。按平均每例 5 个症状计算,把出现次数占前 7 位的症状列出如下表:

症状	四肢厥逆	下利清谷	面红目赤	腹痛	咽痛	口干不欲饮	食少纳呆
例数	29	19	14	10	10	9	9
占样本例数百分比	48.3%	31.7%	23.3%	16.7%	16.7%	15.0%	15.0%

从上表可以看出,这 7 种症状共计出现 99 例次,占 31.7%,因出现次数较多,几乎每个病案都可见到,故可以作为症状诊断指标。身热、恶心、消瘦、头汗出分别出现 5 例和 4 例,与诊断指标相应,基本上反映出本方证的阳衰阴盛、阴盛格阳的病理变化,故可以作为症状诊断参考指标。

(二)舌象及其诊断指标

60 例病案中,有舌象记载者 38 例,共有 9 种变化。其中舌淡白 15 例,苔白厚腻 14 例,苔薄白和舌胖嫩各 8 例,舌红苔薄黄 2 例,舌淡紫少苔、无苔各 2 例。由此可见,舌淡白、苔白厚腻、苔薄白、舌体胖嫩出现次数较多,共计出现 32 例,占 53.3%。其中舌淡白主寒主虚,苔白厚腻主寒主湿,舌体胖嫩亦为阳虚之征。基本反映出阳衰阴盛的病理特点,故可以作为舌象诊断指标。

(三)脉象及其诊断指标

60 例病案中,有脉象记载者 45 例,共有 13 种变化,103 脉次,其中以沉、微、迟、细、紧、虚脉出现次数较多。详见下表:

脉象	沉	细	微	迟	紧	虚	小计
例次	30	18	15	13	7	5	88
百分比	50.0%	30.0%	25.0%	21.7%	11.7%	8.3%	

其中沉主里,微主阳衰,迟主寒,细主气血两虚,虚主正气不足,基本反映本方证的病理特点,故作为脉象诊断指标。

四、用药规律

60 例病案中,有药量记载者 51 例,所及药物 43 种,377 味次,通脉四逆汤原方应用情况如下表:

药物	出现次数(次)	有药量记载(次)	最大量(g)	最小量(g)	常用量(g)
附子	59	51	50	3	10
炙甘草	56	45	30	3	10~15
干姜	59	51	60	3	10~15

本方临床应用时,随症加入补气药,如人参、黄芪、白术、山药等 20 味次;温里药如肉桂、吴茱萸、小茴香、艾叶等 16 味次;清热药如黄连、栀子、生地、犀角、黄柏 9 味次。

全部病案中肯定有效者 57 例,无疗效记载者 3 例。其中 1 剂有效者 4 例,2 剂有效者 7 例,3 剂有效者 8 例,3 剂内有效者 19 例, 占 31.7%;4 剂有效者 8 例,5 剂有效者 7 例,6 剂有效者 5 例,6 剂内有效者并计 39 例,占 65%。由此可见,本方证若辨证准确,用药得当,大约 6 剂之内有效。

五、本证在中医和现代医学疾病中的分布

40 例病案中,有中医诊断者 23 例,其中阴盛格阳证 7 例,霍乱 3 例,其他如少阴下利虚脱证、少阴寒化证、少阴病咽痛证、伤寒变证、阳虚厥冷证、疸证、胎黄、腰痛、失音、发热、咳喘、脏寒证等各 1 例。有西医诊断者 11 例,雷诺氏病、糖尿病肾病 IV 期、血栓闭塞性脉管炎、血栓性静脉炎、类风湿性关节炎、肾功能衰竭、慢性结肠炎、病态窦房结综合征、不孕症、肠出血和感冒各 1 例。

小 结

本文通过《伤寒论》通脉四逆汤古今医案 60 例的统计分析,初步认识到本方证的证治规律,得出结论如下:

1.本证男女均可发病,各年龄组无明显差别,四季发病无差别。

2.主要诊断指标：四肢厥逆，下利清谷，面红目赤，腹痛，咽痛，口干不欲饮，食少纳呆，舌淡白，舌体胖嫩，苔白厚腻、薄白，脉沉、微、迟、细、紧、虚。

2.本方临床应用时附子常用量为 10g，炙甘草为 10~15g，干姜为 10~15g，并可随症加入补气药、温里药、清热药。

4.本方临床若认证准确，用药得当，大都 6 剂内有效。

四逆散证

四逆散出自《伤寒论》第 318 条,由柴胡、枳实、芍药、炙甘草四味药组成,具有疏肝理脾、解表和里、解郁泄热、调畅气机、缓急止痛之功效。

现将收集的四逆散证古今医案 414 例统计分析如下。

一、发病规律

(一)性别

在 414 例病案中,有性别记载者 371 例,其中男 171 例,女 200 例,男女之比为 1:1.2,发病率女性略高于男性。这是由于四逆散证的病变部位主要在肝胆,其病理变化为气机升降失调,女性对精神刺激尤为敏感,容易导致气机紊乱,此外女性的经、带、胎、产同肝脏的关系也极为密切,故发病率女性高于男性。

(二)年龄

414 例病案中,有年龄记载者 359 例,其中最小者 2 天,最大者 83 岁。其分布情况如下表:

年龄	16 岁以下	16~30 岁	31~45 岁	46~60 岁	60 岁以上	合计
例数	46	106	131	52	24	359
百分比	12.8%	29.5%	36.5%	14.5%	6.7%	100%

表中所示,四逆散适用于任何年龄,但以 16~45 岁的成年人为最多,而儿童和老年人却较少。儿童与老年人多见于感受外邪或饮食不节,内伤脾胃、气机升降失调所致的病证;而成年人由于接触社会的机会较多,容易受外界环境因素的影响,特别是成年女性更容易受精神因素的干扰,导致肝郁气滞。此外民国以前的病案都是成年人,故成年人发病较多。

（三）季节

414 例病案中,有发病时间记载者 278 例,各季节发病情况如下表:

季节	春(2~4月)	夏(5~7月)	秋(8~10月)	冬(11~1月)	合计
例数	89	73	65	51	278
百分比	32.0%	26.3%	23.4%	18.4%	100%

表中所示,四季皆可发病,但以春季发病为最。春为厥阴风木当令,在天为风,在脏为肝,胆主少阳,与肝互为表里,同气相求,故春季易患肝胆疾病而致四逆散证。与此同时,将外感热病单独统计分析,58 例当中,春夏发病各 15 例,秋冬各 14 例。冬春多为麻疹、伤寒,夏秋多为暑热、暑湿、秋燥,这是由于四时主时之气太过,或疫疠病毒侵入人体,郁而不达,形成四逆散证。故四逆散证具有一定的季节性,且多难治愈。

二、病程及病史

在全部病案中有病程、病史记载者 235 例,其中发病最长 20 年,最短只有 2 小时。发病 30 天以内者 81 例,占有病程记载的 34.5%;其余的 154 例中,发病半年以上者 139 例,占 59.2%。可见四逆散证多为慢性疾病,特别是消化系统疾病,如慢性肝炎、胆囊炎、胃炎、肠炎,因外感、饮食、情志等因素而诱发。而病程短没有慢性病史者,多见于外伤、突然精神刺激、外感时邪所致的急性病例。

三、症状、舌、脉统计结果

（一）症状及症状诊断指标

414 症病案中记载症状 152 种,2693 症次,每个病例平均出现 7 个症状,每种症状平均出现 23 症次。出现次数较多的前 7 个症状为四逆散临床应用的多见症状,具有症状诊断指标的意义。其余症状,凡超过 23 症次以上具有辨证意义的症状,可作为参考诊断指标。

1.主要诊断指标

症状	腹痛	食欲不振	恶心呕吐	往来寒热	胸胁痛	便秘	腹胀
例数	184	144	133	132	107	103	101
占样本例数百分比	44.4%	34.8%	32.1%	31.9%	25.9%	24.9%	24.4%

2.参考诊断指标

小便不利 91 症次,口苦咽干 86 症次,失眠多梦 62 症次,胸胁苦满 60 症次,咳嗽气短 46 症次,头晕 44 症次,头痛 42 症次,嗳气 40 症次,自汗 36 症次,乳房痛 30 症次,口渴 30 症次,面色青黯 30 症次,心悸 26 症次,神昏抽搐 24 症次,黄疸 22 症次。

肝为将军之官,性喜条达而恶抑郁,胆为中清之腑,与肝互为表里,肝为厥阴,主疏泄,胆为少阳,主决断,其经脉布两胁,循少腹,绕阴器。若肝郁气滞,络脉郁阻,则出现胸胁、两乳、颈部、少腹、外生殖器等局部胀痛不舒。气属无形,时聚时散,故疼痛走窜不定,并以胀痛为特点。然而人以血为生命之本,贵在通畅。气为血之帅,血为气之母,气行则血行,气滞则血瘀。故痛有定处,并以刺痛为特点,甚至癥瘕积聚。女性则可导致经行不畅、痛经、经闭等。由于四逆散证的病理变化复杂,故有灼痛、绞痛、隐痛之不同。

脾主运化水湿,胃主受纳水谷,脾主升清,胃主降浊。脾胃的运化功能有赖于肝胆的疏泄,两者相互依存,相互制约,才能维持正常的生理功能。若肝气郁结,最易影响脾胃的升降功能;若胃气失和,则食欲不振、吞酸嘈杂、脘腹疼痛;若胃气上逆,则恶心呕吐、嗳气、呃逆;若脾不升清,运化失职,完谷不化,清浊不分,混杂而下,并走大肠,则泻利下重。正如吴鹤皋云:"泻责之脾,痛责之肝,肝责之实,脾责之虚,故令痛泻。"若湿热蕴结肠道,损伤脉络,则下利脓血;若气机壅滞,木不疏土,则便秘。反之,若饮食伤脾,湿热内蕴,则脾胃功能失常,继而导致肝胆功能失调,即"土壅木郁"之意也。正如《类证治裁》曰:"肝木升散,不受遏郁,郁则经气逆,为嗳,为胀,为呕吐,为暴怒胁痛,为胸满不食,为飧泄……"。

人的精神情志活动,除由心主宰外还与肝的疏泄功能密切相关,故有"肝主谋虑"(《素问·灵兰秘典论》)之说。若疏泄不及,则表现为抑郁、多愁善虑、嗳气、善太息,若疏泄太过,则表现为兴奋,症见烦躁易怒等。肝为刚脏,内寄相火,肝开窍于目。肝郁化火,上犯清窍,则面红目赤、头昏头痛;胆火上炎,则口苦咽干。若肝火犯肺,肺失肃降,或热郁伤津,肺燥气逆,或痰浊阻肺,肺气上逆,或邪热壅肺,肺失宣肃,则咳嗽、咳痰、胸闷气短。肝火伤阴,肝肾阴虚,心肾不交,则失眠多梦。若肝郁脾虚,化源不足,气阴两亏,心失所养,或血虚气滞,心血瘀阻,则心悸。

《素问·阴阳应象大论》:"阳气者,精则养神,柔则养筋。"《灵枢·经脉篇》:"足厥阴之筋,其病……阴器不用,伤于内则不起。"肝主筋,脾主四肢、肌肉,若阳郁不伸,四肢、肌肉、筋脉失养,则倦怠乏力,甚者抽搐、痉挛强直等。若枢机不利,阻滞宗筋,则阳痿。"膀胱者,州都之官,津液藏焉,气化则能出矣。"肝主疏泄,调畅三焦气机,若肝郁气滞,气化不利,则小便不利;若暴怒伤肝,或因惊吓,以致气机闭塞,或食滞内停,邪热内陷,或痰湿阻滞中焦,胃气被阻,则四肢厥逆;邪热内陷少阳,郁而不达,正邪交争,则寒热往来;里热蒸腾,迫阴外渗,则汗出;热伤津液,则口渴;气滞血瘀,则面色青黯。

《伤寒论》中只有318条是论述四逆散证的,共出现6个症状,其主症是四逆。统计结果,四逆被列入参考诊断指标之中,而将或然症的腹痛,纳入主要诊断指标,其余的4个或然症仍然保留在参考指标中。这是由于现代应用范围不断扩大,特别是急腹症、胃肠道疾病的应用,使腹痛一症被列为主要诊断指标之首。综上所述,主要诊断指标,基本上反映出四逆散证的病理机制,而参考诊断指标,也从不同侧面反映四逆散证的病机特点。

(二)舌象及其诊断指标

1.舌质

414例病案中,有舌质记载者213例,共11种变化,其中红舌(红绛)167例,占有舌质记载的78.4%。红舌体现了热证、实证的特点,是四逆散证的基本舌象。若正气不足,或痰湿为患,或气滞血瘀,则又有淡舌、淡胖、边有齿痕、边有瘀点等46例。根据统计结果,可以认定舌质红(绛)为四逆散证舌质的诊断指标。其余的舌质表现虽与四逆散证病机不符,但也从不同角度反映出四逆散证的兼夹症机理,提示我们在临床应用时要随症加减。

2.舌苔

414例病案中,有舌苔记载者272例,其中白苔(薄白、白厚、白滑、白腻)144例,占有舌苔记载的52.9%;黄苔(薄黄、黄厚、黄腻、黄厚腻)119例,占43.8%。如四逆散证的主要病机为肝郁气滞时则舌苔以白为主。如肝郁化热、胆火上炎时,则又可见有黄苔,这是肝胆疾病的特点。由此可见白苔与黄苔均为四逆散证的舌苔诊断指标。由于病机比较复杂,故有薄、厚、滑腻之别。其余9例,只占3%,无典型意义。

(三)脉象及其诊断指标

414例病案有脉象记载者307例,共17种变化,553脉次。取其次数较多的4种脉象列表如下:

脉象	弦	数	细	沉	合计
脉次	229	83	80	75	467
百分比	74.6%	27.0%	26.1%	24.4%	

从表中可以看出弦脉出现概率最高,弦脉是少阳肝胆病证的本脉;数脉主热盛。沉细脉为阳气被郁,气滞不行,脉道不畅所致,严重者沉伏不起。弦、数、细、沉四种脉象,反映了四逆散证的病机特点,故可作为脉象诊断指标。由于肝胆疾病病理位置特殊,多有兼夹之证,临床表现也较复杂,故很少单独出现上述脉象。只有弦脉单独出现69次,其余的均以复合脉的形式出现。出现例效较多的复合脉是弦数脉58例,弦细脉41例,沉细脉58例。兼有痰饮者多见滑脉,气滞血瘀者多见涩脉,偏于表者多见浮脉。还有3例小儿指纹暗紫色,提示我们在具体应用时,可以观察指纹作为诊断依据。其余脉象例数较少没有集中趋势,故略而不论。

四、用药规律

根据统计结果,将四逆散原方各药物使用情况列表如下:

药物	出现次数(次)	有药量记载(次)	最大量(g)	最小量(g)	常用量(g)	备注
柴胡	413	298	40	1.5	6~15	银柴胡易柴胡3例,土、醋、盐、炒10例
枳实	405	291	30	1.5	6~15	枳壳易枳实93例,枳实炭3例
白芍	403	291	60	2	9~15	赤芍易白芍30例,赤、白芍同用29例,有焦、酒、炒、生用等
炙甘草	401	290	50	1	3~10	生甘草易炙甘草207例

从表中可以看出,四味药均有不同程度的减味变化。其中柴胡只有1例没用,可见柴胡在四逆散中的重要地位。柴胡有土、醋、盐炒之不同,旨在增强疏肝理脾之力。有虚热者,银柴胡易柴胡;气滞腹胀者,枳壳易枳实;有出血倾向者,用枳实炭;气滞血瘀者,赤芍易白芍,或赤、白芍同用;气滞者宜酒炒,缓急止痛宜生用,或醋炒,脾虚者宜炒焦;补气和中,调和诸药宜炙甘草;清热解毒宜生甘草。

表中的常用剂量是指汤剂而言。若偏于肝郁气滞者,可重用柴胡至40g以疏肝理气。若土壅湿郁,重用枳实至30g以泄热、降浊、消滞。若以疼痛、痉挛、抽搐为主者,可重用白芍至60g、甘草50g以缓急止痛。若用散剂,则一般为3~5g,这与《伤寒论》的一方寸匕(约6g)基本一致。

在 414 例病案中,共加味用药 251 味,1664 味次,平均每味药出现 7 次。凡超过 7 次以上的药可作为常用加减药。基本情况变化如下:

热毒壅盛者加败酱草、红藤,蒲公英、金银花、连翘、牡丹皮;湿热内蕴者加栀子、茵陈蒿、黄柏、黄芩、黄连、金钱草;胀痛甚者加川楝子、延胡索、郁金、香附、川芎、台乌药;气滞血瘀者加丹参、红花、蒲黄、五灵脂;热结腑实者加大黄、芒硝;脾气虚弱者加党参、白术、黄芪、苍术、茯苓、薏苡仁;恶心呕吐者加黄连、吴茱萸、半夏、代赭石;气滞腹胀者加厚朴、椰片、青皮、台乌药、砂仁、木香、莱菔子;食积内停者加焦楂、炒神曲、炒麦芽、鸡内金;痰蒙清窍者加石菖蒲;虫积者加乌梅、使君子;失眠多梦者加酸枣仁、茯苓、生牡蛎;寒湿内停者加吴茱萸、炮附子、干姜;小便不利者加木通、泽泻、茯苓;痰气郁结者加半夏、陈皮、胆南星;有表证者加葛根;口渴者加花粉;咳者加杏仁、桔便;心悸者加桂枝、丹参、茯苓;阴血不足者加当归、生地、鸡血藤、麦冬;肝火亢盛者加青黛、栀子、黄连。

《伤寒论》四逆散方的加减法为:咳者,加五味子、干姜,并主下利;悸者,加桂枝;小便不利,加茯苓;腹中痛者,加附子;泄利下重,加薤白。统计结果发现:咳者,既有脏腑亏损,肺气失敛,加五味子、干姜收敛肺气,也有肝火犯肺,加桑皮、青黛泻肝清肺,又有痰浊阻肺,肺失肃降,加半夏、陈皮、杏仁、桔便化痰止咳;悸者,既有心阳虚,加桂枝温通心阳,也有心血瘀阻,加丹参、桂枝通阳化瘀,又有心下悸,加茯苓通阳利水;腹痛者,既有加干姜、附子、薤白温里散寒,也有加红藤、败酱草、牡丹皮、栀子清热解毒,又有加木香、川楝子、延胡索、红花、郁金理气行滞、活血化瘀;泄利下重者,既有加薤白通阳气以治虚寒下利,也有加黄连、黄芩、黄柏清热燥湿以治湿热下利,又可取薤白反佐,取其"火郁发之"之意也。

历代医家对此条的加减法认识不一:有的认为是王叔和整理之误;有的认为四逆散证的病机是气滞阳郁,加干姜、附子等辛温之品必致大害;有的认为仲景是以此为例,示人要随症加减,灵活运用。实践证明,后一种认识是比较切合实际的。因此,后世医家根据四逆散的配伍涵义,衍化出一些著名的方剂,如《太平惠民和剂局方》的柴胡疏肝散,《景岳全书》的逍遥散,《内科摘要》的丹栀逍遥散,《医林改错》的血府逐瘀汤,扩大了四逆散的应用范围。上述诸方从不同角度体现了四逆散的加减变化规律:四逆散偏于解郁泄热,柴胡疏肝散偏于疏肝理气,逍遥散偏于养血健脾,丹栀逍遥散偏于养血清热,血府逐瘀汤偏于活血化瘀。故在临床应用时,要根据具体病情,灵活选用。

全部病例均采用口服给药,入煎剂者 402 例,其中以散剂入煎剂者 2 例(《伤寒论》方后原有以散剂入煎剂的用法);急性期用汤剂,症状缓解后改用散剂者 26 例;单独用散剂者 12 例。四逆散作散剂,一者与四逆汤鉴别,一者取其"散者,散也"之义,同时具有服用方便,易于掌握的特点。而在实际应用时,则主要以汤剂为主,取其"汤者,荡也"之义,意在速攻,同时易于随症加减。统计表明,散剂与汤剂的临床疗效,没有显著性差异。但入汤剂者,不宜久煎,一般 15 分钟为宜。此外,有 1 例服药后,啜热稀粥以助汗源,透热达邪,3 例加酒煎以增强其行气活血的功能。胃溃疡患者则宜饭前空腹时服,这样不仅能抑制胃液分泌,而且在进食后使药物与食物相混,缓冲胃酸与溃疡面的直接接触,促进溃疡愈合。

本组病案有用药剂数记载者 290 例,少者 1 剂,多者间断服药 1 年半,平均 6 剂,一般 1~10 剂。每日服 1 剂者 281 例,2 剂者 5 例,2 日 1 剂者 4 例。四逆散原方为日 3 服,现代一般日 2 服,对于急重患者则采取日 3 服,或 4~6 小时服一次,以增强药物在体内的蓄积水平,从而提高疗效。还有 5 例月经不调患者,采用每次经前服 3~5 剂,3~4 月为一疗程的方法,取得了显著的疗效。

本组病案,有服药后情况记载者 254 例。一般服药后 3 小时左右见效,多数记载为热退痛减,或泻止痛减,或便通胀减,或厥回足温,或呕止食增等。

有善后调养者 47 例。其中调肝理脾、补气养血者 37 例,这与四逆散的病机相符。余者为滋阴清热、清热利湿、清热通淋之法。

五、本证在中医和现代医学疾病中的分布

在全部病案中,有中医诊断者 204 例,含 78 个病名,属于外感者 18 例,内伤者 186 例,两者之比为 1:10。有现代医学诊断者 233 例,含 73 个病名,涉及内、外、妇、儿、五官、皮肤科等多种疾病,其中主要为消化系统疾病,136 例,占有现代医学诊断的 58%,其次为神经系统疾病。具体分布情况如下:

(一)消化系统

如急慢性胃炎、肠炎、阑尾炎、胆囊炎、肝炎、胰腺炎、细菌性痢疾、胃柿石、胃扭转、胃肠神经官能症、胃及十二指肠溃疡、十二指肠憩室、胃癌、肠粘连、蛔虫性肠梗阻、胆道蛔虫、毛细胆管炎、胆石症、胆囊术后综合征、肝硬化等病,临床见有胃脘胀痛连及两胁,或胁痛并向腰背放射,甚者绞痛,可触及包块,巩膜及皮肤黄染,或腹痛,心下痞塞,恶心呕吐,甚至吐血,吞酸嘈杂,食欲不振,呃逆,嗳气,腹胀,肠鸣泄泻,或下利赤白,里急后重,或大便秘结不通,小便不利,伴有发热恶寒、头晕、头痛、口苦咽干、心烦易怒、善太息、失眠多梦、神疲乏力,舌质红,苔白腻(厚)或黄腻,脉弦,或弦缓,或

弦滑数。证属肝郁脾虚,肠中虚寒,或肝脾(胃)不和,或肝胆湿热,或热毒内蕴,腑气不通,或肝郁气滞,并有血瘀。中医属胃脘痛、胁痛、腹痛、呕吐、呃逆、便秘、下利、黄疸、积聚、暑热、暑湿等范畴。

(二)神经系统

如神经官能症、发作性精神性痴呆症、中毒性精神病、神经性头痛、脑萎缩、癫痫、癔病、肋间神经痛。中医属郁证、胁痛、不寐、头痛、梅核气、气厥、痉病等范畴。临床表现为突然昏倒,不省人事,口吐白沫,四肢厥逆,或精神痴呆,呕吐痰涎,或咽中状若炙脔,或全身僵挛拘急,甚至抽搐,或头痛如裂,或胁痛如针刺,伴有头晕、失眠多梦、烦躁易怒、心悸、短气欠伸、脘腹胀闷、嗳气、呃逆、食欲不振、小便不利、大便不调,舌质红,苔薄白或白腻,脉弦或弦滑或沉伏有力。证属暴怒伤肝,气郁扰神,或肝郁痰结,上蒙清窍,阳郁不达,筋脉失养,肝郁气滞,络脉痰阻。

(三)循环系统

如病态窦房结综合征、心房纤颤、原发性心肌病、甲状腺功能亢进。中医属心悸、胸痹、瘿瘤等范畴。临床表现为心悸,胸闷气短,胸胁痛,伴有头晕、目眩、失眠多梦、神疲乏力、口唇紫暗,舌质暗红或有瘀点,苔白,脉细弱或结代。证属心阳不足,气滞血瘀。

(四)呼吸系统

如支气管肺炎、气胸、肺结核。中医属咳嗽、喘证、肺痨范畴。临床表现为咳嗽、咳痰量少或干咳,胸闷气短,发热恶寒,纳呆食少,腹胀便秘,舌质红,苔黄或光滑少苔,脉细数或滑数。证属邪热壅肺,或阴虚火旺。

(五)妇科

如附件炎、盆腔炎、更年期综合征、经前紧张综合征。中医属月经不调、痛经、闭经、带下、脏躁范畴。临床表现为少腹胀痛或刺痛,甚者拒按,月经先后无定期,量少或淋漓不断,经色紫暗有块,甚至闭经,带下色黄,量多,质稠,味臭秽,胸胁胀闷,烦躁易怒,乳房胀痛,或有结节,心悸,失眠多梦,神疲乏力,舌质紫暗或有瘀点,苔薄黄或薄白,脉细涩或弦数。证属肝郁血瘀,或湿热下注。

(六)泌尿系统

如尿路结石、肾盂肾炎、肾周炎、膀胱炎、前列腺炎。中医属腹痛、癃闭、淋证范畴。临床表现为尿急,尿频,尿浊,尿沙石,尿血,尿黄,尿痛,甚至闭塞不通,脐旁绞痛并向腰部放射,少腹痛,发热恶寒,胸胁胀闷,心烦易怒,舌质红,苔白腻或黄腻,脉弦滑或滑数。证属湿热下注,或瘀热郁结。

（七）男科

如睾丸炎、附睾结核、睾丸切除术后，输精管结扎后遗症。中医属疝气、阳痿范畴。临床表现为睾丸肿胀疼痛，连及少腹与腰，或阳物不举，性欲减退，胸胁满闷，发热恶寒，尿黄，便干，舌质红，苔白，脉弦或弦数。证属肝脉郁阻，气血不通，或肝郁湿热，下滞厥阴，或肝郁气滞，痹阻宗筋。

（八）外感热病

如中暑、流感、急性咽喉炎。中医属发热、厥证、咽痛范畴。临床表现为发热恶寒，咽部肿痛，项强，头痛，身痛，口渴欲饮，自汗出，手足不温，舌质红，苔薄黄，脉浮数或洪数。证属外邪不解，阳气被郁。

（九）外伤科

如急性腰扭伤、胸胁腹壁挫伤、胁软骨炎、腹浅静脉炎。中医属胁痛、腹痛、腰痛范畴。临床表现为局部肿痛，瘀斑，拒按，活动受限，舌有瘀点，苔白，脉弦涩。证属气滞血瘀，或血瘀气滞。

（十）其他

如化脓性中耳炎、中心性视网膜炎、结膜下出血、结膜炎、流行性出血热、过敏性荨麻疹、无脉症、传染性软疣、丹毒、白塞氏综合征、鼻窦炎、萎缩性鼻炎、坐骨神经痛、三叉神经痛等有肝郁气滞之见症者，或肝胆脾胃经脉循行部位所产生的病证，均可用四逆散加减治疗。

此外，还有一些无西医诊断的病证，如筋结、臭汗、指尖灼热、胸闷欠伸、乳溢鲜血、乳汁冰冷症、噎食、夜啼、太阳蓄血、太少合病、少阴热化证、牙痛、口香证、痹证、不食证、不孕症、秋燥、鼓胀等。总之，只要符合四逆散证之病机者，皆可用之。

小结

根据上述统计结果，四逆散证证治规律如下：

1.四逆散证男女老幼皆可发病，但以成年女性为多见；四季皆可发病，但以春季发病为多，具有一定季节性。

2.主要病因为情志不调、内伤饮食、外感时邪病毒三个方面。基本病机为肝气郁结、气机失调、阳气被郁、络脉瘀阻，其特点主要表现为一个"郁"字。病变部位主要在肝、胆、脾、胃。

3.主要诊断指标：腹痛，食欲不振，恶心呕吐，发热恶寒，胸胁痛，便秘，腹胀，舌质红,苔白或黄,脉弦、数、细、沉。

4.对于不完全符合上述标准,但只要病变部位在肝、胆、脾、胃,以及各自经络所循行的部位、所主的官窍、所主的五体等符合四逆散证之病机者,无论外感内伤,皆可用之。

5.基本治疗原则为疏肝理脾、调畅气机。具体运用时应以原方为主,随症加减。给药途径为口服,日1剂分2次服,重者日2剂频服,轻者2日1剂。急者宜汤剂,缓者宜散剂。对于某些周期性发作性疾病,可在每次发作之前给予治疗。

6.常用剂数为1~10剂,对一些慢性病可以久服,且无副作用及禁忌证。恢复期以理气健脾、补气养血为主。

7.四逆散广泛用于外感内伤等多种疾病的治疗,但主要为消化系统疾病,其次为神经系统疾病。

乌梅丸证

乌梅丸见于《伤寒论》第 338 条,由乌梅、细辛、干姜、黄连、附子、当归、蜀椒、桂枝、人参、黄柏组成,是治疗蛔厥、久痢之有效良方。后世医家多将其方改作汤剂,广泛运用于临床各科治疗多种疾病而获奇效。本文以"乌梅丸(汤)"提法为依据收集到古今医案 285 例,加以统计分析,从而总结出乌梅丸(汤)证证治规律如下。

一、发病规律

(一)性别

全部病案中有女性 166 例,男性 119 例,男女之比为 1:1.4,发病率女性明显高于男性。其主要原因有二:①在统计时发现,本方多用于肠道系统疾病的治疗,包括寄生虫、炎症等,本组资料在人员构成上,多为中年农村妇女,在饮食习惯上,都有饮食不洁和过食生冷的病史,而中年人构成占 50% 以上,这便提高了女性的发病率。②本方用于治疗崩漏、闭经、痛经、恶阻等妇科疾病达 20 余例,这是女性发病率高的另一因素。

(二)年龄

全部病案中,有年龄记载者 283 例,其中最大者 85 岁,最小者 1 岁。其分布情况如下表:

年龄	16 岁以下	16~30 岁	31~45 岁	46~60 岁	60 岁以上	合计
例数	76	74	72	51	10	283
百分比	26.86%	26.15%	25.44%	18.02%	3.53%	100%

由表可见,本方证在年龄分布上由幼到老呈递减趋势,年龄越小,发病率越高,年龄越大,发病率越低。这主要是出于本方多用于蛔厥,而蛔虫症的发生,多与年幼无知,饮食不洁,寄生虫等污染物从口而入有关。

（三）季节

全部病案中有发病时间记载者 210 例。其分布情况如下表：

季节	春(2~4月)	夏(5~7月)	秋(8~10月)	冬(11~1月)	合计
例数	70	48	64	28	210
百分比	33.33%	22.86%	30.48%	13.33%	100%

本方证有一定的季节性，春秋季与夏冬季发病人数之比为 1.76:1，可见本方证春秋季发病率明显高于夏冬季。因春季其气主生发，万物滋生，寄生虫亦是如此。另外，秋季为消化系统疾病的多发季节，这是本方证的一个显著特点。所以，本方证在疾病构成上有两个特点：一是胃肠道寄生虫病，二是消化系统炎性疾病。

二、病程及病史

285 例病案中，有病程记载者 201 例，病程 1 天~1 年不等。其中有饮食不洁病史者 36 例，有食积病史者 14 例，虫积病史者 11 例，外感病史者 8 例，内伤七情者 6 例。在统计病程时，我们特别注意到本组资料在有病程病史记载的 201 例中，有 40 例呈现反复发作的病史。在 50 例饮食所伤病案中，有 26 例病史较短，1~2 天即发病，而且 100% 都出现腹痛。有的腹痛与四肢厥冷并见，有的腹痛与发热并存，也有的病例三症俱备。

三、症状、舌、脉统计结果

（一）症状和症状诊断指标

全部病案中记载症状 53 种，1464 症次，平均每例 5.1 个症状。现把出现次数较多的前 6 位症状列出如下表：

症状	腹痛	恶心呕吐	四肢厥冷或不温	腹泻便溏	吐蛔便蛔	食欲不振不能进食
例数	182	141	113	89	83	82
占样本例数百分比	63.86%	49.47%	39.65%	18.2%	6.5%	28.77%

由此可见腹痛、恶心呕吐、四肢厥冷或不温、腹泻便溏、吐蛔便蛔、食欲不振六症共计出现 690 例次，出现率较高，所以，可作为乌梅丸（汤）应用的主要依据，具有症状诊断指标的意义。

在其余 47 种症状中,烦躁 67 例,面色苍白 52 例,神疲乏力 47 例,出汗或大汗淋漓 44 例,大便干或不通 38 例,口渴 34 例,发热 31 例,腹胀 28 例,胸胁胀闷 25 例,神昏 25 例,嗳气吞酸 23 例,口苦 20 例,头痛 17 例等 13 种症状出现次数共计 451 症次,仅次于诊断指标的 6 个主症,故有辅助诊断指标的意义。

（二）舌象和诊断指标

全部病案中,有舌象记载者 223 例,其中舌质记载 150 例,舌淡红 68 例,舌红 59 例,舌暗红 15 例,舌红绛 8 例;舌苔记载 190 例,舌苔薄白者 62 例,苔薄黄者 39 例,苔黄腻者 38 例,苔白厚腻者 27 例,苔白滑者 14 例。由此可见,在舌质统计中,舌淡红、舌红最为多见,共计 127 例次,占有舌质记载的 84.67%;在舌苔统计中,舌苔薄白、薄黄、黄厚腻、白厚腻者出现次数最多,共计 166 例次,占有舌苔记载的 87.37%。舌淡红、舌苔薄白和苔白厚腻主寒证,舌红、舌苔薄黄和苔黄厚腻主热证,基本反映了本方证寒热错杂的病理机制,故可作为本方证的舌象诊断指标。

（三）脉象和诊断指标

在全部病案中有脉象记载者 253 例,其中脉沉弦或细者 92 例,脉弦数者 49 例,脉沉迟无力者 41 例,脉弦紧或沉紧者 14 例,脉沉滑或弦滑者 12 例。其中沉主里,弦主肝,细主气血虚衰,数主热,迟而无力定虚寒,紧为诸痛,滑脉主痰主热。沉、弦、细、数、迟、紧、滑等 7 种脉象,基本反映出本方证寒热错杂、虚中夹实的病理机制,是应用本方时脉象的主要依据,可以认为是本方证的脉象诊断指标。

四、用药规律

全部病案中,有药物和药量记载者 243 例,其余均为使用丸剂或无药量记载者,在汤剂有加减药物变化中共加入药物 50 余种,580 味次。

（一）乌梅汤单方用药情况如下:

药物	出现例数(次)	最大量(g)	最小量(g)	常用量(g)
乌梅	243	120	1.5	15~20
细辛	173	15	1.0	3~5
干姜	183	30	1.0	5~10
附子	176	60	1.0	5~10
当归	163	25	1.0	15~20
花椒	199	25	1.0	6~10

续 表

黄连	209	40	1.5	5~10
黄柏	182	15	1.5	10~15
党参	179	30	1.5	15~30
桂枝	132	15	1.0	10~15

由此可见,药物出现次数依次为乌梅、黄连、花椒、干姜、黄柏、党参、附子、细辛、当归、桂枝。其最大剂量从15~120g不等,依次为乌梅120g,附子60g,黄连40g,干姜、党参各30g,当归、花椒各25g,细辛、黄柏、桂枝各15g。其最小量均为1~1.5g,无明显差别。典型病例:例1,某女,12岁,阵发性上腹部绞痛,恶心呕吐,并吐蛔,烦躁不安,舌淡红,苔薄白,脉弦。诊为胆道蛔虫症。予乌梅120g,黄连、黄柏、桂枝、党参、当归各10g,附子、干姜、川椒各6g,细辛3g,槟榔、使君子、苦楝皮、木香各1.5g。1剂便蛔10余条而愈。例2,女,1.5岁,下利每日20余次,色青黑而黏,带脓血,里急后重,恶心干呕,呕吐涎沫,烦躁,腹胀满,手足厥冷,舌暗红少津。苔黄腻,脉沉细数无力。诊为中毒性菌痢。予乌梅1.5g,花椒1g,干姜2.5g,当归1g,黄柏1.5g,细辛1g,黄连4g,附子1g,桂枝1g,党参1.5g。2剂轻,10剂愈。

(二)临床用药加减变化

在本资料中,根据不同病情,加味药物50余种,次数居前10位的药物如下表:

| 药物 | 川楝 | 白芍 | 槟榔 | 肉桂 | 木香 | 吴茱萸 | 甘草 | 苦楝皮 | 大黄 | 使君子 |
| 次数 | 42 | 41 | 41 | 41 | 35 | 24 | 22 | 21 | 20 | 18 |

由于本方证在病因上多以寄生虫为主,在病机上表现为寒热错杂等病理变化,在临床表现上往往以疼痛为特征,故临床用药时多加入行气止痛药、温里药、泻下药、杀虫药等,以增强原方之功效。

根据原始资料记载肯定有效者245例,无疗效记载或记载不明显者40例。其中1剂有效者65例,5剂以内有效者168例,占总有效者的68.6%,用药最多者15剂有效;1剂痊愈者16例,5剂以内痊愈者123例,占总有效者的50%,用药最多者50剂痊愈。

关于本方的药理研究认为:乌梅、黄连、黄柏、细辛、川椒、桂枝均对痢疾杆菌有抑制作用;乌梅丸具有较强止痛作用,可以治疗多种疼痛。另有实验证实,干姜、附子、川椒、党参、桂枝有兴奋中枢神经和调节内分泌的功能,保护和促进免疫机能的作用,能提高机体的应激能力;黄连、黄柏能抑菌、抗病毒,并有抑制变态反应作用。也有实验证明:①乌梅丸有麻醉蛔虫的性能,达到抑制蛔虫的活动作用;②乌梅丸能作用于肝脏,促使肝脏分泌胆汁量增加;③乌梅丸吸收后由胆汁排泄,改变了胆汁的酸碱度;④服乌梅丸后奥狄氏括约肌弛缓扩张。所以,推测乌梅丸治疗胆道蛔虫症的作用机理有二:①服乌梅丸后使蛔虫麻醉,失却了蛔虫固有附着肠壁的能力,由于胆汁分泌量增加,冲击这些没有活动性的蛔虫而退回十二指肠。②由于服乌梅丸后,改变了胆汁的酸碱度,使胆汁逐渐趋于酸性,蛔虫本来有恶酸好碱的特性,此种改变使胆道成为不利于蛔虫生存的环境,蛔虫即通过弛缓扩大的奥狄氏括约肌退回十二指肠而使胆道蛔虫病治愈。

五、本证在中医和现代医学疾病中的分布

285 例病案中,有中医诊断者 206 例,所及疾病 41 种,依次为蛔厥 46 例,蛔虫病 17 例,久痢 12 例,泄泻 11 例,休息痢、胃脘痛、头痛各 7 例,少腹痛和癫痫各 5 例,其他如痛经、崩漏、闭经、厥阴病、带下病、恶阻等均 4 例以下。

全部资料中有西医诊断者 141 例,所及疾病 38 种,依次为胆道蛔虫症 62 例,慢性结肠炎 24 例,蛔虫性肠梗阻 6 例,胆道蛔虫感染、慢性胃炎各 5 例,其他如中毒性痢疾、急性菌痢、绦虫病、乙脑等均在 4 例以下。

从上述统计结果可以看出,本方证在疾病构成上有明显的集中趋势,主要应用于蛔厥证。包括胆道蛔虫病、蛔虫性肠梗阻等共计 136 例,占有中西医诊断者 39.19%。其次为久痢、泄泻、休息痢以及慢性结肠炎、慢性胃炎等消化系统疾病共计 71 例,占有中西医诊断者的 20.46%。这两项指标占有中西医诊断指者的 59. 65%。

在特殊病例中,本方在痛经、闭经、带下、白塞氏综合征、癫痫、癔病、嗜酸细胞增多症、前列腺肥大、小儿肺炎的应用时发现:由于本方为厥阴病主方,而厥阴病属寒热错杂证,所以临床应用依据有三:其一是与厥阴肝经循行部位有关,如咽喉、阴器、巅顶胸胁、少腹、两目等;其二是上述诸病大多表现为或寒,或热,或寒热错杂;其三是上述诸病的病理机制均为气血紊乱,阴阳气不相顺接所致。

小结

本方通过对《伤寒论》乌梅丸古今医案 285 例的统计分析,初步认识到乌梅丸证的证治规律,得出如下结论:

1.乌梅丸证男女均可发病,发病率女性高于男性,男女之比为1:1.4;各年龄组均可发病,最小者1岁,最大者87岁,年龄越小,发病率高,年龄越大,发病率越低;发病季节以春秋季为多。

2.乌梅丸证的诊断指标:腹痛,恶心呕吐,四肢厥冷或不温,腹泻便溏,吐蛔便蛔,食欲不振,舌淡红或舌红,苔薄白、薄黄、黄厚腻、白厚腻,脉沉、弦、细、数、迟、紧、滑。

3.乌梅丸出现次数最多药物依次为乌梅、黄连、花椒、干姜、黄柏、党参、附子、细辛、当归、桂枝,其最大剂量从15~120g不等。临床随症常加入川楝子、白芍、槟榔、肉桂、木香、吴茱萸、甘草、苦楝皮、大黄、使君子等。

4.乌梅丸广泛应用于中西医各科疾病的治疗,但主要用于治疗消化系统炎症和寄生虫病。

当归四逆汤证

当归四逆汤见于《伤寒论》第 315 条,由当归、芍药、甘草、通草、桂枝、细辛、大枣组成,是治疗血虚寒凝证之有效方剂。本文根据收集的 370 例当归四逆汤古今医案进行统计分析,从中总结其证治规律。

一、发病规律

(一)性别

在 370 例病案中,有性别记载者 339 例,其中男性 155 例,女性 184 例,女性略多于男性。本方用于厥阴伤寒的外证,又有血虚之基础,故多认为是血虚寒凝证。而女子以血为本,又有经带胎产的生理特征,所以多患此证。

(二)年龄

370 例病案中,有年龄记载者 338 人,统计如下表:

年龄	16 岁以下	16~30 岁	31~45 岁	46~60 岁	60 岁以上	合计
例数	15	113	140	52	18	338
百分比	4.4%	33.3%	41.1%	15.4%	5.4%	100%

从上表可见,以 16~60 岁发病者为多,特别是 16~45 岁最多,占 79.3%。这符合一般疾病发生的规律,人的一生,16 岁以前,处于生长发育阶段,发病较少。而 60 岁以后处于机能衰弱、老化的过程,正邪斗争也不十分激烈,多呈慢性衰退性表现,即使发病,因年老体弱,多难治愈,故也少于报道。而 30~40 岁之间的人,尽管体质较实,但从机能发育上看亦属由兴致衰的转折阶段,又加之这个时期,人的体质消耗,社会活动,情绪波动等因素均较明显,所以发病机会增多也属自然。另外,因为所收集的是有效病例,这个时期的患者从整体上看体质偏实,正气充盛,故治愈率也相对增高,这也可能是发病多的原因之一。

（三）季节

370 例病案中,有发病季节记载者 190 例,各个季节发病情况如下表:

季节	春(2~4月)	夏(5~7月)	秋(8~10月)	冬(11~1月)	合计
例数	18	19	21	132	190
百分比	9.5%	10%	11.1%	69.5%	100%

上表说明,本证的发生与季节有明显关系,冬季发病居多,占 69.5%,亦说明本证与外感寒邪有直接关系。细察病例,即使在其他季节发病者,亦多因感寒而发。

二、病程及病史

（一）病程

370 例病案中,有病程记载者 285 例,多呈慢性过程,症状时轻时重,少则几个月,多则几年,治疗中以温性药取胜。

（二）病史

370 例病案中,有病史记载者 204 例,因感受寒凉而发病者最多,共 89 例,占 43.6%;因劳累及耗气伤血而发病者次之,共 53 例,占 25.9%;因经带胎产而发病者 12 例,占 5.9%。

三、症状、舌、脉统计结果

（一）症状及症状诊断指标

370 例病案中,所及症状 100 种左右,1560 症次,平均每例 4.2 个症状。按平均每例 4 个症状计算,把出现率较高的前 4 个症状列表如下:

症状	手足寒冷	疼痛	面白	畏寒
例数	273	163	150	110
百分比	73.85%	44.5%	40.5%	29.7%

需说明的是,手足寒冷只是一个笼统的说法,其中包括了手足厥寒、手足寒、手足冷、手足凉、手足不温等描述,而真正像原文所说的"手足厥寒"一症只有 65 例,占 23.8%,以上症状只是程度不同,其性质是一致的,故可概括为手足寒冷一症。表中疼痛一症又多见于少腹痛、头痛等。面白亦包括了面色不容、面色不华等描述,但以面白占绝大多数(150 例中有 96 例,占 64%),故统称为面白。畏寒一症又包括了

恶寒。

以上四个症状,又以手足寒冷占绝大多数。手足为诸阳之末,手足寒冷的原因:一是阳气衰微,一是阳气被遏。阳气衰微者,当同时伴有心肾阳衰、阴寒内盛之下利清谷、冷汗淋漓、脉微欲绝等症,多用四逆汤治疗,非本汤证之属。而本汤证之手足寒冷较四逆汤证之手足厥冷要轻,又不伴心肾阳衰的其他表现,故与四逆汤证有本质不同,阳气被遏亦可因热、因气、因寒等不同。因热者,多伴身热之象,如白虎汤证即是;因气者,多伴有气滞表现,如四逆散证即是;本汤证的手足寒冷,再结合面白、畏寒、疼痛等症综合观之,应属寒凝经脉、气血被遏所致。

在《伤寒论》中,关于当归四逆汤的原文只有第351条:"手足厥寒,脉细欲绝者,当归四逆汤主之。"可见其论述极为简单。统计中得出表中常见的四个症状,一可补充原文的不足,二可明确"手足厥寒"的含义,使之与其他汤证相鉴别。

另外,统计中亦出现许多兼有症状,如眩晕、腹胀、便秘、呕吐、口渴等,其出现率均较低,似与本汤证无关,但若在手足寒凉等症的基础上再出现类似兼症,亦属本汤证治疗范围。

(二)舌象及其诊断指标

1.舌质

370例病案中,有舌质记载者228例,详见下表:

舌象	淡	紫暗	淡红	合计
例数	169	25	34	228
百分比	67.1%	9.9%	13.5%	90.5%

其中舌质淡者占绝大多数,具有诊断意义,可确定为诊断指标。舌质紫暗者,可以理解为寒凝血脉兼有血瘀的舌象变化。观其病例又多加活血化瘀药物治疗。淡红舌者,可见于两种情况,一是患者血虚寒凝症状较轻,二是有化热倾向。值得特别提及的是,仅有两例舌红较重,又不伴其他虚寒表现,似与当归四逆汤证病机相悖。但报道者用此方药来调节血管舒缩变化,利用中医的反治法,治疗丛集性头痛,认为此方对血管有双向调节作用,在中西医结合方面有一定参考价值。

2.舌苔

370例病案中,有舌苔记载者205例,其中白苔者168例,占77%,其次灰黑而润者11例,而黄苔者更少,且多薄黄,舌质亦淡,与寒证无本质区别。总之,本证舌苔变化较少,可较集中地反映出疾病的本质。与舌质联系起来,舌淡苔白可以作为本汤证的舌象诊断指标。舌淡可属血虚阳弱,苔白多为外感寒邪。

(三)脉象及其诊断指标

370 例病案中有脉象记载 352 例。多以复合脉形式出现。其统计结果如下:

脉象	沉细	弦细	沉细弱	脉微欲绝	沉细迟	合计
例数	103	96	52	45	15	296
百分比	30.75%	21.6%	14.8%	17.8%	4.3%	84.1%

为了便于分析,将其变为单脉,详见下表:

脉象	细	沉	弦	微
脉次	251	175	128	45
百分比	75.3%	49.7%	36.45%	12.8%

由上表可见,细脉脉次最多,与原文描述接近。分析之,有两种可能:一是阴血亏少,脉道不盈而细,多表现为脉细而弱;再者就是在阴血亏少的基础上又寒凝经脉,多表现为细而弦。本脉统计结果,兼弦脉者 128 例,而兼弱脉者确很少,说明其细脉多属第二种情况,加之沉脉,表现病势偏于里。至于脉微欲绝的脉象,本统计只有 45 例,多见于周围血管性疾病(无脉症、脉管炎等),与机能衰退心肾阳衰之四逆汤证截然不同。本汤证的脉象诊断指标为沉、细、弦。

四、用药规律

370 例病案中,用药共 123 味,1320 味次。当归四逆汤单方药物应用情况如下表:

药物	出现次数(次)	有药量记载(次)	最大量(g)	最小量(g)	常用量(g)
当归	368	304	50	2.5	12~15
桂枝	365	304	100	3	12~15
白芍	360	304	30	2.5	9~12
细辛	349	304	10	1.5	1~3
甘草	331	304	15	3	5~10
木通	320	304	20	3	9~12
大枣	205	304	25(枚)	5(枚)	5~10(枚)

在应用上，根据病情，兼有血瘀者多用赤芍代白芍；甘草多以炙甘草入药；大枣在加减取舍上变化较多。用法均为煎服，但个别报道亦用此方外用熏洗治疗冻疮取得较好疗效，可作为参考。

在用量上，根据年龄、病种、季节等因素各不相同。关于细辛的用量说法不一，多认为与产地(是否是地道药材)、用法(单用还是复方,研末冲服还是水煎服)有关。而"细辛不过钱"的说法，多是指研末冲服而言。但囿于传统观念，本统计结果共用细辛349次，用量超过3g者仅有14例，占4%，且最多不超过6g，只有1例最多用到10g，说明目前临床仍以3g为界。就其本方平均用量而言，以当归、桂枝用量最大，而白芍、木通次之，似恐其寒凉有伤阳之虞。

统计加减变化之药物共110味，874味次。其主要加减规律是：温经散寒药255味次，占29.2%，如附子、吴茱萸、茴香等；活血化瘀药223味次，占25.5%，如丹参、川芎、元胡等；补气药198味次，占22.7%，如黄芪、党参等。根据统计结果，加减变化最频繁的前六味药是：

药物	吴茱萸	黄芪	附子	丹参	元胡	川芎
味次	98	76	74	56	48	32
百分比	11.2%	8.5%	8.4%	6.4%	5.5%	3.9%

从其结果可以看出，本方加减变化多集中于温经、活血、补气三大类药物上。

本文仅用100例做了统计，平均用药12.9剂，最多用至180剂，最少只用1剂。经分析，影响其疗效的因素大致有以下几方面：①与疾病性质有关。凡属四肢血管性疾病者用药较多，平均在30剂左右，而证属外感、痛经、寒疝等病者多在3剂左右见效。②与疾病的程度有关。凡初发病者多易治愈，而反复发病者多难治愈，此外，亦与年龄及体质因素等有关。

五、本证在中医和现代医学中的分布

在370例病案中，有中医诊断者188例，有西医诊断者156例。中西医诊断合参，排在前6位的疾病是：

病名	寒凝腹痛	冻伤	头痛	脉管炎	风寒痹证	雷诺氏症	合计
例数	56	56	32	26	25	17	209
百分比	16.3%	15.45	9.3%	7.6%	7.1%	4.9%	60.8%

除此外，本方还广泛应用于内、外、妇、儿多种疾病的治疗，如痿证、无脉证、腹中肿物、多形性红斑、胸痹、高血压、荨麻疹、不孕症、癫痫、神经炎等。综合观之，本方最多用于末梢血管、神经障碍性疾病的治疗。

小结

本方通过对《伤寒论》当归四逆汤古今医案 370 例的统计分析，初步认识到当归四逆汤的证治规律，得出如下结论：

1.本证男女均可发病，发病率女性略高于男性；各个年龄组均可发生，以 16~45 岁发病率最高；发病有明显的季节性，以冬季多发。

2.主要诊断指标：手足寒凉，疼痛，面白，畏寒，舌淡苔白，脉沉细弦。

3.当归四逆汤证的基本病机为血虚寒凝，即素体血虚阳弱，复感寒邪，凝滞经脉，气血被遏，故现此证。

4.临床应用，多在原方不动的基础上加用其他药物。用量多偏大，服用剂数亦较多。

5.当归四逆汤广泛应用于中、西医诊断的多种疾病的治疗，尤以周围血管、神经性疾病为多。

当归四逆加吴茱萸生姜汤证

当归四逆加吴茱萸生姜汤见于《伤寒论》第352条,由当归、芍药、甘草、通草、大枣、桂枝、细辛、生姜、吴茱萸组成,是治疗血虚寒凝、内有久寒之有效良方。本文以:当归四逆加吴茱萸生姜汤提法为依据,收集到古今医案106例,经统计分析,总结出当归四逆加吴茱萸生姜汤证证治规律如下。

一、发病规律

(一)性别

106例病案中,有性别记载者103例,其中男性26例,女性77例,男女之比为1:2.96,发病率女性明显高于男性,女性发病人数是男性的3倍。其原因主要与女性属阴而多寒,或有胎产经带等生理特点有关。

(二)年龄

106例病案中,有年龄记载者88例,其中最大者63岁,最小者7岁。分布情况如下表:

年龄	16岁以下	16~30岁	31~45岁	46~60岁	60岁以上	合计
例数	5	36	30	11	5	88
百分比	5.68%	40.9%	34.1%	12.5%	5.65%	100%

从上表可以看出,16~30岁和31~45岁这两个年龄组发病人数最多,共计66例,占75%,故本方证中青年发病率高。

(三)季节

106例病案中,有发病时间记载者57例。各季节发病情况如下表:

季节	春(2~4月)	夏(5~7月)	秋(8~10月)	冬(11~1月)	合计
例数	9	11	17	20	57
百分比	15.8%	19.3%	29.8%	35.1%	100%

从现有病例来看,春夏季发病率略低,秋冬季发病率略高。秋冬季阴长阳消,故易出现阴寒性病证。

二、病程及病史

106 例病案中,有病程记载者 67 例,病程 1 天~3 年不等。有外感寒邪病史者 16 例,素体阳虚寒盛病史者 7 例,饮食所伤病史者 4 例,劳倦过度者 2 例,在统计时我们发现:寒邪是本方证的主要致病因素,临床大多出现四肢厥逆,少腹冷痛、畏寒等一派寒象,反映了血虚寒凝、内有久寒的病机特点。

三、症状、舌、脉统计结果

(一)症状及症状诊断指标

全部病案中记载症状 82 种,670 症次,平均每例出现 6.3 个症次。按平均每例出现 6 个症状,把出现次数占前 6 位的症状列出如下表:

症状	四肢厥逆	少腹冷痛	周身疼痛	畏寒	四肢疼痛	恶心呕吐
例数	49	42	38	30	24	21
占样本例数百分比	46.2%	39.6%	35.8%	29.2%	22.6%	18.7%

上述诸症,体现了血虚寒凝、肝胃虚寒的病理特点,故可作为症状诊断指标。其他如面色苍白 18 例,腹胀、腰膝酸软、皮肤瘀斑、月经量少、色暗有块各 8 例。上述症状出现例数较多,故可作为症状诊断参考指标。

(二)舌象及其诊断指标

106 例病案中记载舌象 94 例,其中有舌质变化 8 种,依次为舌暗红 14 例,舌淡白 11 例,有瘀点和瘀斑者 9 例,舌青紫 5 例,舌体胖嫩边尖有齿痕、吐舌、镜面舌、裂纹舌各 1 例。有舌苔变化 5 种,依次为白苔 21 例,苔厚腻 9 例,苔燥、苔黄各 4 例,少苔 2 例。舌暗红有瘀点或瘀斑、舌淡白、舌青紫,苔白、厚腻出现次数较多,共计出现 69 例,占 83%。其中舌暗红或舌青紫主血瘀、主寒,舌质有瘀点或瘀斑是血瘀证在舌象上的特征,苔白厚腻主寒且提示病程较久。故舌暗或暗红有瘀点或瘀斑、舌淡白、舌青紫,苔白或厚腻可以作为舌象诊断指标。

(三)脉象及其诊断指标

106 例病案中,有脉象记载者 90 例,其中以沉、细、微、迟、涩、紧较为多见。

脉象	沉	细	微	迟	涩	紧	合计
例数	41	36	31	27	16	10	161
百分比	25.5%	22.4%	9.2%	16.85%	9.9%	6.2%	100%

从上表可以看出,前5种脉象出现数较多,其中沉主里、细主气血两虚、微主阳衰、迟主寒、紧主痛,故脉沉、细、微、迟、紧可以作为脉象诊断指标。

四、用药规律

106例病案中,有药量记载者89例,所及药物92种,946味次,当归四逆加吴茱萸生姜汤单方药物应用情况如下表:

药物	出现次数(次)	有药量记载(次)	最大量(g)	最小量(g)	常用量(g)
当归	105	89	100	3	15~25
芍药	104	86	50	5	15~25
甘草	104	82	35	1.5	10~25
通草	90	76	25	1.5	6~10
大枣	88	70	35(枚)	5(枚)	10~20(枚)
桂枝	93	85	45	3	10~15
细辛	101	83	10	1.5	1.5~3
生姜	85	72	50	5	15~25
吴茱萸	105	89	25	1.5	6~10

在统计时我们发现细辛最大剂量为10g,与"细辛不过钱"之说有矛盾。但是原方中细辛用量为3两,约合今量9g。另外,细辛对血虚寒凝所致的少腹冷痛、四肢疼痛等一系列痛症,有特殊的止痛作用。而且细辛用量为6~10g时其止痛效果最佳。可见仲景在本方中重用细辛是有其临床依据的。

在本组资料中,随症加入药物83种,226味次。依次为补阳益气药如黄芪、党参、白术、砂仁、杜仲、菟丝子、补骨脂等43味次,以增强回阳补气之功;活血药如川芎、三棱、莪术、丹参、牛膝、益母草、桃仁、鸡血藤等36味次,以增强原方活血祛瘀之力;养血药如熟地、阿胶、何首乌、龙眼肉、枸杞子等31味次,以达养血之目的;止痛药如乳香、没药、五灵脂、元胡、乌头等26味次,以增强止痛作用。

全部病案中,肯定有效者107例,有5例无疗效记载。其中1剂有效者6例,2

剂有效者 10 例,3 剂有效者 14 例,3 剂内有效者共计 30 例;4 剂有效者 10 例,5 剂有效者 25 例,6 剂有效者 26 例,6 剂内有效者 81 例,占 80%;4~6 剂有效者占 50%。可见本方证若认证准确,遣药得当,大多 6 剂内有效。

五、本证在中医和现代医学疾病中的分布

106 例病案中有中医诊断者 62 例,所及病名 30 种,依次为血虚内寒证 9 例,冻疮 6 例,经闭、头痛、少腹痛各 4 例,痛经和不孕症各 3 例,产后身痛和月经不调、胃脘痛、腹泻、腰痛、脱疽、肠痈、胸痹各 2 例,脉痹、心包络痛、转筋、带下痛、阴吹、月经后期、乳房窜痛、丹毒、癫疝、厥阴病等各 1 例。

106 例病案中有现代医学诊断者 34 例,所及疾病 24 种,依次为雷诺氏病 4 例,疝气、血栓性脉管炎、慢性阑尾炎、坐骨神经痛各 3 例,慢性盆腔炎、舞蹈症、心肌梗死、神经性头痛各 2 例,硬皮病、关节脱位、牙痛、荨麻疹等 10 种疾病各 1 例次。从上述资料看本方证有这样几个特点:①大多与血有密切关系;②临床表现大多出现疼痛症状;③妇产科疾病较多见。

小结

本文通过对《伤寒论》当归四逆加吴茱萸生姜汤古今医案 106 例的统计分析,初步认识了本方证的证治规律,得出结论如下:

1.本证男女均可发病,女性发病率明显高于男性,是男性的 3 倍;以中青年为多发;秋冬季为多发季节。多种由血虚寒凝所致的疼痛性疾病均可参照本方证治疗。

2.主要诊断指标:四肢厥逆,少腹冷痛,周身疼痛,畏寒,四肢疼痛,恶心呕吐,舌暗红或青紫,有瘀点或瘀斑,或舌淡白,苔白或厚腻,脉沉、细、微、迟、紧。

3.本方临床应用时,当归最大剂量为 100g,白芍为 50g,细辛为 10g,炙草为 35g,通草为 25g,大枣为 35g,吴茱萸为 25g,生姜为 50g。并且,可随症加入补阳益气药、活血药、养血药、止痛药等。

4.本文临床若认证准确,遣药得当,大多 6 剂内有效。

麻黄升麻汤证

麻黄升麻汤见于《伤寒论》第 357 条,原方由麻黄、升麻、当归、知母,黄芩、葳蕤、芍药、天门冬、桂枝、茯苓、甘草、石膏、白术、干姜十四味药组成。现将使用麻黄升麻汤治疗的古今医案 6 例进行统计分析,情况如下。

一、发病规律

（一）性别

6 例病案中,有性别记载者 5 例,男性 2 例,女性 3 例,男女之比为 1:1.5,可见本证男女均可发病,发病率女性略高于男性。

（二）年龄

6 例病案中,有年龄记载者 5 例,16~30 岁 1 例,31~45 岁 1 例,46~60 岁 3 例。

（三）季节

5 例病案中,有发病季节记载者仅为冬季 1 例。

二、病程及病史

6 例病案中,病程最短 10 天,最长 8 年。病史分布不集中,有咳嗽、便溏、水肿等。

三、症状、舌、脉统计结果

（一）症状及症状诊断指标

6 例病案中记载症状 30 种,共 62 症次,平均每例病案出现 10.3 个症状。按平均每例 10 个症状计算,出现次数最多的前 10 个症状为本证临床应用的多见症状,具有症状诊断指标的意义。现将具有诊断指标意义的症状按出现次数的多少,列表如下:

症状	便溏	唾脓血	发热	恶寒	头痛	咳嗽	胸闷	咽痛	腹痛	厥逆
例数	4	4	3	3	3	3	3	3	3	3
占样本例数百分比	66.7%	66.7%	50%	50%	50%	50%	50%	50%	50%	50%

《伤寒论》第 357 条原文记载症状为"手足厥逆"、"喉咽不利"、"唾脓血"、"泄利不止",而本统计结果收集 10 个症状作为症状诊断标准,其中原文的"喉咽不利"、"泄利不止"两个症状,本统计结果分别为咽痛及便溏,另有 2 例记载泄泻。原文中未示表证,而本统计结果中出现发热、恶寒、头痛的表证。

(二)舌象及其诊断指标

1.舌质

6 例病案中,有舌质记载者 4 例,其中红舌 2 例,淡舌 1 例。可见,舌质红代表肺热的病理,故可作为舌质的诊断指标。

2.舌苔

6 例病案中,有舌苔记载者 4 例,其中白苔 2 例,腻苔 2 例,剥脱苔 1 例。舌苔分布不呈集中趋势。

(三)脉象及其诊断指标

有脉象记载者 6 例,记载 5 种脉象,15 脉次。其中沉脉 5 例,占 83%;弦、弱脉各 3 例,占 50%;细、滑脉各 2 例。沉脉出现的概率最高,反映病位在里,故可作为诊断指标。

四、用药规律

(一)原方用药情况

根据统计结果,将麻黄升麻汤原方各药物使用情况列表如下:

药物	出现次数(次)	有药量记载(次)	最大量(g)	最小量(g)	常用量(g)
麻黄	6	5	8	3	3~6
升麻	6	5	15	3	5~10
当归	5	4	10	3	6~10
知母	6	5	15	3	5~10
黄芩	5	4	10	3	6~10

葳蕤	5	4	15	3	3~9
芍药	6	5	15	1.5	6~9
天门冬	5	4	15	1.5	6~9
桂枝	6	5	15	1.5	3~15
茯苓	6	5	15	1.5	5~10
甘草	6	5	10	1	6~9
石膏	5	4	25	3	10~25
白术	6	5	15	1.5	5~15
干姜	6	5	6	1.5	3~6

可见,原方各药常用量均在 15g 以内。

五、本证在中医和现代医学疾病中的分布

6 例病案中,有中医诊断者 2 例,分别为喉炎与泄泻;有现代医学诊断者 3 例,分别为慢性肾炎、慢性肠炎、植物神经功能紊乱。

小结

根据上述统计结果,麻黄升麻汤证的证治规律如下:

1.男女均可发病。

2.主要病因是平素体虚、复感风寒。基本病机是肺热脾寒。

3.主要诊断指标:便溏,唾脓血,发热,恶寒,头痛,咳嗽,胸闷,咽痛,腹痛,四肢厥冷,舌质红,脉沉。

4.麻黄升麻汤方基本治疗原则是清上热,温中寒,药物常用剂量均在 15g 以内,临证时可随症加减。

5.麻黄升麻汤方可用于多种外感与内伤疾患的治疗。

干姜黄芩黄连人参汤证

干姜黄芩黄连人参汤见于《伤寒论》第 359 条,原方由干姜、黄芩、黄连、人参四味药组成。现将使用干姜黄芩黄连人参汤治疗的古今医案 11 例进行统计分析,情况如下。

一、发病规律

(一)性别

11 例病案中,有性别记载者 7 例,男性 3 例,女性 4 例,男女之比为 1:1.3,发病率女性略高于男性,但发病无显著性差异。

(二)年龄

11 例病案中,有年龄记载者 10 例,最小者 7 岁,最大者 68 岁。其中 16 岁以下 2 例,占 20%;16~30 岁 1 例,占 10%;31~45 岁 3 例,占 30%;46~60 岁 2 例,占 20%;60 岁以上者 2 例,占 20%。可见,各年龄组均可发病,且无显著差异。

(三)季节

11 例病案中,有发病季节记载者 4 例,夏 2 例,冬 2 例。因例数少,故无统计学意义。

二、病程及病史

在 11 例病案中,有病程记载者 6 例,病程 2 天~6 个月不等,其中 1 周左右为 4 例,占 67%。病史以胃肠道慢性疾患居多。

三、症状、舌、脉统计结果

(一)症状及症状诊断指标

11 例病案中记载症状 29 种,64 症次,每例病案平均出现 5.8 个症状。按平均每例 6 个症状计算,出现次最多的前 6 个症状为本证临床应用的多见症状,具有症状诊断指标的意义。现将具有诊断指标意义的症状按出现次数的多少,列表如下:

症状	呕吐	大便溏泄	胸满	腹胀满	纳呆	心烦
例数	7	6	6	5	5	4
占样本例数百分比	63.6%	54.5%	54.5%	45.5%	45.5%	36.4%

《伤寒论》第 359 条只出现呕吐与下利两个症状,分别代表上热与下寒的病机,其余症状省略。而本统计结果又增加了上热之胸满、心烦与下寒之腹胀满、纳呆,对临床诊断更具指导意义。原文指出下利(泄泻)是下寒的代表症状,而本统计结果以大便溏泄代之,其中有 3 例因泄泻后产生本证。呕吐是原文上热病机的代表症状,本统计结果中的 7 例具有呕吐症状者,有 5 例为食入口即吐,与原文相符。其余患者虽无呕吐一症,但有胃气上逆之呃逆(2 例)、嗳气(1 例)、吞酸(1 例)症状。可见胃气上逆的表现不尽相同。

(二)舌象及其诊断指标

1.舌质

在 11 例病案中,有舌质记载者 6 例,其中舌质淡 3 例,舌质绛、舌边尖红、边有齿痕各 1 例。可见本证在舌质变化上不呈集中趋势。

2.舌苔

11 例病案中,有舌苔记载者 8 例,记载 7 种舌苔,其中黄苔(黄、薄黄、黄腻)6 例,占记载总数 75%;其次为腻苔 3 例,白苔 2 例,滑苔 1 例。可见黄苔反映了上热(胃热)较重的病机,可作为本证舌苔的诊断指标。腻苔反映了下寒(脾肠虚寒)的病机,可作为本证舌苔诊断的参考指标。

(三)脉象及其诊断指标

11 例病案中有脉象记载者 8 例,共 8 种脉象,18 脉次,其中弦脉出现 5 次,占62.5%,细脉出现 3 次,滑、虚、数脉各出现 2 次,浮、沉、濡、洪脉各出现 1 次。从统计结果可以看出,弦脉出现的概率最高,似与肝郁气滞为本证主要诱因有关,可作为脉象诊断指标;滑脉反映脾虚湿盛的病机,细、虚脉亦为脾气虚寒、气血生化无源之反映,数脉为有热之表现,故均可作为脉象诊断之参考指标。

由于上热下寒证多有既往病史,而且下寒为本,上热为标,临床所见又多有兼夹之证,故临床多以复合脉出现,如弦脉又分为弦紧、弦滑、浮弦等。

四、用药规律

根据统计结果,现将干姜黄芩黄连人参汤原方各药物使用情况列表如下:

药物	出现次数(次)	有药量记载(次)	最大量(g)	最小量(g)	常用量(g)
干姜	11	8	10	1.2	9~10
黄芩	11	8	10	1.5	6~10
黄连	11	8	10	0.9	3~10
人参	11	8	10	6	6~10

本统计结果表明,该方临床应用剂型均为汤剂,给药途径为口服。一般1剂之后症状大减,3剂之后症状消失,药后以健脾和胃之品调理。

五、本证在中医和现代医学疾病中的分布

11例病案中,有中医诊断者8例,含6个病名,分别是呕吐、胃脘痛、呃逆、虫热、便秘、噎膈,均为内伤,无外感者,说明本方主要用于内伤杂病的治疗。有现代医学诊断者4例,含2个病名,分别为慢性胃炎和神经性呃逆。

小结

根据上述统计结果,干姜黄芩黄连人参汤证证治规律如下:

1.男女者幼皆可发病。

2.主要病因是脾胃虚弱、内伤饮食及情志不畅,基本病机是胃热脾(肠)寒。

3.主要诊断指标:呕吐,大便溏泄,胸满,腹胀满,纳呆,心烦,苔黄或与腻苔并见,脉弦,或与细、滑、数、虚脉并见。

4.基本治疗原则是清上热、温中寒。本方各药物的常用量多在6~10g之间,药物可随症加减,药后调理以健脾和胃为主。

5.本方可用于多种内伤疾病的治疗,而以胃肠慢性疾患最为常用。

白头翁汤证

本文以"白头翁汤"的提法为依据,从古今医籍中,不加选择最大限度地收集了本方证古今医案 255 例,进行统计分析,初步认识了白头翁汤证的主要证治规律。

一、发病规律

(一)性别

255 例病案中,有性别记载者 207 例,其中女性 100 例,男性 107 例,可见男女均可发病,且无显著差别。

(二)年龄

全部病案中,有年龄记载者 199 例,其中最小者 2 岁,最大者 78 岁。其分布情况如下表:

年龄	16 岁以下	16~30 岁	31~45 岁	46~60 岁	60 岁以上	合计
病例	17	61	68	41	12	199
百分比	8.54%	30.65%	34.17%	20.60%	6.04%	100%

由上表可以看出,16 岁以下和 60 岁以上年龄组的发病人数较少,其他三个年龄组的发病人数较多。大多有饮食不洁或暴饮暴食的病史,另外这些患者多气血充盛、正气盛实。所以,可以认为,白头翁汤证的发生与机体正气的盛衰有密切关系。

(三)季节

全部病案中,有发病时间记载者 157 例。各季节发病情况如下表:

季节	春(2~4 月)	夏(5~7 月)	秋(8~10 月)	冬(11~1 月)	合计
病例	35	54	48	20	157
百分比	22.29%	34.39%	30.58%	12.74%	100%

由上表可以看出,本方证夏秋季节的发病率最高,这是由于本方仲景专为热痢而设,夏秋季胃肠疾病发病率高的缘故。

二、病程及病史

(一)病程

255 例病案中,有病程记载者 214 例,多呈慢性过程,发病多则 10 年以上,症状时轻时重。少数案例急性发作,仅 2~3 天。

(二)病史

255 例病案中,有病史记载者 228 例。病种较集中于消化系统疾病,以泄泻、下利证为主,包括中医的泄泻、热利、滞下、疫毒痢等,以及西医的菌痢、结肠炎等。另有少数其他病变,如带下病、银屑病、泌尿系感染、盆腔炎、结膜炎等,辨证均属湿热下注或循经上犯,体现了白头翁汤异病同治的灵活运用。

三、症状、舌、脉统计结果

(一)症状及症状诊断指标

255 例病案中有症状记载 76 种,1098 症次,平均每例 4.3 个症状,把出现次数占前 8 位的症状列出如下表:

症状	发热	腹痛	里急后重	口渴	腹泻	便脓血	呕吐	食欲不振
例数	86	101	80	63	85	67	35	43
占样本例数百分比	33.73%	39.60%	31.37%	24.70%	33.33%	26.27%	13.73%	16.86%

由上表可以看出,发热、腹痛、里急后重、口渴、腹泻、便脓血、呕吐、食欲不振出现率较高,是本方临床应用的主要依据,因此,具有症状诊断指标的意义。

在其余症状中,神疲 29 例次,形体消瘦 36 例次,恶心 30 例次,小便短赤 24 例次,面黄、畏寒 10 例次,身倦、失眠各 9 例次,神昏、面赤各 6 例次,这些症状常伴随出现,故可作为本方证的症状诊断指标的参考。其他症状均在 5 例次以下,离散度较大,故失去统计意义。

(二)舌象及诊断指标

在 255 例病案中有舌象记载 183 例,共有 10 种变化,其中舌红 83 例,苔黄少津 31 例,舌暗 16 例,舌紫 13 例,苔白少津 11 例,苔白腻 12 例,舌绛无津 7 例。舌红、苔黄少津出现次数较多,基本反映出"热盛津伤"的病理变化,可以认为是本方证舌象的诊断指标。舌紫暗,苔白少津或苔白腻反映出"湿热互结"的病理变化,可以认为是本方证舌象的参考诊断指标。

(三)脉象及诊断指标

全部病案中有脉象记载177例,有15种变化,407脉次。其中弦脉86脉次,数脉83脉次,细脉67脉次,沉脉48脉次,滑脉54脉次。其他如长、濡、虚、弱、微等均在10脉次以下。由此可见,弦、数、细、沉、滑五种脉象出现率最高。沉主里,数主热,细为湿阻,弦主痛,滑乃邪气内盛。这五种脉象基本反应"湿热互结"的病理变化,所以,沉、数、细、弦、滑脉是本方证脉象诊断指标。

在本组资料中,多以相兼脉出现,依次为沉细数脉38例次,弦滑而数脉23例次,弦数脉24例次,沉弦细数脉18例次。由此可见,尽管是相兼脉,但几乎都是由沉、数、细、弦、滑五脉构成。

四、用药规律

255例病案中,用药103味,725味次。其中白头翁汤单方用药情况如下表:

药物	出现次数(次)	有药量记载(次)	最大量(g)	最小量(g)	常用量(g)
白头翁	255	183	30	6	10~20
黄连	243	177	30	1.5	5~15
秦皮	235	169	30	3	10~15
黄柏	229	167	30	1.5	10~15

本证统计资料表明,无论是最大量、最小量,还是常用量,都在正常范围。

本文给药途径,多为口服给药,有10例为保留灌肠治疗慢性肠道疾病。例如:王某,男,45岁。七八年来,大便每日3~4次,不成形,便后有黏液,常于食油腻后增剧,经钡剂灌肠诊为"痉挛性结肠炎"。多年反复使用各种中西药治疗效果不显。予白头翁汤加蒲公英15g,乌梅12g,肉桂、附子各3g,水煎灌肠,每晚一次,1周后大便成形,便后无黏液而愈。有1例为外敷法,本例为女性患者,74岁,症见发热发冷3日,呕吐,头痛,神昏,谵语,腹痛,苔黄腻,脉弦数有力。治予白头翁25g,川连15g,黄柏20g,秦皮25g,加入双花、马齿苋、当归、白芍,温水调,外敷肚脐,1剂轻。

根据原始资料记载,肯定有效者244例,效果不详者10例,无效者1例,其中服用1剂有效者33例,2剂有效者45例,3剂有效者33例,3剂内有效者共计111

例，占有效的 45.5%；4 剂有效者 36 例，5 剂有效者 23 例，6 剂有效者 33 例，6 剂内有效者共计 203 例，占肯定有效的 83.2%。

本组病例中，根据病情不同加药 134 种，724 味次，其中：加白芍 35 味次、甘草 51 味次以缓急止痛；加银花 16 味次、连翘 9 味次以增强原方清热解毒之功；加木香 18 味次、槟榔 8 味次以疏通气机；加当归 15 味次，阿胶、石斛各 4 味次增强滋养阴血之功；加白术 17 味次、茯苓 3 味次以弥补原方健脾除湿之不足。其他药物均在 5 味次以下。

五、本证在中医及现代医学疾病中的分布

本组 255 例病案中，有中医诊断者 104 例，31 种病证，其中痢疾最多，包括湿热痢、赤痢、伏热痢、脓血痢、产后虚痢、孕痢、休息痢、噤口痢、疫痢、厥阴下痢等 61 例次；带下病次之为 17 例；其他如湿热症、湿疮、风热眼病、膀胱湿热、淋证、崩漏等均在 2 例以下。

有西医诊断者 112 例，所及疾病 25 种，其中以痢疾为最多，包括细菌性疾病，阿米巴痢疾，滴虫性痢疾等，共计 46 例，约占有西医诊断者 41%，胃肠炎次之，包括急性、慢性等共计 41 例；再次盆腔炎等妇科疾病 13 例，抽搐 4 例，其他均在 2 例以下。由此可见，本方多用于胃肠系统疾病的治疗，以炎性疾病为主。

小 结

本文通过对《伤寒论》白头翁汤古今医案 255 例的统计分析，初步认识到白头翁汤证的证治规律，得出结论如下：

1. 白头翁汤证男女均可发病，无明显性别差异；发病年龄最小者 2 岁，最大者 78 岁，以青壮年发病率为高；以"湿热下注"和"热邪内蕴"为病里特点，发病时间以夏秋季节为多。

2. 主要诊断指标：发热，腹痛，里急后重，口渴，腹泻，便脓血，呕吐，食欲不振，舌红苔黄少津，脉沉、数、细、弦、滑。

3. 本方给药途径多为口服给药，也有直肠给药和外敷用药者。本方证根据病情不同加入缓急止痛、清热解毒、疏通气机、滋阴养血、健脾除湿之品。

4. 临床应用本方有效者 249 例，总有效率为 97.64%，大多 1~6 剂有效。

5. 本方可用于治疗中医各种"湿热下注"或"湿热内蕴"的病证，西医多用于治消化系统疾患。

四逆加人参汤证

四逆加人参汤见于《伤寒论》第 385 条,由甘草、附子、干姜、人参组成,是治疗阳亡阴脱之有效良方。本文以"四逆人参汤"提法为依据,收集到古今医案 32 例,经统计分析,总结四逆加人参汤证证治规律如下。

一、发病规律

(一)性别

32 例病案中,有性别记载者 23 例,其中女性 10 例,男性 13 例,男女之比为 1.3:1,发病率男性略高于女性。

(二)年龄

全部病案中,有年龄记载者 23 例,其中最大者 78 岁,最小者刚出生 3 个月。分布情况如下表:

年龄	16 岁以下	16~30 岁	31~45 岁	46~60 岁	60 岁以上	合计
例数	6	4	4	7	2	23
百分比	26.09%	17.39%	17.39%	30.43%	8.70%	100%

从上表可以看出,除 60 岁以上年龄组发病人数较少外,其他各年龄组无显明差别,即各年龄组均可发病。

(三)季节

32 例病案中,有发病时间记载者 18 例。各季节发病情况如下表:

季节	春(2~4 月)	夏(5~7 月)	秋(8~10 月)	冬(11~1 月)	合计
例数	3	5	1	9	18
百分比	16.67%	27.8%	5.55%	50%	100%

从上表统计来看,由于冬季阴气盛极、阳气伏藏,所以这个季节发病最易损伤

人体的阳气,而出现阴盛阳衰的病证。四逆加人参汤主要用于阳气虚衰,兼有亡血津枯之证,故本方证冬季多发。

二、病程及病史

32 例病案中,有病程记载 19 例,病程 18 小时~4 年不等。有外感病史者 7 例,占有病史记载的 37%,劳倦过度 4 例,饮食不洁病史者 3 例。在统计病例时发现,本组资料临床大多有吐血、吐利等病史而致亡阳液脱之急危重症,使用本方效果显著。可见四逆加人参汤在治疗中医急重病方面具有重大研究价值。

三、症状、舌、脉统计结果

(一)症状和症状诊断指标

全部病案中记载症状 62 种,154 症次,平均每例 4.8 个症状。把出现次数占前 5 位的症状列出如下表:

症状	四肢厥逆	面色苍白	冷汗淋漓	腹泻	心悸
例数	17	9	9	7	6
占样本例数百分比	53.1%	28.1%	28.1%	21.9%	18.7%

上述症状大都反映出机体机能减退和阳衰阴脱的病理改变,故可以作为本方证症状诊断指标。另外,头晕目眩、神疲神昏、呕逆各 5 例,少气懒言、腹痛各 4 例,恶寒、发热、消瘦、四肢酸痛各 3 例,与诊断指标病机相同,故可以作为参考诊断指标。

(二)舌象及诊断指标

32 例病案中有舌象记载 21 例,共有 10 种变化,其中舌淡 5 例,苔白滑 7 例,二者共出现 12 例次,占有舌象记载的 57.1%。淡白舌多为阳虚寒盛证,苔白滑见于阳虚而痰湿内停者,基本上反映了本方证的病理变化,故可以作为舌象诊断指标,其他如舌暗红、舌胖嫩无苔、少苔、苔薄黄等各 1 例,尚无规律可循,故忽略不计。

(三)脉象及诊断指标

32 例病案中有脉象记载者 30 例,共有 15 种脉象,43 脉次。其中以沉、微、弱、迟较为多见。详见下表:

脉象	沉	微	弱	迟	合计
病例数	10	9	5	4	28
百分比	35.7%	32.1%	17.9%	14.2%	100%

沉主里,微主阳衰,弱主气血不足,迟主寒。这已充分反映出本方证的病理特点,故可以认为脉沉、迟、微、弱是本方证脉象诊断指标。其他如脉细、弦、虚、伏等均在 2 次以下。有 1 例内闭外脱患者,脉象表现为无脉,经灌服本方 3 剂痊愈。可见本方有起死回生之功,在心脏病、休克等急、危、重症方面应用价值极大。

四、用药规律

32 例病案中,用药 33 味,179 味次,四逆加人参汤单方用药情况如下表:

药物	出现次数(次)	有药量记载(次)	最大量(g)	最小量(g)	常用量(g)
附子	32	21	30	3	12.5
炙甘草	29	18	30	3	10
干姜	32	21	15	3	8
人参	32	21	50	0.15	15~20

本组资料中根据病情不同,加用药物 29 味,以补气药为主,如白术、黄芪、大枣等 16 味次;行气药次之,如沉香、枳实、陈皮、薤白等 5 味次。其他如芳香化湿药、利水渗湿药之茯苓、白豆蔻、茵陈等;活血药之丹参、蒲黄、五灵脂、牛膝等;助阳散寒药之桂枝、细辛等均为 4 味次。

根据本证资料记载,肯定有效者 27 例,无疗效记载或记载不显效者 5 例。其中 1 剂有效者 3 例,2 剂有效者 2 例,3 剂有效者 5 例,3 剂以内有效者 10 例,占总有效率的 37%;6 剂有效者 20 例,占总有效率的 74%。

五、本证在中医和现代医学疾病中的分布

32 例中,有中医诊断者 17 例,所及疾病 14 种,除了阳亡阴脱 8 例外,还有咳血、痧、少阴病、慢惊风、霍乱、吐血、腹泻、便血、腹痛等各 1 例。由此可见,在中医诊断中,本方临床应用有一个明显的集中趋势,那就是亡阳阴脱,这与《伤寒论》原文的宗旨是一致的。

全部病案中有西医诊断者 23 例,所及疾病 20 种,除中毒性休克 3 例、肺心病 2

例外,其他如心动过缓、肺结核、高血压病、支气管扩张、尿毒症、中毒性腹泻、冠心病、急性胃肠炎等各 1 例。

小结

本文通过对《伤寒论》四逆加人参汤古今医案 32 例的统计分析,初步认识到四逆加人参汤的证治规律,得出结论如下:

1.本方证男女均可发病,发病率男性略高于女性;发病年龄最大者 78 岁,最小者 3 个月,各年龄组发病无明显差别;发病时间以冬季为主。

2.诊断指标为:四肢厥逆,面色苍白,冷汗淋漓,腹泻,心悸,头晕目眩,神昏,呕吐,气短懒言,腹痛,舌淡,苔白滑,脉沉、迟、微、弱。

3.四逆加人参汤临床应用附子和炙甘草的最大量为 30g,最小量为 3g,平均剂量附子 12.5g,炙甘草 9.4g;干姜最大量 15g,最小量 3g,平均剂量 8g;人参(党参)最大量 50g,最小量 0.15g,平均剂量 14.4g。本方给药途径除 1 例鼻饲外,均为口服给药。

4.四逆加人参汤应用于多种疾病的治疗,凡属阳亡液脱者皆可用之。

理中丸证

理中丸一方见于《伤寒论》第 386 条,为治疗太阴虚寒病证的主方,由人参、干姜、甘草、白术组成。理中丸一方二法,既可制成丸剂,亦可煎汤服用。为了深入准确地研究理中丸证的证治规律,搜集了古今中外理中丸证医案 380 例,并以此原始资料为依据,采取了全面统计和系统分析的研究方法,其结果如下。

一、发病规律

(一)性别

380 例病案中,有性别记载者 309 例,其中男性 170 例,女性 139 例,男女之比为 1.22:1,发病率男性略高于女性,男女发病无明显差别。

(二)年龄

380 例病案中,有年龄记载者 261 例,最大者 92 岁,最小者半岁。年龄分布情况如下表:

年龄	16 岁以下	16~30 岁	31~45 岁	46~60 岁	60 岁以上	合计
例数	62	60	77	42	20	261
百分比	23.8%	22.9%	29.5%	16.1%	7.7%	100%

从上表可以看出,45 岁以下年龄组发病人数较多,而 60 岁以上年龄组发病人数最少。16 岁以下者 62 例,其中大多为 10 岁以下儿童,7 岁以下占 41 例。有西医诊断者 7 例,有肠炎、中毒性消化不良、肠麻痹、麻疹等,临床表现或以腹痛为主,或以吐泻为主,或麻疹伴见腹时隐痛、喜温喜按、呕吐、便溏等症。有中医诊断者 30 例,儿科病种为腹痛、泄泻、呕吐居多,亦有慢惊风,滞颐等。病变脏腑主要是脾胃,临床表现主要见有腹痛、呕吐、下利、食少纳呆等。这些症状之出现与小儿的生理、病理特点有关。小儿脏腑娇嫩,形气未充,机体和功能均较脆弱,对疾病的抵抗力较差,

加上寒暖不能自调,乳食不知自节,一旦调护失宜,则外易为六淫所侵,内易为饮食所伤。小儿运化功能未健全,生长发育所需的水谷精微较成人更迫切,故极易为饮食所伤。本文中所见病例有恣食牛冷者,有感受暑湿者,有伤于外感者,临床表现以吐利腹痛居多,综合其脉证,病机多为脾阳不足,脾胃虚寒。这说明小儿"脾常不足"是其主要病理特点。

病案中16~60岁病例较多。这个年龄组的人虽然体质较为壮实,但由于感受寒湿或过食生冷,致寒邪直中中焦、湿邪阻滞脾胃气机,或由于饮食不节损伤脾胃,致脾胃运化失司,进而损伤脾阳,清阳不升,浊阴不降,从而出现吐、利、腹满、腹痛、食不下等症状。

60岁以上年龄组仅20例。这个年龄组的人正气渐衰,发生虚证的机会较多,而样本中病例并不多,与人届老年,劳作不多,比较注意饮食有关。从具体病例分析来看,虽然已届高龄,脾胃相对虚弱,但没有脾胃之宿疾,又无新伤饮食、外感寒湿等诱因,则病至脾胃虚寒的机会也相对少一些。另外,人届老年,肾气已衰,故临床常见肾虚之证。

(三)季节

全部病案中有发病时间记载者134例。各个季节发病情况如下表:

季节	春(2~4月)	夏(5~7月)	秋(8~10月)	冬(11~1月)	合计
例数	18	57	32	27	134
百分比	13.4%	42.5%	24%	20.1%	100%

从上表看,夏季发病最多,秋季次之,冬春季节较少。这种比例的出现与夏主热、长夏主湿有关。因夏季及夏秋之交时暑热、暑湿之邪偏盛,热邪易伤津液,故每遇盛夏之时,人们多喜纳凉食冷,若其人素体脾胃虚弱,则寒邪易直中中焦。又因湿性黏滞,最易阻滞气机,损伤阳气,中阳不足,虚寒内生,脾胃运化失司,清阳不升,浊阴不降,从而出现脾阳不足、脾胃虚寒之一系列症状。从现代医学角度看,夏秋之季是肠道传染病流行的季节。全部病案中,有着凉、食冷、饮食不节等病因者52例,多值夏秋之季,临床表现以腹痛、吐、利居多,有西医诊断者多为肠炎、痢疾等。据以上分析,可以认为夏秋季为理中丸证之好发季节。

二、病程及病史

（一）病程

380 病案中,有病程记载者 215 例,病程在 1 天~10 年不等。其中 1 个月以下者 95 例,1~6 个月者 38 例,6~12 个月者 25 例,一年以上者 57 例。

从统计资料看,理中丸证病程跨度大,有如下原因:

1. 病程短者,往往有夏秋之季或其他季节着凉、食冷等病史,表现为寒邪直中太阴。

2. 理中丸证是太阴虚寒证,主要病机为脾阳虚。脾阳虚除可由寒邪直中,伤及脾阳外,尚可由脾气虚弱发展而来。尤其是当人成年以后,脾胃功能趋于完善,即使素体脾虚,如无明显的诱因,出现脾阳虚多有一个病理转化过程。病例中多见慢性腹泻、慢性腹痛等,短者 1~2 个月,长者数年。就具体病例分析,病初仅 1~2 个主症,随着时间的推移,病情的加重,而从整体上表现为脾胃虚寒之证。

（二）病史

380 例病案中,有着凉、食冷、饮食不节病史者 52 例,有外感病史者 18 例,有痢疾病史者 10 例。此外,尚有素体脾胃虚弱、消化道溃疡、外科手术等病史。

《伤寒论》中太阴病之成因可由三阳病误治而来,亦可由寒邪直中太阴本经而致。本文统计的病例,提及外感病史者仅 18 例,误治者 6 例,这可能与以下因素有关:①病在三阳经,得到及时治疗,疾病得以痊愈,而不再传变。②理中丸应用范围扩大,向杂病发展。本文统计病例中除腹痛、腹满、呕吐、下利、食少纳呆等症状与太阴病主症相符外,尚有胃脘痛、咽痛、口疮、月经病等内科及其他科疾病。医者之所以应用理中汤,均基于脾阳虚之病机而获效。

三、症状、舌、脉统计结果

（一）症状与症状诊断指标

380 例病案中,记载症状 975 个,1909 症次,平均每例 5 个症状。《伤寒论》太阴病提纲主要症状为腹满而吐,食不下,自利益甚,时腹自痛。以上五个症状,腹满、呕吐、食不下(病案中提法为食不下、不能食、食少、纳呆、纳减、纳差、食欲减退等)、自利(病案中提法为自利、下利、下利清谷、下利清水、泄泻、腹泻等)、腹痛(有腹痛的部位和性质之不同,腹痛的部位有脐周、脐下、脐腹、小腹、少腹、上腹等,腹痛的性质有微痛、隐痛、胀痛、冷痛、急痛、钝痛、攻痛等)依其出现的次数及所占样本百分比统计如下表:

症状	食不下	下利	呕吐	腹痛	腹满
例数	141	129	96	93	60
占样本例数百分比	37.2%	33.9%	25.3%	24.85%	15.8%

此外,尚有便溏61例,大便稀溏为脾虚主症之一,与下利仅程度不同而已。如将便溏与下利合为一症,则总例数为190例,占样本总数的50%。

以上症状基本反映了太阴病的病机,也代表了理中丸主治之证。脾主运化,脾虚邪陷,中阳不振,寒湿不化,气机壅滞,故见腹满腹痛;脾气不升,寒湿下渗,故见下利;脾失健运,不能运化水谷,故食不下;胃失和降,胃气上逆,故呕吐。总由太阳虚寒所致。就以上症状看,除便溏下利外,余症均未超过样本总数之50%,有如下原因:

1.病种相对分散。病案中胸闷23例,胸痛12例,喜唾16例,理中丸既治疗太阴虚寒之证,又为治疗虚寒胸痹之主方,亦治疗大病之后喜唾之证。在本组病案中,腹满的病例较少,而胃脘胀满者36例,胃脘痛26例,这和理中汤较多地应用于胃、十二指肠球部溃疡的治疗有关。胃脘即上腹部位,从现代医学讲,腹满、腹痛当包括胃脘胀满、疼痛。脾与胃相表里,生理状态下脾升胃降,共同完成水谷精微的消化、吸收、输布等功能。如脾虚不能升清,必然影响于胃,脾胃失和,气机壅滞,故可见胃脘胀满、疼痛之症。又如病案中恶心、欲吐、泛恶等症计24例,这些症状之出现亦由于脾虚及胃,胃失和降,胃气上逆所致。

2.临床医者运用理中汤,不一定腹满、腹痛、呕吐、食少、下利诸症具备,而只要见到一二个主症,综合其全部脉证辨为脾阳虚之证时就予应用。或主症以其他症状为主,其病机由脾阳不足,中焦虚寒所致,临床应用理中汤常获奇效,如病案中辨为太阴瘾疹、太阴咽痛、太阴寒呃、虚寒口疮、小儿慢惊风的病例。一30岁女患,身肥气弱,素有便溏,患瘾疹数月不愈。查其舌淡苔白,脉濡缓,腰背沉冷,瘾疹时发,大便溏薄,小便清利。医者辨为太阴瘾疹,缘中气不足,脾阳难展铸成。治以温脾通阳,以暖脾土,予理中汤加当归、川芎、荆芥通阳化阴兼和营血。2剂疹不再作。另予附子理中丸善后,追踪三年未发。又如一儿惊风后热不退,医者认为大惊之后,脾胃已虚,宜温补之,于理中汤炒干姜,1剂热除。

本组病案中,提及手足自温者仅3例,而提及四肢(手足)发冷、冷、不温、逆冷、厥冷、厥逆等病例竟多达98例。仲景已明训:"伤寒,脉浮而缓,手足自温者,是为系在太阴。"本组病案统计结果是否与仲景所论相予盾?分析可知:①脾主四肢为至阴之脏,虽受外邪,但不能发热,且病情初涉太阴,脾阳尚能布散于四肢,故见手足自温。随着病情的发展,太阴虚寒进一步加重,脾阳不能达于四末,则可出现四肢不温、发凉、发冷等症。如脾病及肾、脾肾阳虚,则四肢不温之程度进一步加重,可以出现厥冷、厥逆等症。②太阴病属虚寒证,总的治疗大法是"当温之",方剂为"四逆辈"。"四逆辈"指理中汤,四逆汤之类。若虚寒较轻,可予理中丸温中健脾,若虚寒较重,脾虚及肾者,则宜四逆汤补火生土。本组病案中,理中汤加附子多达102例。为了进一步说明问题,将有四肢(手足)寒象的98个病例做了统计,其中加附子49例,未加附子49例,在加附子的102例中有53例示提四肢(手足)不温、逆冷等,由上看出,手足、四肢有寒象不一定都加附子,加附子的病例也不一定四肢都有寒象,而是视病机而定。理中丸方后加减法有"寒者,加干姜足前成四两半"之文,所谓里寒太甚,必有一定症状。四肢不温等反映了虚寒的程度,故加重干姜用量以温中散寒。基于上述,可以认为,太阴病之虚寒证可包括四肢不温、发冷等寒象较轻之症,但不如其他主症出现机会多,可作为诊断参考指标。而症见手足厥冷,逆冷等寒象较重之症,则恐非理中丸主症。

《伤寒论》277条明言"自利不渴者,属太阴,以其脏有寒故也。"本组病案中,有"口不渴"的病案26例。因太阴病多由寒湿为患,故一般口不渴,但本组病案中有18例提及口渴。理中汤方后加减法有"渴欲得水者,加术足前成四两半"之文。加白术意在健脾化湿,输布津液。分析具体病例也可以看出,口渴一症乃由脾不散津,水饮停留,津不上承所致。如一6岁小儿,病伤于外感吐泻,致成消渴。医者辨为肺、脾、肾三脏机能失职,水津不上输而惟下泄,从脾论治,以脾得畅和输布津液,则肾火蒸化,肺气通调,水液上升而口不渴。予理中汤,5剂后渴尿始减,口知味,精神转佳。又5剂,诸症悉退,渐复正常。后以八味肾气丸善后。又如一男人病消渴证数月,拟用消渴方加味未愈,后辨为非津液灼干,乃脾不转输,津液不布,改用理中汤服6剂,渴全止。

其他症状中,神疲60例,乏力52例,肢倦20例,这些症状均为脾气虚的主症,见于理中丸病例中,说明脾气虚与脾阳虚之间有着因果关系,即脾气虚可以发展成脾阳虚,脾阳虚往往兼有脾气虚。其余症状中,面白36例,面黄29例,面色无华5例。从中医望诊看,面色萎黄为脾虚之象,面白为寒象。此外,咳嗽22例,小便清长20例,其他症状均在20次以下。由于病种分散,症状出现次数较少,而失去典型意义。

(二)舌象及其诊断指标

1.舌质

380 例病案中,有舌质记载者 134 例。属于舌质淡者 103 例(包括舌质淡、淡润、淡红、淡胖、淡嫩、淡白、淡滑等,其中舌质淡 76 例),占有舌质记载者 76.87%。此外,尚有舌质红、红润、微红、暗绛、舌尖红等。据舌质变化看,舌质淡反映了脾阳(气)虚的病机,故为理中丸证舌质诊断指标。而见有舌质红的病例,或以腹痛为主,或以吐利为主,脉多沉、细、迟、弱等,综合脉证表现为脾阳不足、中寒内盛,故医者舍舌(质)从证,治以温中散寒。又有 2 例纯黑舌,临床见有黑舌,一为热盛,一为寒甚,本案中所见黑舌,即为后者。如一男子患伤寒见舌黑之甚,伴手足厥冷,呃逆不止。医者辨为水来克火,以理中汤加附子治愈。

2.舌苔

380 例病案中,有舌苔记载者 171 例,其中白苔最多,达 120 例,占 70.23%。白苔中又有苔白、薄白、白腻、白滑、白润之分。白苔主虚主寒,基本反映了理中丸证阳虚内寒的病机,故可以作为理中丸证舌苔诊断指标。此外,病案中还提到苔薄润、润滑、薄腻、薄腻而润、腻等。就其临床意义看,苔腻、滑为湿邪内盛,润为津液未伤,在一定程度上反映了理中丸证脾阳不足、寒湿内盛、阴津未伤的病理机制,故可以作为理中丸证舌苔参考诊断指标。病例中见有黄腻苔者 7 例,黄主热,腻主湿,合为湿热之象。但分析具体病例就会发现,见有黄腻苔者,或以脾虚为本,湿热为标,或者脾虚兼有湿热。综合其脉证后,医者舍舌(苔)从证,以理中丸治本,或酌加清热利湿之药。

病案中少苔 3 例,无苔 17 例。此种情况多见于久病阴液内伤、胃阴不足的患者,病程多较长,或暴泻,或下血(崩漏、便血)之后阴津亏乏。虽然反映出阴津不足,而病机则由阳衰所致,故仍应用理中丸温补中阳,取其阳回津生之意,而少加滋阴生津之品。

(三)脉象及其诊断指标

380 例病案中,有脉象记载的病案计 269 例。其中属于单脉者 25 例,占 9.33%,其余均为相兼脉,以沉细脉最多,但仅 20 例。为了说明问题,把相兼脉变成单脉进行统计,共有脉象 16 种,457 脉次。出现次数占前 6 位的脉象如下表:

脉象	沉	细	迟	弱	缓	微
脉次	107	82	48	46	42	41
百分比	40%	30.55%	17.84%	17.1%	15.58%	15.86%

沉脉主里;细脉主气血两虚,诸虚劳损,又主湿病;迟脉主寒;弱脉主气血两虚;缓脉在病理状态下见于湿邪阻滞脉道及脾胃虚弱;微脉主阳虚。以上脉象见于理中丸证中,反映了病者素体脾胃虚弱,正气不足,病位在里,病性为寒湿的基本病理机制。《伤寒论》中提到"太阴病,脉弱",亦示人太阴病阶段,正气不足,因此,不可随意攻下。

其他脉象如弦、滑、浮、紧、洪等,病例较少,而且这类脉象多见于脾虚夹实证的患者,而非理中丸证之脉象。有浮脉者见于外感,有弦、紧等脉象见于腹痛及寒证较重者,有滑脉见于痰浊内盛者,有洪脉者则常见于真寒假热之证。又有濡脉16例,见于湿邪较重之患。

以上诸脉象,即沉、细、迟、弱、缓五种脉象,可以作为理中丸证之脉象诊断指标。微脉多见于脾肾阳虚的病例,故不作为诊断指标。

四、用药规律

380例病案中,用药169味,2404味次,理中丸原方用药情况如下表:

药物	出现次数(次)	有药量记载(次)	最大量(g)	最小量(g)	常用量(g)
人参(党参)	378	176	30	2.0	9~12
白术	378	176	25	3.0	9~15
干姜(炮姜)	376	174	20	1.5	6~12
甘草	356	152	15	1.5	9~15

本组病案中党参出现次数居多,为125例,人参51例,划在同一栏内。干姜出现次数居多,为124例,炮姜43例,炮姜炭7例,划在同一栏内。

理中丸原方为人参、干姜、白术、甘草。本组病案中党参居多,党参为补气药,其补气之力不如人参,但病例中应用党参亦获得良好疗效,这说明党参在理中丸证中可以在很大程度上代替人参。病案中应用人参的病例见于吐血、便血、崩漏者较多,此外则用于腹泻、呕吐较重,气津两伤的病例。本组病案中应用炮姜者多见于泄泻较重之证,此外亦用于便血、吐血、痢疾等证,而应用炮姜炭者则主要见于各种血证,乃取炭剂止血之功效。

本组病案依不同病情,加药165味,916味次。其主要加减变化规律是:温里药最多为183味次,其次为补益药107味次,利水渗湿药107味次,行气药105味次,芳香化湿药65味次,辛温解表药62味次,收涩药61味次,消食药42味次,化痰药

41 味次,清热药 29 味次,平肝药 28 味次,其他类药物均在 20 味次以下。

在药物应用上,除了理中丸方中四味药物外,下列药物应用亦较多,其出现次数依次为附子 102 味次,茯苓 75 味次,陈皮 44 味次,半夏 34 味次,木香、桂枝各 33 味次,吴茱萸、砂仁各 32 味次,肉桂 28 味次,白芍 24 味次,黄芪 23 味次,大枣 17 味次,当归、黄连各 16 味次,其他药物出现次数均在 15 味次以下。

在用药变化中,脾肾阳虚、形寒肢冷、甚则四肢厥逆或久吐久泻者,常加附子、肉桂;气虚明显、神疲乏力、食少倦怠者,加黄芪、茯苓、山药、大枣;腹胀满者加半夏、厚朴、枳实、木香;呕恶者加半夏、砂仁、吴茱萸、代赭石;腹痛重者加白芍、小茴香、丁香、米壳;下利脓血者加黄连、秦皮、苍术;食滞者加内金、麦芽、神曲、山楂;虫积者加乌梅、槟榔、榧子、使君子;下利日久不愈者加赤石脂、禹余粮、诃子、米壳、益智仁、乌贼骨,或合用四神丸;黄疸者加茵陈;泄泻较重者加茯苓、猪苓、泽泻、薏苡仁、车前子;吐血、便血、崩漏者加血余炭、地榆炭、白及、当归、阿胶。

用药途径多为汤剂口服,为 376 例,另有 4 例为理中丸研成粉剂外敷脐部。药后情况有记载的 318 例,用药最少 1 剂,最多达百余剂,一般用药 3~6 剂后见效。病程短者用药较少,且取效迅速;病程长者用药时间较长,加减变化亦较多。

五、本证在中医和现代医学疾病中的分布

380 例病案中,有中医诊断者 219 例,含 59 个病名。其中有 35 例提及伤寒、霍乱、太阴等病名,其余病例均为内伤杂病,以泄泻最多。此外还有呕吐、腹痛、胸痛、胸痹、胃脘痛、痢疾、痹证、各种血证、崩漏、带下、咽痛、喉痛、小儿慢惊风等证。说明理中丸已广泛应用于内伤杂病的治疗。

在现代医学中,理中丸主要应用于消化系统疾病和某些能够引起腹泻的传染性疾病的治疗,如消化道溃疡、溃疡性结肠炎、病毒性胃肠炎、克隆病、胃炎、十二指肠炎、胃下垂等。本组病案有明确西医诊断的 80 例病案中,有 60 例为以上疾病。此外尚有部分外科术后、五官科及内科其他系统疾病。有相当一部分病例,虽无明确西医诊断,但从其主要症状来看,可分属于内科(循环系统、呼吸系统)、传染科、精神科、妇科、儿科、五官科、外科、皮肤科等科疾病,这说明理中丸应用范围已涉及多个临床学科。

小结

通过对《伤寒论》理中丸古今医案 380 例的统计分析,得出理中丸证的证治规律如下:

1.本证男女均可发病,无显著区别;各个年龄组均可发病,年龄跨度为 6 个月~92 岁,60 岁以下(含 60 岁)年龄组发病率较高,60 岁以上年龄组发病率较低;四季均可发病,而以夏秋之季为多。

2.主要诊断指标:下利,食少,呕吐,腹痛,腹满,舌质淡,苔白,脉沉、细、迟、弱、缓。

3.理中丸证的病机是太阴虚寒,即脾阳不足,寒湿内盛。

4.理中丸给药途径多为汤剂口服,亦可丸剂口服,依病情轻重而定,也可制成散剂外敷脐部。

5.在应用理中丸的过程中,常需配伍温里、补益之药,以增加理中丸温中补虚之功。

6.理中丸广泛用于中西医各科疾病的治疗,尤以消化系统疾病和某些能够引起腹泻的传染性疾病居多。

烧裈散证

烧裈散证见于《伤寒论》第 392 条,方取中裈近隐处,取烧作灰,主治阴阳易之为病。现将历代医家使用烧裈散所治之医案 4 例情况作以总结。

4 例医案中,有性别记载者 2 例,皆为女性;有年龄记载者 1 例,28 岁;有季节记载者 2 例,冬、夏各 1 例。

4 例医案中,记载 22 种症状,29 症次,其中 392 条中所描述之症状全部出现,即身体重,少气,少腹里急,引阴中拘挛,热上冲胸,头重不举,眼中生花,膝胫拘急。记载舌质 2 例,淡与青紫舌各 1 例;记载舌苔 2 例,薄白与黄苔各 1 例。3 例医案记载脉象,记载单脉 5 种,其中弦脉出现 2 次,沉、细、数、虚脉各出现 1 次。在药物使用方面,单用烧裈散者 2 例,合用逍遥散者 2 例。烧裈散制作方法与《伤寒论》原方同,即"中裈近隐处,取烧作灰",男病取妇人裤裆,妇人病取男子裤裆。

4 例烧裈散证,中医皆诊断为"阴阳易";现代医学诊断者只 1 例,为"歇斯底里"。

枳实栀子豉汤证

　　枳实栀子豉汤证见于《伤寒论》393 条,原方由枳实、栀子、豆豉三味药组成。现将所收集到的使用枳实栀子豉汤治疗的医案 1 例情况介绍如下:

　　该例医案无性别、年龄、发病季节及病程之记载。始病痉厥,治以息风滋液之剂后,其病初愈,复因饮食不节而食复。症见足冷,发热,舌苔黄腻,脉滑数。医者以枳实栀子豉汤清热除烦,宽中行气,佐以化痰而愈。

牡蛎泽泻散证

牡蛎泽泻散见《伤寒论》第 395 条,原方由牡蛎、泽泻、蜀漆、葶苈子、商陆、海藻、瓜蒌根七味药组成。现将使用牡蛎泽泻散治疗的古今医案 5 例进行统计分析,情况如下。

一、发病规律

(一)性别

5 例医案中,记载性别者共 4 例,男 1 例,女 3 例。可见本证男女均可发病。

(二)年龄

5 例医案中,有年龄记载者 4 例,年龄跨度为 30~58 岁。

(三)季节

5 例医案中,有发病季节记载者 3 例,春 1 例,夏 2 例。

二、病程及病史

5 例医案中,有病程记载者 2 例,病程 2 月~2 年。有病史记载者 4 例,腹胀 3 例,水肿 1 例。

三、症状、舌、脉统计结果

(一)症状及症状诊断指标

5 例医案中共记载 14 种症状,27 症次。记载症状超过 3 例者为浮肿 5 例,占 100%;腹胀 4 例,占 80%;小便不利 4 例,占 80%。此三症状反映出湿热壅滞,水气不利之病机。故可作为症状诊断指标。

(二)舌象及其诊断指标

1.舌质

5 例医案中,有舌质记载者 3 例,分别为红、淡、紫舌。可见舌质记载不呈集中趋势。

2.舌苔

5例医案中,有舌苔记载者4例,记载4种舌苔,分别为腻苔3例,黄苔2例,白、滑苔各1例。由于样本少,且舌苔分布不呈集中趋势,故舌苔诊断指标难以确定。但苔黄腻反映了湿热壅滞之病机,似可作为参考诊断指标。

（三）脉象及其诊断指标

5例医案全部记载脉象,记载单脉4种,分别为沉、弦、数脉各2例,滑脉1例。可见脉象记载不呈集中趋势。

四、用药规律

根据统计结果,将牡蛎泽泻散原方各药物使用情况列表如下:

药物	出现次数(次)	有药量记载(次)	最大量(g)	最小量(g)	常用量(g)
牡蛎	5	4	30	12	15~25
泽泻	5	4	15	4.5	9~12
蜀漆	2	1	9	9	9
葶苈子	3	2	6	3	3~6
商陆	3	2	6	4.5	4.5~6
海藻	3	2	12	9	9~12
瓜蒌根	3	2	10	9	9~10

五、本证在中医和现代医学中的分布情况

5例病案中,有中医诊断者1例,为鼓胀;现代医学诊断者3例,均为肝硬化腹水。

小 结

本文对《伤寒论》牡蛎泽泻散古今医案5例进行统计分析。根据上述统计结果,牡蛎泽泻散证的证治规律如下:

1.男女均可发病。

2.基本病机为湿热壅滞,水气不利。

3.主要诊断指标:浮肿,腹胀,小便不利。

4.治疗原则为清热逐水,临证可随症加减用药。

竹叶石膏汤证

竹叶石膏汤方见于《伤寒论》397 条,方由竹叶、石膏、半夏、麦冬、人参、甘草、粳米组成,是治疗病后余热未清、津气两伤证的有效方剂,至今仍广泛应用于临床。根据收集到的竹叶石膏汤证病案 140 例,进行了统计分析、归纳整理,其证治规律如下。

一、发病规律

(一)性别

140 例病案中,有性别记载者 125 例。其中男性 75 例,女性 50 例,男女之比为 1.5:1,男性多于女性。

(二)年龄

140 例病案中,有年龄记载者 122 例,最大者 75 岁,最小者 8 个月。年龄分布情况如下表:

年龄	16 岁以下	16~30 岁	31~45 岁	46~60 岁	60 岁以上	合计
例数	25	49	27	12	9	122
百分比	20.5%	40.2%	22.1%	9.8%	7.4%	100%

从上表可看出,16~30 岁年龄组发病率最高,31~45 岁组次之,60 岁以上者报道较少,基本符合疾病发生发展的一般规律。青壮年时期,正气充盛、体质较实,但也易受社会活动、劳伤、七情等因素的影响,体质消耗较大,故发病机会较多,治愈率相对较高。16 岁前是机体生长发育的旺盛时期,发病较少。60 岁以上因机体老化,功能衰退,发病者治愈较难,故有效病例报道较少。

(三)季节

140 例病案中有发病时间记载者 78 例。各季节发病情况如下表:

季节	春(2~4月)	夏(5~7月)	秋(8~10月)	冬(11~1月)	合计
例数	25	30	150	8	78
百分比	32.1%	38.5%	19.2%	10.2%	100%

从上述统计可以看出,本证的发生与季节有明显关系。春夏发病率较高,占70.6%。春夏之季,阳气升发,气候炎热,热邪猖獗,故热病较多。本证为热病后期,余热未尽,津气两伤,故春夏发病率较高当属自然。细察秋冬发病者,即使因感寒而发,亦为郁久化热所致,故热邪是本证发生的主要原因。

二、病程及病史

(一)病程

140例病案中,有病程记载者79例。病程为5天~6年不等。统计如下表:

病程	1个月以下	1~6个月	6个月~1年	1年以上	合计
例数	55	11	2	11	79
百分比	69.6%	13.9%	2.5%	13.9%	100%

病程在1个月以内者占大多数,说明本证一般病程较短。其余少数病程较长者,虽兼有其他慢性病,用本方化裁亦可奏效。

(二)病史

140例病案中,有病史记载者59例,病种较分散,包括内、外、妇、儿、五官等科疾病。病例数最多者9例,一般多为1~2例,依次为肺炎(包括大叶性、病毒性、麻疹合并肺炎等)、小儿夏季热、急性黄疸性肝炎、糖尿病、术后顽固性呃逆、中暑、流脑后期、乳痈术后、败血症、急性咽喉炎、肺结核低热、蛛网膜下腔出血、慢性胃炎、中毒性心肌炎、高血压、疟疾以及霍乱愈后、附骨疽愈后、无名低热、病后虚热等。

三、症状、舌、脉统计结果

(一)症状及症状诊断指标

140例病案中记载症状94种,883症次,平均每例6.3个症状。现将其出现率较高的症状统计如下表:

症状	发热	口渴喜冷饮	虚羸倦怠	不欲饮食	口干唇燥	烦躁
例数	96	84	54	47	45	42
占样本例数百分比	68.6%	60%	38.6%	33.6%	32.1%	30%

其中发热一症，包括了低热、壮热、高热、身热等，虽说法不一，但其性质是一致的，只是程度不同，故概括为发热。一般低热、身热体温显示为37.5℃~38℃，壮热、高热则体温较高为39℃~41℃。

竹叶石膏汤证《伤寒论》原文论述极为简单，只涉及三症，即虚羸、少气、气逆欲吐，统计中得出的症状则可补充原文之不足。根据其出现率和竹叶石膏汤证之病机，可将发热、口渴、虚羸倦怠、不欲饮食、口干唇燥、烦躁、呃逆呕吐、小便黄赤作为竹叶石膏汤证的症状诊断指标。

（二）舌象及其诊断指标

1.舌质

140例病案中有舌质记载者63例，共5种变化。统计如下表：

舌质	舌红	舌红干少津	舌绛无津	舌边尖红	舌黑
例数	39	12	6	5	1
百分比	61.9%	19%	9.5%	7.9%	1.6%

其中舌红少津占绝大多数，具有诊断意义，故可作为舌质诊断指标。舌绛、舌黑虽例数较少，但由于均为热邪较甚所致，故亦可在竹叶石膏汤证中出现，可资参考。

2.舌苔

全部病案中有舌苔记载77例，11种变化，以黄苔为主。统计如下表：

舌苔	苔黄欠润	少苔	白	黄腻	黑燥
例数	36	18	7	5	4
百分比	46.8%	23.4%	9.1%	6.5%	5.2%

其中苔黄欠润包括了苔黄而干、苔薄黄少津、苔黄燥等，苔黄欠润或少苔占绝大多数，为阳热之邪，灼津耗气所致，可作为竹叶石膏汤证舌苔的诊断指标。白苔为余热较轻，黄腻苔为熟邪夹湿、湿热滞于中焦，黑燥苔为热邪较甚或兼阳明燥热。另外还有浊苔、白腻苔、灰褐苔、白滑苔、剥苔少津等，均为兼邪影响所致，故当舍苔从证。

（三）脉象及其诊断指标

140 例病案中,有脉象记载者 101 例,以数为主的复脉形式出现。出现率较高者统计如下表:

脉象	细数	数	虚数	洪数	滑数
例数	22	16	16	15	12
百分比	21.8%	15.8%	15.8%	14.9%	11.9%

为便于分析,将复脉变单脉统计:

脉象	数	细	洪	虚	滑
脉次	81	36	16	14	12
百分比	80.2%	35.6%	15.8%	13.9%	11.9%

统计中,脉象虽多达 20 余种,但出现率较高的仅几种,尤以数、细脉最为集中。与竹叶石膏汤证伤寒解后、大热已去、余热未清、津气受伤之病机相吻合,故为本汤证的脉象诊断指标。

四、用药规律

140 例病案中,共用药 98 种,1093 味次。竹叶石膏汤原方药物应用情况如下表:

药物	出现次数(次)	有药量记载(次)	最大量(g)	最小量(g)	常用量(g)
竹叶	133	57	40	3	10~15
石膏	133	60	250	12	20~40
麦门冬	125	53	30	5	10~20
半夏	121	40	20	2.5	10~15
甘草	120	43	12	2.5	5~15
粳米	109	36	50	9	15~30
人参	83	13	15	5	10~20

上述统计可看出,本方原方药物应用率较高,平均应用 118 次,应用率为 85%,且应用时很少化裁,充分体现了原方配伍的科学性。

本组病案中,根据病情,加味用药 91 种,275 味次。其中加减变化应用较多者如下:

药物	党参	沙参	知母	芦根	生地	花粉
味次	22	15	13	12	12	11
百分比	15.7%	10.7%	9.3%	8.6%	8.6%	7.9%

统计中发现，党参多为代人参而用，其余加味用药均为滋阴清热生津之品。本方使用虽相对固定，但个别药味加减变化也很频繁，出现药物较多，使用次数较少，多为1~3次，体现了据证用药的灵活性。

在用药变化中，热盛神昏者，加犀角、羚羊角粉、栀子；食少纳呆者，加陈皮、焦三仙、茯苓、白术；津气损伤甚者，加太子参、沙参、花粉、黄芪、大枣、石斛、玉竹、熟地、黄精；咳喘痰多者，加杏仁、贝母、紫菀、枇杷叶、瓜蒌皮；腹胀便结者，加枳实、厚朴、木香、大黄、芒硝；头晕目眩者，加菊花、薄荷、钩藤；热毒炽盛者，加连翘、黄连、双花、黄芩、板蓝根、地丁、青黛、栀子、羚角；长期低热不退者，加知母、鳖甲、青蒿、白薇；小便不利者，加木通、滑石、白茅根、通草；兼中焦湿热者，加扁豆、薏苡仁、白蔻仁；兼黄疸者，加茵陈、柴胡；呕恶甚者，加竹茹、代赭石、生姜；兼盗汗者，加浮小麦；气血虚弱者，加白芍、当归、熟地、山药、首乌、黄芪、阿胶；胸痛者，加瓜蒌、丹参；腰膝酸软或腰痛甚者，加杜仲、巴戟天、肉苁蓉、牛膝。

在用量上，根据年龄、病情、季节、体质等因素而不同。其统计出的最大用量和最小用量，均是个别病例，故缺乏普遍意义。其常用量，在一般情况下，可作为用量参考指标。

本方均为水煎口服。140例病案全部为有效病例，其中较详细地论述治疗结果并记载使用方剂剂次的病案74例，最多用至35剂，最少只用1剂，平均用药8.4剂，说明本汤证一般疗程较短。但需要说明的是，本组病案中，有20例是在使用了其他方剂后，再使用本方治疗的，多为热性病后期，用作善后调整之用，故其疗效的判定，不能完全归属于竹叶石膏汤。另有6例慢性疾病兼有本汤证者，用药变化较大，但仍以竹叶石膏汤为主。其余绝大多数病例均用原方治疗，故疗效具有可靠性。

五、本证在中医和现代医学疾病中的分布

140例病案中，有中医诊断者52例，含13个病种，主要为热邪引起之诸证。如暑疫、中暑、烂喉痧、咳喘、感冒夹热伤阴、小儿夏季热、胃脘痛、肺胃虚热、肺闭津伤、热盛呃逆、春温、霍乱愈后、附骨疽愈后。

有西医诊断者29例，含25个病种，涉及呼吸、循环、消化、泌尿、神经等系统疾

病。如大叶性肺炎、病毒性肺炎、麻疹合并肺炎、急性咽炎、无名低热、慢性胃炎、肺结核低热、糖尿病、慢性支气管炎、急性黄疸性肝炎、流脑后期、慢性肾炎、神经性呕吐、金黄色葡萄球菌败血症、中毒性心肌炎、脑脊髓神经炎、蛛网膜下腔出血、葡萄膜大脑炎综合征(原田氏病)等。

小结

本文通过对《伤寒论》竹叶石膏汤古今医案 140 例的统计分析,初步认识到竹叶石膏汤证的证治规律如下:

1.本证男女均可发病,男性多于女性,比例为 1.5:1;各年龄组均可发病,以 16~45 岁发病率最高;发病有明显季节性,以春、夏季最为多见。

2.主要诊断指标:发热,口渴,虚羸倦怠,不欲饮食,口干唇燥,烦躁,呃逆呕吐,小便黄赤,舌红少津,苔黄或少苔,脉数细。

3.竹叶石膏汤证的基本病机是津气耗伤,即素体阴虚,复感热邪或热病后期,余热未清,津气耗伤,虚气上逆,故见此证。

4.在临床应用中,多在原方不动的基础上加用其他药物。疗程一般较短,症状典型者多 1~5 剂可愈。

5.竹叶石膏汤广泛应用于热邪伤阴引起的诸症及中西医诊断的多科疾病,以呼吸、消化系统疾病为多见。